EL **ARTE** Y LA **CIENCIA** DE

ABATIR EL
CÁNCER

EL **ARTE** Y LA **CIENCIA** DE

ABATIR EL
CÁNCER

ESTRATEGIAS PARA
RETRASAR·CONTROLAR·REVERTIR

DR. FRANCISCO CONTRERAS
MTRO. DANIEL E. KENNEDY

Título original:
The Art & Science of Undermining Cancer
Copyright © 2020 Francisco Contreras y Daniel E. Kennedy

El arte y la ciencia de abatir el cáncer
Dr. Francisco Contreras y Mtro. Daniel E. Kennedy
Derechos Reservados © 2020 Francisco Contreras y Daniel E. Kennedy

Diseño de portada: Marcela Contreras-Santini y Daniel E. Kennedy
Formación: Daniel E. Kennedy
Ilustraciones y diseño gráfico: Marcela Contreras-Santini
Diseño gráfico adicional: Ana Karehn Nieva
Pintura con acuarela del Dr. Ernesto Contreras: Méndez Calvillo
Fotografía: Dwight Vallely y Ana Karehn Nieva
Traducción al español: Luisa Elena Ruiz Pulido

ISBN: 978-1-953552-03-7

First Edition: September 2020

DEDICATORIA

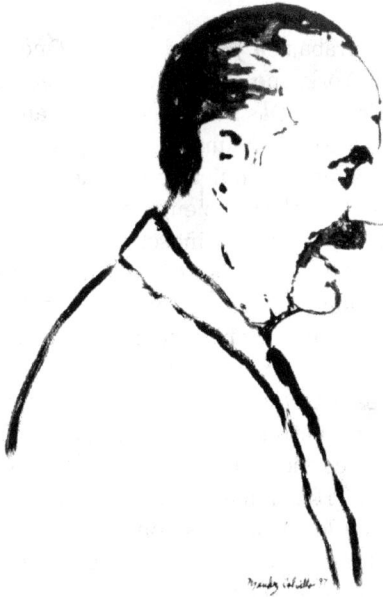

Al Dr. Ernesto Contreras
Fundador del Hospital Oasis of Hope

Fuiste pionero en la atención médica holística y en los tratamientos alternativos de cáncer. Tu compasión guió la lucha contra el cáncer. Tu visión, ser experto en medicina y tu amor curaron a decenas de miles de personas en todo el mundo. Tu legado de curación vive en nuestros corazones y bendice a nuestros pacientes al recibir una atención total de cuerpo, mente y espíritu.

LO QUE DICEN LOS EXPERTOS

Dr. Ralph W. Moss

En 1976, mientras todavía trabajaba para el Centro Oncológico Memorial Sloan-Kettering en Nueva York, me escapé de una reunión científica en California para visitar el Hospital Oasis of Hope en Tijuana. Allí conocí a su fundador, el Dr. Ernesto Contreras. Aunque el Dr. Contreras a veces fue ridiculizado en los medios de comunicación estadounidenses como un "curandero del cáncer" que explotaba a pacientes desesperados, el hombre que conocí era claramente muy humano y cariñoso, que estaba haciendo todo lo posible para mejorar la salud de los pacientes de cáncer, en su mayoría muy enfermos. En nuestra reunión, no hizo afirmaciones exageradas sobre su tratamiento. A la mayoría de sus pacientes no se les había dado esperanza alguna, o se les habían ofrecido tratamientos que les parecían peores que la enfermedad. Desde entonces, el tratamiento de cáncer ha mejorado de muchas maneras y es más humano que el tratamiento típico de la década de 1970. Sin embargo, todavía existe una necesidad imperiosa de clínicas complementarias y alternativas, como Oasis of Hope, que den tratamientos que no están a la disposición por lo general en los hospitales comunes. Les deseo lo mejor al ofrecer todos los tratamientos científicamente válidos que sean de interés para los pacientes de cáncer en todo el mundo.

—Dr. Ralph W. Moss
Investigador, Autor y Fundador de *Moss Reports*
www.mossreports.com

Dr. Satya Prakash

El presente libro es una lectura obligada para los médicos, los cuidadores de personas con cáncer y las familias que deseen entender las complejidades del cáncer y los recursos de atención total de cáncer disponibles para la curación.

El libro detalla la ciencia más actualizada de cáncer y proporciona herramientas científicas esenciales para la atención total de cáncer, específicamente para manejar y abatir el cáncer con un toque humano muy necesario. El libro ofrece una lectura lúcida llena de conocimientos modernos, herramientas y una colección completa de protocolos desarrollados durante sesenta años. Presenta el trabajo de la experiencia de curación y terapia de cáncer mundialmente conocida de Oasis of Hope.

—Dr. Satya Prakash
Catedrático de Ingeniería Biomédica, Medicina Experimental, Fisiología,
Células y Órganos Artificiales y Cirugía Experimental,
Universidad McGill

Frank Cousineau

El apellido Contreras y Terapias Alternativas/Integrativas han sido sinónimos desde 1963. Este último libro de la progenie del Dr. Ernesto Contreras, combina ingeniosamente la historia de una familia prominente y un movimiento. También aporta un compendio completo y fácil de entender de los tratamientos del cáncer que integran su creciente número de *Protocolos alternativos de cáncer* con el uso juicioso de las modalidades *Convencionales*, junto con historias inspiradoras de pacientes tratados con éxito. El Dr. Contreras describe *cómo* se elige cada elemento del programa de tratamiento del paciente y, lo que es más importante para el paciente, *por qué*. En *El Arte y la Ciencia de Abatir el Cáncer*, conocerá el enfoque de Oasis of Hope para el cáncer, ya que:

* Aborda las fortalezas del cáncer, como enfermedad, y aprovecha las debilidades del cáncer.
* Explora oportunidades para controlar el cáncer y mitigar la amenaza de recurrencia del cáncer.

El enfoque de Oasis of Hope se centra en el paciente, atendiendo a la persona en su totalidad: cuerpo, mente y espíritu. Habiendo experimentado personalmente gran parte de la historia de Oasis of Hope, recomiendo *El arte y la ciencia de abatir el cáncer*. Brindará ayuda y esperanza para su cuerpo, comprensión para su mente y una mayor fortaleza para su espíritu.

—Frank Cousineau
Presidente, Sociedad de Control de Cáncer
www.CancerControlSociety.com

Sophie Sabbage

"Cuando me diagnosticaron cáncer terminal de pulmón en 2014, y mi única opción médica era la radiación paliativa en todo el cerebro, me acerqué a varias clínicas de todo el mundo. El Dr. Contreras fue el único que me acogió, que me dio esperanza. No es solo un pionero de la oncología integrada. También me trató con fe. ¡Imagínese un médico que mezcla quimioterapia con jugo verde, radioterapia con hipertermia, cirugía con risa y ciencia con fe! Desde entonces, he caminado con aceptación, conocimiento, medicina y poder. No me he curado. He tenido varios tumores cerebrales en cuatro ocasiones, incluyendo la enfermedad leptomeníngea, pero todavía no he recibido radioterapia de todo el cerebro. Casi muero dos veces, pero estoy libre de tumores mientras escribo. He superado con creces mi fecha de caducidad porque tengo una serie de opciones que no se me ofrecieron cuando apenas podía respirar por el tumor en mi pulmón y deseaba algo diferente. Tengo que agradecerle al Dr. Contreras una gran parte de eso. Este libro es necesario. Léalo".

—Sophie Sabbage
Autora de *best sellers* del Sunday Times
The Cancer Whisperer
www.SophieSabbage.com

OASIS OF HOPE
HOSPITAL

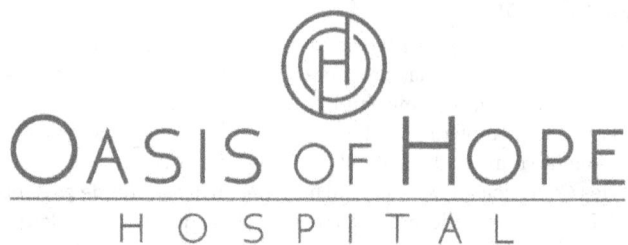

DECLARACIÓN DE LA MISIÓN

Oasis of Hope

Atiende
a la persona como un todo: mente, cuerpo y espíritu;

Comparte
el poder curativo de fe, esperanza y amor; y

Avanza
en la ciencia médica para poner fin al cancer en un paciente
a la vez.

CONTENIDO

PREFACIO

El tratamiento convencional del cáncer es ampliamente aceptado y practicado por oncólogos. Ofrece tres opciones principales de tratamiento: quimioterapia, radiación o cirugía; todas diseñadas para destruir el cáncer. Este tipo de tratamiento para cáncer utiliza una estrategia de guerra: atacar el tumor de manera frontal y tan agresiva como sea necesario hasta que se destruya. Pero, ¿qué pasa si la quimioterapia, la radiación o las cirugías funcionan inicialmente, pero después el cáncer vuelve y ya no responde al tratamiento? ¿Qué pasa si el tratamiento es tan agresivo que destruye la calidad de vida de un paciente? ¿Qué pasa si la evidencia clínica indica que el tipo de cáncer que tiene un paciente no responde a la terapia convencional?

Este libro aborda las preguntas anteriores y presenta una estrategia multifacética desarrollada durante las últimas seis décadas. Es una estrategia que va más allá de un ataque agresivo frontal. Se dirige a las fortalezas del cáncer, aprovecha las debilidades de esta enfermedad, explora oportunidades para controlar el cáncer y mitiga la amenaza de recurrencia del cáncer. Este es el enfoque holístico de tratamiento integrativo de cáncer propuesto por el Dr. Ernesto Contreras, e impulsado por su hijo, el Dr. Francisco Contreras. No se trata de una estrategia centrada en la destrucción de tumores, sino una estrategia para abatir el cáncer mientras promueve la calidad de vida del paciente y estimula el sistema inmune, dado por Dios, para combatir el cáncer.

Para abatir el cáncer, es decir, para que usted y su equipo de tratamiento socaven el cáncer, el primer paso es comprender en qué se diferencian las células malignas de las células sanas. Sobre este tema, el Dr. Ernesto Contreras se inspiró en el trabajo del Dr. Otto Heinrich Warburg, quien recibió el Premio Nobel de Fisiología o Medicina en 1931 por su trabajo sobre cómo funciona la enzima respiratoria, lo que lo llevó a una comprensión más profunda de cómo respiran las células y cómo las células cancerosas se desarrollan en ausencia de oxígeno.[1] El Dr. Ernesto Contreras, contemporáneo de Otto Warburg, estudió medicina en la década de 1930 y adoptó la noción del efecto Warburg, que se basa en la observación del metabolismo del cáncer, especialmente en la absorción de glucosa por las células cancerosas.[2] El enfoque de Atención Total Contreras para abatir el cáncer se dirige, modula y manipula el metabolismo de las células malignas. Se centra en el paciente y brinda atención a la persona como un todo: cuerpo, mente y espíritu.

Una forma de entender cómo el enfoque de Atención Total Contreras es sofisticado pero sencillo, y ecléctico pero de gran calidad, es compararlo y contrastarlo con el trabajo del mejor estratega de guerra de la historia. El presente libro, *El arte y la ciencia de abatir el cáncer*, traza un paralelo con la estrategia militar de Sun Tzu, *El arte de la guerra*. Sun Tzu nació aproximadamente quinientos años antes de Cristo y su obra monumental continúa siendo estudiada por militares de todo el mundo hasta el día de hoy. Además de atacar al enemigo, Sun Tzu desarrolló doce estrategias más que le dieron victorias decisivas en todas sus batallas. Es muy interesante el hecho de cómo el Dr. Ernesto Contreras, un médico militar, desarrolló estrategias similares a las de Sun Tzu para ayudar a sus pacientes que se hallaban en la lucha por su vida. Hoy, el Dr. Francisco Contreras lidera la lucha contra el cáncer, protegiendo sobre todo la calidad de vida de sus pacientes.

En el presente libro se explicará primero el concepto de atención total y luego se explicará cómo funciona el cáncer. El resto del libro analizará las estrategias que los Contreras han desarrollado para frenar, controlar y revertir el cáncer. Es un privilegio para mí plasmar la filosofía, estrategias, métodos y modalidades del Enfoque de Atención Total Contreras.

Es un honor para mí ser coautor de este libro, escribir al lado de uno los médicos más cariñosos, amorosos, inteligentes y capaces que he conocido: Francisco Contreras. Es como su padre, el fundador de Oasis of Hope, el Dr. Ernesto Contreras, un icónico pionero de la medicina alternativa.

—Mtro. Daniel E.
Kennedy

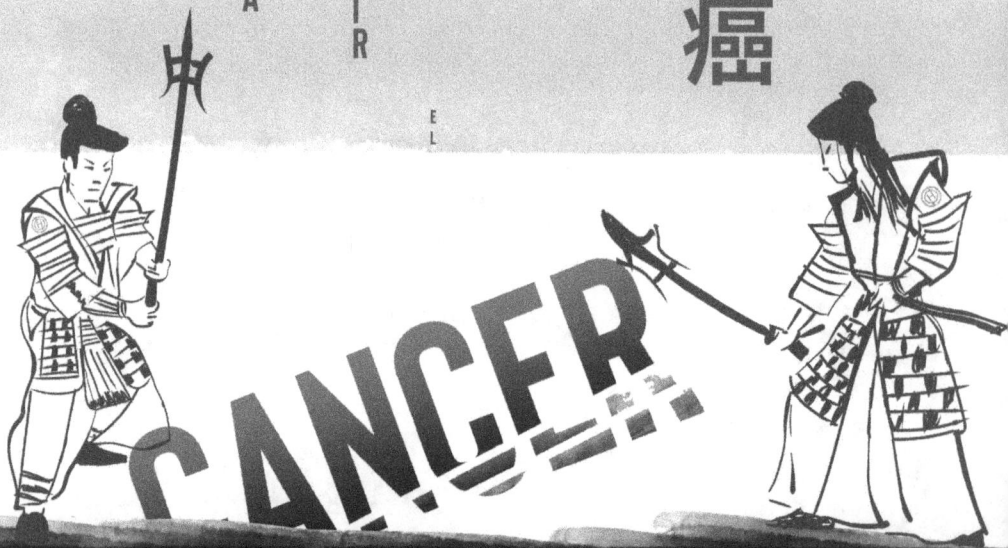

EL
ARTE
& LA
CIENCIA
DE
ABATIR

艺术
科学
削弱
癌

EL

CANCER

1

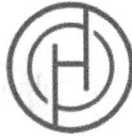

CAPÍTULO 1

ENFOQUE DE ATENCIÓN TOTAL

Atender a la persona como un todo: cuerpo, mente y espíritu.

En un pueblo en las afueras de Guadalajara, México, una joven madre atravesó una calle de tierra repleta de gente, llevando a su hijo de dos años de regreso del mercado a la casa. Quería acercarse al alcalde del pueblo para saber si estaba a punto de ocurrir un ataque. Desafortunadamente, había tanta confusión y ruido a su alrededor que no podía ver más allá de metro y medio adelante de ella. Su pequeño inquieto se escapó de sus manos y se deslizó entre la gente. Ella entró en pánico por un momento hasta que vio a su hijo abrazando la pierna de su padre. El alcalde levantó la voz y un silencio inquietante se apoderó de la multitud. Compartió un informe de enfrentamientos violentos entre el Ejército Mexicano y las fuerzas rebeldes. Era evidente que el camino de retirada de los rebeldes conducía directamente al pueblo. Escuchar una noticia tan trágica fue un momento desgarrador para la joven madre y la gente del pueblo. El niño de dos años tiró del pantalón de su padre. Su padre bajó la mirada y le dijo para tranquilizarlo: "No te preocupes Ernesto, todo estará bien".

Manuel Contreras era el director general del molino harinero de la localidad. Estaba seguro de que con su influencia y recursos, podría proteger a su hijo, esposa y otros cuatro hijos. Sin embargo, como lo revelaría el futuro, no podría superar la terrible pérdida que estaban a punto de experimentar como familia, como pueblo.

Ese día, la familia Contreras pasó de vivir en la casa más exquisita del pueblo a quedar por completo sin hogar. Esta historia de la vida real De Prada a Nada dejó desamparada a la familia. Millones de personas en México lo perdieron todo durante la Revolución Mexicana. De la noche a la mañana, los Contreras se habían convertido en refugiados debido a la sublevación, que intentaban desesperadamente sobrevivir y mantener unida a la familia. El pequeño Ernesto no sabía qué pensar y qué hacer con las intensas lecciones de vida que estaba aprendiendo a tan tierna edad. Esta lucha contra una oposición abrumadora le robó la inocencia y encendió un fuego en su

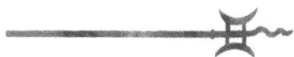

corazón para luchar por los que amaba y cuidar de todos los que sufrían.

LA POLÍTICA AL SERVICIO DE SUS PROPIOS INTERESES

La Revolución Mexicana que empezó en 1910 bajo el liderazgo de Francisco Madero provocó muchos efectos negativos. La familia Contreras fue parte del daño colateral del levantamiento armado. Durante los treinta años anteriores, México había estado bajo la dictadura de Porfirio Díaz, cuyo gobierno corrupto favorecía a la élite y explotaba a los pobres. Inicialmente, los esfuerzos de Madero no tuvieron éxito y tuvo que refugiarse en el lado norte de la frontera con Texas. Después de hacerlo, obtuvo el apoyo de Texas y trabajó duro para desarrollar estrategias para reavivar el fuego revolucionario.

Para 1911, la Revolución Mexicana estaba en llamas con Madero a la cabeza. Lo apoyaron inicialmente Pancho Villa, que lideró la carga en el norte, y Emiliano Zapata, que comandó a los rebeldes en el sur. Hubo innumerables historias de civiles mexicanos atrapados en medio de las batallas tratando de sobrevivir, y muchas de ellas pasaron inadvertidas. Las fuerzas rebeldes prometían esperanza, pero a menudo se apoderaron de recursos y pertenencias de personas inocentes para promover su causa.

Los rebeldes se oponían a la forma en que el sistema político y el gobierno funcionaban para servir a sus propios intereses. Los políticos no actuaban a favor de la gente. Se necesitaba una revolución para cambiar el sistema.

LA MEDICINA AL SERVICIO DE SUS PROPIOS INTERESES

En los mismos años de la Revolución Mexicana, la medicina pasó por una transformación radical de un arte curativo a una ciencia médica. Atrás quedarían los días en los que el médico era un miembro querido de todas las familias de la ciudad. Esa relación cálida y curativa daría paso a técnicos clínicos fríos y calculadores. Las consultas médicas en el consultorio reemplazarían a las visitas domiciliarias; las pruebas de laboratorio sustituirían a la intuición y las competencias de diagnóstico suplantarían el cuidado y la compasión.

Si bien la terapia con medicamentos, la tecnología médica y las herramientas de diagnóstico mejoraron, las escuelas de medicina adoctrinaron a sus estudiantes para que fueran científicos y técnicos que observarían los datos sin comprometer su objetividad al interactuar con el paciente. Estaba mal visto conocer a un paciente por la amenaza de que se

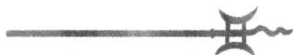

formaría un vínculo emocional y distorsionaría el juicio del médico.

En el nuevo modelo de la ciencia médica, el fin justificaba los medios. No importaba qué efectos secundarios negativos tuviera que sufrir un paciente mientras se persiguiera el objetivo de erradicar la enfermedad. En algunos casos, los pacientes morían a causa del tratamiento antes de que las enfermedades tuvieran tiempo de acabar con sus vidas.

En nombre del avance científico, el desarrollo de medicamentos y dispositivos médicos se convirtió en una industria, y los pacientes se convirtieron en su daño colateral. Las instituciones médicas y las empresas farmacéuticas se volcaron hacia sus propios intereses. Muchos médicos ya no actuaban a favor de los intereses de sus pacientes. Se necesitaba una revolución para cambiar el sistema.

UN REVOLUCIONARIO MÉDICO

Aquí presentamos la historia de ese niño de dos años llamado Ernesto Contreras, quien sobrevivió a la Revolución Mexicana y creció para iniciar una revolución médica. El incidente detonador que hizo que su familia huyera a la Ciudad de México fue cuando los rebeldes tomaron su casa y los dejaron en la calle.

Una vez en la capital de México, la madre de Ernesto encontró trabajo como maestra en una escuela del gobierno. Su padre se fue más al norte en busca de trabajo, pero no tuvo éxito y nunca regresó con la familia. Dejó a su esposa sola para cuidar de sus cinco hijos.

Imagínese el salario de una maestra empleada del gobierno en la década de 1930. Nunca hubo suficiente para todos, pero de alguna manera la familia sobrevivió y Ernesto se convirtió en un joven lleno de esperanza, sueños y ambición. Su tío reconoció el potencial de Ernesto y realizó una visita inesperada a su nuevo hogar con una noticia sorprendente. Se había encargado él mismo de inscribir a Ernesto en la prueba de admisión para la Escuela del Ejército Mexicano. Teniendo en cuenta sus terribles recuerdos de los soldados en su infancia, Ernesto no tenía ningún interés en convertirse en militar. Pero por otro lado, vio eso como una oportunidad de ganar algo de dinero para ayudar a sostener a su madre y sus hermanos. Deseaba profundamente ver a su familia irse a la cama con el estómago lleno. Hizo la prueba y fue aceptado. Aunque recibió una miseria por pago, dio todos los pesos que ganó a su madre y eso ayudó. Su verdadera recompensa fue aprender medicina y graduarse de médico y cirujano de la prestigiosa Escuela Militar de

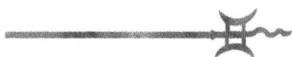

Medicina, que sigue siendo la mejor escuela de medicina en México.

Aunque nunca había querido ser combatiente, sus circunstancias lo llevaron al campo militar. Pronto descubrió que mientras los soldados de infantería se entrenaban para luchar y quitarle la vida al enemigo, los médicos militares se preparaban para luchar por preservar la vida de sus hermanos y hermanas del Ejército. Descubrió su pasión por salvar vidas a través de esta experiencia. El ejército le enseñó disciplina. Una de las cualidades de Ernesto que lo ayudó a progresar en el Ejército fue su carácter metódico. Era su forma de pensar y convertir sus pensamientos en acciones, lo que lo convertía en un candidato ideal para el ejército. Poco sabía que más adelante en su vida, usaría estrategias militares como parte integral de su enfoque para el tratamiento de cáncer.

El feroz apetito de Ernesto por aprender lo transformó en un excelente médico experto en su campo. Su decisión de unirse al ejército e ir a la escuela militar de medicina fue un punto de inflexión significativo en su vida. Las cosas mejoraron mucho para él.

Al momento de graduarse de la escuela de medicina en 1939, nadie podría haber predicho que se convertiría en un revolucionario médico. Ese momento llegaría, pero primero, serviría a algunas de las poblaciones más pobres de México. No lo haría solo.

EL AMOR ESTABA EN EL AIRE

Ernesto debió haberse visto bastante atractivo con su uniforme de oficial militar porque logró cortejar y persuadir a la bella Rita Pulido para que se casara con él. Era una mujer de carácter fuerte y gran convicción. Rita le hizo saber a Ernesto que el compromiso de ella con el Señor Jesucristo era primordial. Ella solo se casaría con un buen cristiano. Ernesto no lo pensó dos veces cuando ella lo invitó a conocer a Jesús como su Señor y Salvador. Abrazó el cristianismo con todo su corazón y se casaron. Ernesto vio el gran amor y la compasión de Cristo y esto lo ayudó a desarrollar una mayor devoción por su profesión y sus pacientes.

MOLDEANDO UNA MENTE MÉDICA BRILLANTE

Con Rita a su lado, Ernesto aceptó su nombramiento para atender las necesidades médicas de las personas que vivían en un pequeño pueblo de San Luis Potosí, México. No había instalaciones médicas, agua corriente ni electricidad. En casos

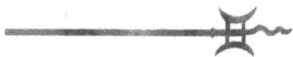

extremos, no tenía otra opción que realizar cirugías en la mesa de su cocina que salvaron vidas y al mismo tiempo capacitar a su esposa para que fuera su asistente quirúrgica y anestesióloga. Fue en ese pueblo donde nació su primera hija, Estela del Carmen, en 1942. Una vez que cumplió con su requisito de servicio social de dos años, el Ejército lo sorprendió enviándolo a Boston, Massachusetts, para desarrollar aún más sus conocimientos médicos.

RESIDENTE DE LA FACULTAD DE MEDICINA DE HARVARD

El Dr. Ernesto Contreras se había especializado en patología y oncología en México y tuvo la bendición de seguir capacitándose en patología pediátrica en el Boston Children's Hospital de la Facultad de Medicina de Harvard. Se destacó y disfrutó muchísimo convertirse en un experto en diagnósticos, pero sintió que le faltaba algo. No encontraría lo que buscaba sino hasta 1960, veintiún años después de graduarse de la escuela de medicina.

LA INSPIRACIÓN DE L ENFOQUE DE ATENCIÓN TOTAL

Ernesto Ernesto apreció todos los avances en el conocimiento y la tecnología médicos, pero discrepó con la filosofía del tratamiento médico que separaba al médico del paciente. Los catedráticos de la facultad de medicina enseñaban que el método científico era la forma nueva y eficaz de ejercer la medicina. Recuerde, estaba en la escuela de medicina en el tiempo en que la atención médica estaba evolucionando y convirtiéndose en una industria. Fue entonces cuando nació el seguro de salud y rápidamente pasó de proteger al paciente a ser una máquina con fines de lucro. Blue Cross hizo su oferta de seguro médico justo después de la gran caída de la bolsa de valores de 1929. Para 1939, el año en que Ernesto se graduó de la escuela de medicina, más de tres millones de personas se habían suscrito y estaban pagando primas de seguro, lo que impulsó la nueva maquinaria médica.[1] Los médicos fueron la parte esencial del crecimiento de la industria que hoy representa el veinte por ciento del producto nacional bruto en Estados Unidos.

Los profesores de medicina le enseñaron a Ernesto a observar, tomar notas, utilizar pruebas de diagnóstico, evaluar y tratar. Se evitaba confraternizar con los pacientes para minimizar la pérdida de objetividad. Se alentaba a los médicos a no utilizar los nombres de los pacientes al realizar las rondas. En cambio, mencionaban a los pacientes por su diagnóstico. Observarían el cálculo renal en el cuarto 214, el carcinoma de pulmón en el 510 y el fémur fracturado en el 102. Este método médico impersonal iba en contra de las creencias de Ernesto.

El negocio de la medicina creó disonancia en su alma. A lo largo de los primeros veinticinco años de su carrera, se sintió consternado por la forma en que se trataba a los pacientes. Creía que el enfoque impersonal en los hospitales era ilógico, poco práctico y conduciría a malos resultados. Pensó que podría haber un mejor modelo de tratamiento para los pacientes, pero no sabía dónde encontrarlo. Seguramente no esperaba encontrar la respuesta al fracaso de la medicina moderna al visitar las antiguas ruinas de Grecia. Pero eso es precisamente lo que pasó.

UN VIAJE ÚNICO EN LA VIDA

Ernesto y Rita tuvieron un total de seis hijos. Su hija Estela había crecido y se había casado con un pastor joven. En 1960, Ernesto y Rita invitaron a Estela y a su esposo, David, a un viaje alrededor del mundo. Fue inspirador y le cambió la vida a Ernesto. El recorrido los llevó a ver las maravillas del mundo, incluyendo la Gran Muralla China y las pirámides de Egipto. Cuando fueron a Turquía, tuvieron un día libre. El guía, sabiendo que Ernesto era médico, sugirió que visitaran el antiguo centro de curación griego del semidiós Asclepio en Pérgamo. Fue allí donde tuvo una epifanía.

El centro de curación Asclepion tenía tres secciones

principales. Los pacientes recibían primero terapias emocionales para la curación de su mente/alma. Caminaban por un túnel que tenía pequeñas aberturas en las paredes. Los sanadores de afuera hablaban a través de las aberturas haciendo declaraciones positivas como: "Vas a estar bien", "Lo vas a lograr" y "Te vas a curar". Los pacientes también recibían consejería espiritual y tratamientos para su cuerpo.

La modernización de la ciencia médica ha distanciado a los médicos del arte de curar.

Recorrer este antiguo centro de curación provocó la repentina comprensión de Ernesto de que la medicina moderna fallaba porque se enfocaba únicamente en el cuerpo de los pacientes. Los médicos eran esencialmente capacitados para ser mecánicos del cuerpo. Pero Dios creó a los humanos como seres trinos en los que nuestras tres partes -cuerpo, mente y espíritu- conforman una. En la ciencia de la medicina, los médicos habían perdido el arte de curar. Decidió que sería un doctor en arte y ciencia que daría una atención total a sus pacientes. Proporcionaría recursos físicos, emocionales y espirituales a sus pacientes para experimentar una curación verdadera y total.

En la antigüedad, Pérgamo fue un lugar importante para el avance del conocimiento. También es el lugar donde los eruditos creen que estaba ubicado el templo de Zeus, y el altar se consideraba el trono de Satanás. Ernesto se preguntó si los médicos estaban obteniendo resultados sobre los fundamentos de la mitología griega, ¿cuál era el potencial de una modalidad de tratamiento cuyo fundamento fuera la Roca, Jesucristo, el Gran Médico, el Sanador? Esta experiencia lo ayudó a formar dos principios rectores que los médicos de Oasis of Hope siguen hasta el día de hoy.

- Ama a tu paciente como a ti mismo. (Jesucristo, el Gran Médico)
- Lo primero es no dañar. (Hipócrates, Padre de la Medicina)

El Dr. Ernesto Contreras había sido capacitado como médico del ejército, patólogo, oncólogo, Residente de la Facultad de Medicina de Harvard en patología pediátrica y ministro ordenado en la iglesia metodista. Había desarrollado su enfoque de atención total para tratar a los pacientes. No sabía lo que vendría después, pero estaba preparado y listo.

EL NACIMIENTO DE OASIS OF HOPE

En 1955, el Ejército Mexicano transfirió al Dr. Contreras a Tijuana. Fue el primer patólogo y oncólogo del noroeste de

México. Había tan pocos especialistas que cruzaba la frontera semanalmente a San Diego, California, donde realizaba análisis de tejidos en el Mercy Hospital. Una década después, también trabajaría en el Hospital de la Universidad de California en San Diego. Su nueva ubicación en Tijuana fue la forma en que Dios lo situó para una reunión que lanzaría el Hospital Oasis of Hope.

En 1963, una paciente llamada Cecile Hoffman recurrió a Ernesto en circunstancias muy interesantes. Participaba en un ensayo clínico realizado en Canadá. Los médicos le habían dicho que su condición le permitiría vivir unos meses más. Se debilitó demasiado y no podía viajar a Canadá. Buscó a un médico en San Diego que continuara dándole las inyecciones del medicamento que había traído de Canadá. El tratamiento era experimental y no se podía administrar en Estados Unidos. Cecile compartió su dilema con su pastor en El Cajón, California. Su pastor conocía al Dr. Contreras y le recomendó que lo visitara.

Así fue como llegó al Dr. Contreras. Ella le explicó su situación y le mostró el laetrile (también conocido como amigdalina y vitamina B17) que había traído de Canadá. Después de escuchar toda su historia, él sintió compasión. Aceptó administrar la terapia con la condición de que, si veía algún efecto secundario negativo, interrumpiría el tratamiento

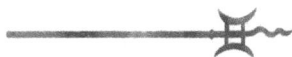

de inmediato. Después de tratarla durante una semana, observó un cambio positivo en su estado general. Comenzó a recuperar fuerzas y a aumentar el peso que su enfermedad le había hecho perder. Pronto, Cecile entró en remisión total. Se convirtió en vencedora del cáncer y fue la primera de decenas de miles de personas que viajarían a Oasis of Hope para recibir un tratamiento alternativo de cáncer. El Dr. Ernesto Contreras había comenzado con solo un consultorio que pronto se vio atestado por la cantidad de pacientes que buscaban su ayuda. Su esposa vio la necesidad, esbozó planos y construyó un hospital para él. Así es como Oasis of Hope inició. Fue el primer hospital en México en ofrecer un tratamiento oncológico integrativo y holístico alternativo para América del Norte.

Los métodos naturales del Dr. Ernesto Contreras para tratar el cáncer fueron tan efectivos como los tratamientos convencionales de cáncer, sin los efectos secundarios negativos como la caída del cabello y náuseas severas. Tal vez esta sea la razón por la cual Oasis of Hope inspiró a muchos imitadores. Varias clínicas de cáncer en Tijuana pertenecen a médicos que fueron capacitados en nuestros protocolos antes de que abrieran sus locales. Uno incluso usa parte de nuestro nombre de marca registrada para llamar la atención. Hoy, el Hospital Oasis of Hope continúa liderando el camino en el desarrollo de tratamientos innovadores y de atención holística. Quizá sea el único hospital en México que inicia cada día con devocionales y canciones de adoración bajo la dirección de un pastor para ministrar a las almas de nuestros pacientes.

En nuestros humildes comienzos, el Dr. Contreras fue inspirado por Dios para tratar a los pacientes como miembros de la familia con medicina para el cuerpo, la mente y el espíritu. Él sabía intuitivamente que la amigdalina era solo una pieza del rompecabezas y que había un lugar para que algunas terapias convencionales fueran útiles. Oasis of Hope se convirtió en el lugar donde los pacientes tienen a su disposición los mejores tratamientos alternativos y tradicionales.

El Dr. Ernesto Contreras fue pionero en el método de tratamiento holístico integrativo, que denominamos *Enfoque de Atención Total.*

ETIQUETADO COMO CHARLATÁN

El viaje no fue un paseo por el parque. Las cosas cambiaron para él una vez que comenzó a tratar pacientes con amigdalina y otras terapias alternativas. Muy apreciado por sus pares y cofundador de las asociaciones de patología y oncología, el Dr. Ernesto Contreras fue perseguido profesionalmente por colegas

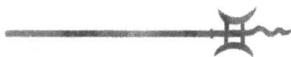

que alguna vez lo exaltaron. Se atrevió a compartir su experiencia fortuita en Pérgamo y su enfoque de atención total. Le sorprendió que sus colegas rechazaran su concepto y le dieran la espalda. Fue un duro despertar anteponer las necesidades de los pacientes a las normas de la industria médica que se convertiría en un camino que tendría que recorrer solo durante bastante tiempo hasta que sus hijos se unieran a su práctica.

En la década de 1970, el Dr. Ernesto Contreras ya había sido etiquetado injustamente como un "charlatán" por las instituciones médicas. Para colmo de males, el gobierno de Estados Unidos lo acusó de suministrar drogas a sus pacientes para pasarlas de contrabando de México a Estados Unidos.[2] Imagínese tratar a la amigdalina como si fuera heroína. El caso contra el Dr. Ernesto Contreras fue declarado inconstitucional y desestimado por los tribunales. Poco después, el presidente Ronald Reagan promovió una legislación que otorgaba a las empresas farmacéuticas de Estados Unidos la posibilidad de exportar medicamentos no aprobados por la FDA para venderlos en países extranjeros.[3] Esta ley también otorgó a los ciudadanos el derecho a llevar sus tratamientos de un país extranjero a su país de origen, Estados Unidos, después de buscar atención médica en el extranjero. A lo largo de toda la oposición y las dificultades que el Dr. Ernesto Contreras soportó, nunca perdió de vista a Dios. Los ataques personales no lo disuadieron. El amor por sus pacientes fue más poderoso que las amenazas de aquellos que protegían sus propios intereses. Esta revolución médica para tratar a la persona en su completitud abrió los ojos a todos los beneficios de los métodos alternativos para tratar cáncer. El Dr. Ernesto Contreras fue el primer médico en México en tratar pacientes de cáncer con amigdalina.[4] La amigdalina fue el catalizador para que el Dr. Ernesto Contreras estableciera su hospital. Oasis of Hope es la cuna de los tratamientos alternativos de cáncer en México. También fue el epicentro de la controversia más importante relacionada con el cáncer en las décadas 1960 y 1970.

En ese tiempo, numerosos científicos y legisladores argumentaron contra la eficacia y seguridad de la amigdalina. Sin embargo, este debate terminó a fines de la década de 1970 cuando los defensores de la amigdalina promocionaron de manera concluyente sus propiedades para destruir el cáncer bajo la estrategia ideada por el Dr. Ernesto Contreras. Sin embargo, incluso entonces, sus oponentes afirmaron que la amigdalina era ineficaz, en el mejor de los casos, y peligrosamente tóxica en el peor de los casos.

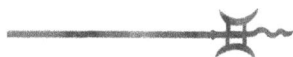

Oasis of Hope es la cuna de los tratamientos alternativos de cáncer en México.

ARGUMENTOS CONTRA LA AMIGDALINA

El primer argumento en contra de la amigdalina fue que podría provocar envenenamiento por cianuro en los pacientes. La amigdalina es un glucósido cianogénico, lo que significa que tiene un radical de cianuro. Pero ningún paciente ha mostrado signos de envenenamiento por cianuro en los estudios clínicos con amigdalina. Los que se oponen a la amigdalina señalan estudios de casos con niños que sufrieron envenenamiento por cianuro después de ingerirlo en almendras amargas.[5] Estos no fueron estudios realizados en un entorno controlado donde se administrara amigdalina intravenosa a pacientes con cáncer. Oasis of Hope ha tratado a decenas de miles de pacientes durante las últimas seis décadas y ninguno ha experimentado ningún síntoma de envenenamiento por cianuro. Existe un mecanismo fisiológico que dirige la amigdalina contra las células cancerosas sin dañar las células sanas.

Para una mejor comprensión, tenga presente cómo actúa la amigdalina. El uso de amigdalina es seguro porque la enzima mitocondrial rodanasa destoxifica el cianuro.[6] La rodanasa es abundante en las células sanas porque son aeróbicas. Pero, las células malignas son anaeróbicas y no tienen rodanasa, lo que dificulta que el cianuro se biodegrade en las células cancerosas. Esta enzima mitocondrial es la razón por la cual la amigdalina es segura para las células sanas y perjudicial para las células cancerosas.

¿ALARGAR LA VIDA NO DEMUESTRA SU EFICACIA?

El segundo argumento en contra de la amigdalina es que es ineficaz. En la década de 1970, los investigadores de cáncer del Memorial Sloan Kettering realizaron estudios que arrojaron resultados mixtos. Parte de la investigación incluyó invitar al Dr. Ernesto Contreras para presentar estudios de caso de Oasis of Hope. Mostró radiografías de pacientes que habían experimentado el control del cáncer y estaban viviendo diez años después de su diagnóstico. Sin embargo, los investigadores rechazaron los estudios de caso con el argumento de que no se había logrado la destrucción completa del tumor. Indicaron que alargar la vida no era una prueba de la eficacia de un medicamento.

Como institución, el Memorial Sloan Kettering concluyó que la amigdalina no era un tratamiento viable contra el cáncer, aunque sus investigadores presentaron casos de pacientes que se beneficiaron de la misma.[7] Otro investigador, el Dr.

Kanematsu Sugiura, publicó su conclusión, que decía: "... [la amigdalina] muestra un fuerte efecto inhibidor en el desarrollo de metástasis pulmonares en ratones". Observó que ciento por ciento de los ratones con tumores de cáncer de mama no tratados con amigdalina experimentaron metástasis pulmonares. En contraste, solo el veintidós por ciento de los ratones tratados con amigdalina experimentaron metástasis.

Es difícil entender por qué el Memorial Sloan Kettering descartó la amigdalina, considerando los hallazgos del Dr. Sugiura. Desafortunadamente, el Instituto Nacional del Cáncer (NCI) de Estados Unidos ha aceptado el informe del Memorial Sloan Kettering que desacredita a la amigdalina.[8] El NCI sigue manteniendo su postura de que la amigdalina ha mostrado algunos beneficios limitados para los pacientes, pero no se observan resultados a largo plazo.

POR QUÉ OASIS OF HOPE UTILIZA AMIGDALINA

El NCI no apoya el uso de la amigdalina sola, pero dice que es prometedora cuando se usa en combinación con otras terapias, incluyendo enzimas pancreáticas y altas dosis de vitamina C. Nos preguntamos si el NCI se da cuenta de que su postura respecto a la amigdalina es prácticamente un respaldo del Protocolo de Oasis of Hope. ¡Gracias! Aquí, los médicos consideran que la amigdalina es una potente terapia adyuvante. Estamos de acuerdo con el NCI en que la amigdalina no es una cura para el cáncer. No es un medicamento que por sí solo pueda revertir la enfermedad. Sin embargo, los estudios clínicos respaldan el uso de amigdalina en pacientes que padecen enfermedades malignas.[9] Los estudios anteriores que desacreditaron la amigdalina, en la década de 1970, están siendo sustituidos rápidamente por estudios publicados de 2004 a 2019. Estos estudios recientes concluyen que la amigdalina posee cualidades anticancerígenas, entre otras, la de "descomponer sustancias cancerígenas en el cuerpo, destruir células cancerosas, bloquear la fuente de nutrientes de las células tumorales e inhibir el crecimiento de las células cancerosas".[10] Cada vez hay más evidencia que respalda las propiedades quimiopreventivas de la amigdalina y su capacidad para estabilizar tumores y retrasar el crecimiento. Los estudios han permitido descubrir que la amigdalina tiene atributos que antes no se conocían. Por ejemplo, la amigdalina es un potente agente neurotrófico, lo que sugiere que podría ayudar a reparar el daño a los nervios causado por la quimioterapia. También tiene el potencial de usarse para tratar enfermedades neurodegenerativas.[11]

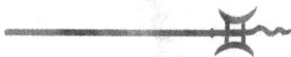

Los estudios en curso continúan demostrando el efecto de la amigdalina para la estabilización de los tumores y hacer más lento su crecimiento.[12] Es un agente antiinflamatorio activo que también inhibe la capacidad del cáncer para seguir avanzando.[13, 14]

MAS DE 100,000 PACIENTES TRATADOS DESDE 1963

Es reconfortante ver tantos estudios, publicados tan recientemente como 2019, que aportan la evidencia científica de la eficacia de la amigdalina. Siempre habrá oponentes. Muchos de ellos prefieren vender quimioterapias caras e ineficaces. La oposición sigue enfurecida a pesar de la evidencia científica a favor de la amigdalina. Los oponentes tienen suficiente poder y se han apoyado en Google para prohibir cualquier sitio web que use la palabra amigdalina en publicidad. ¡Increíble! Pero Oasis of Hope no descartará la amigdalina.

Oasis of Hope ha administrado amigdalina a más de 100,000 pacientes desde 1963. Nunca ha habido síntomas de envenenamiento por cianuro, en cambio hay innumerables historias de beneficios que los pacientes recibieron del tratamiento. Oasis of Hope continuará defendiendo la amigdalina para sus pacientes y señalará los estudios recientes que indican que puede ser fundamental para promover la apoptosis, inhibiendo así el avance de muchos cánceres, incluyendo los de próstata,[15] cuello uterino,[16] hígado,[17] pulmón[18] y colon.[19]

El sistema inmune es el agente de lucha contra el cáncer más potente que Dios nos ha dado.

ESTIMULACIÓN DEL SISTEMA INMUNE

El Dr. Ernesto Contreras quizá sea conocido principalmente por ser el médico con más experiencia en el uso eficaz de la amigdalina, pero de igual importancia fue su compromiso con estimular el sistema inmune del paciente. En el núcleo del tratamiento corporal de un paciente se encuentra la reconstrucción del sistema inmune porque es el agente de lucha contra el cáncer más potente que Dios nos ha dado a todos.

UN LEGADO DE CURACIÓN

El Dr. Ernesto Contreras enseñó a los médicos de Oasis of Hope a tratar al paciente, no a la enfermedad. La mayoría de los programas de oncología se centran en la destrucción del tumor, y la calidad de vida del paciente es secundaria, si acaso se considera. Este enfoque es absolutamente incorrecto. En

contraste, el enfoque de atención total de Oasis of Hope es revolucionario debido a sus principios fundacionales establecidos por el Dr. Ernesto Contreras en la década de 1960. Nos enseñó a amar a nuestros pacientes como a nosotros mismos. Por tanto, solo ofrecemos tratamientos a un paciente que nosotros mismos tomaríamos si nos enfrentáramos al mismo diagnóstico, pronóstico y avance de la enfermedad. También nos recordó que los médicos no deben dañar a sus pacientes. Solo brindamos tratamientos que ayudarán al paciente y no provocarán efectos secundarios negativos intensos que destruyan la calidad de vida del paciente. Amar a los pacientes y cuidar de la persona en su totalidad —cuerpo, mente y espíritu—, son lo que conforma el legado curativo del Dr. Ernesto Contreras.

HISTORIA DE ESPERANZA

Rick Hill • Carcinoma de células embrionarias, de alto grado, Etapa 3• 1974

"En 1974, tenía veinticuatro años y estuve en la Clínica Mayo en una cirugía de cáncer que duró diez horas. La quimioterapia post operatoria era obligatoria, pero el cáncer estaba tan extendido en mi sistema linfático que el pronóstico no era bueno.

Justo antes de comenzar la quimioterapia, llegó una carta de un pastor bautista diciéndome que debería ir a una clínica en Tijuana y tomar algo hecho de chabacano en lugar de quimioterapia. ¿De verdad? Si la vida tuviera un borrador, lo habría usado. Le dije a mis familiares que me iría de la Clínica Mayo y estaban furiosos.

Ahora, antes de que se abalancen sobre mi familia, ¿qué pasaría si su hijo, hija o hermano estuviera en la Clínica Mayo en Rochester con un cáncer terminal y una póliza de seguro que cubriera el costo total del tratamiento, pero decidiera irse al extranjero, a un país que no se conoce por ser precisamente la Meca de la medicina? No podría utilizar un seguro y tendría que depender de la generosidad de familiares y amigos para juntar el dinero. Puede que se sintieran como mi hermano, quien me dijo: 'Siempre supimos que eras tonto; simplemente no sabíamos cuánto...'

Tenía carcinoma de células embrionarias de alto grado, etapa 3. Cuando le dije a mi cirujano de la Clínica Mayo que me iba, me dijo que no sobreviviría a esa decisión, pero cínicamente dijo: 'Bueno, al menos hace calor en Tijuana ...'

Cuando llegué a Oasis of Hope, me sentí como *Alicia en el país de las maravillas*. Nada me resultaba familiar. No había tiendas de comida naturista en el lugar de donde yo venía. Escucho a oradores todo el tiempo decir que, si no creemos primero en nosotros mismos, probablemente no tendremos éxito, en nada. Bueno, estoy aquí para atestiguar que a veces uno simplemente sigue su instinto, incluso cuando tiene dudas y está casi muerto de miedo.

El Dr. Ernesto Contreras dirigió con amor y tuvo una carrera médica estelar tanto en Estados Unidos como en México; pero fue su actitud la que me dio la confianza para quedarme y 'estar absolutamente comprometido'. También se lo debía a los miembros de mi iglesia en New Ulm, Minnesota, que hicieron una colecta para enviarme a recibir el tratamiento. Me comprometí a no refrenarme y hacer lo que me dijeran para poder vivir. ¡Eso fue hace 46 años!

¿Qué significaba para mí 'estar absolutamente comprometido'? Debía seguir sus instrucciones durante todo el tiempo que fuera necesario. Mi programa era simple... pero no fácil. Básicamente, me inyectaban 3 gramos de laetrile una vez al día durante 21 días, y luego regresaba a casa para destoxificarme y seguir el plan:

1. Consumir solo alimentos orgánicos, 80% crudos, que eran principalmente ensaladas de frutas y verduras.
2. Comía carne solo una vez a la semana, por lo general los domingos después de la iglesia, e incluso entonces era pollo o ternera orgánicos, tal vez una porción de 170 gramos, con frijoles y pan de maíz. Me transportaba de vuelta a mis raíces sureñas.

3. Los lunes, comenzaba mi ayuno de jugos, por lo regular de sandía, y lo continuaba hasta el miércoles por la noche. Al final del ayuno, me practicaban una limpieza del colón.

4. Por supuesto, eliminé casi toda la azúcar, los alimentos procesados, las harinas blanqueadas, etc.

5. Oraba mucho en esos días y decidí que, si vivía, ayudaría a las personas a recuperarse por el resto de mi vida.

Si hubiera ordenado mi tratamiento de cáncer como un platillo deli, habría dicho: 'Quiero el laetrile, me quedaré con el Mayo, con una guarnición de enzimas'. Seguí este estricto programa religiosamente durante cinco años completos, y después cambié a una dieta mediterránea más orgánica y me permití pequeñas cantidades de golosinas. Siempre me pregunté si la comida que estaba comiendo tenía las enzimas vivas necesarias para ayudarme a aprovecharla. Una barra de chocolate *Snickers* nunca se ajusta a esa definición.

Cumpliré setenta en noviembre, y gracias a Dios me enfermé tan joven porque a esta edad peso alrededor de 68 kilos, no tengo presión arterial ni colesterol altos, y actualmente no tomo medicamentos por prescripción, excepto gotas para los ojos debido al glaucoma. Cuando visito la tienda de comestibles y veo a personas de mi edad que apenas pueden caminar y veo lo que hay en sus canastas de compras, pienso en su respuesta: 'Bueno, nadie vive para siempre y quiero disfrutar de la vida...' ¿En serio? ¿Están disfrutando de la vida? Hay buenas noticias en este libro, si lo ponen en práctica."

—Rick Hill
San Diego, California
Estados Unidos

OASIS OF HOPE
HOSPITAL
Stories of Hope

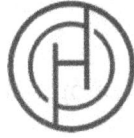

CAPÍTULO 2

ACERCA DEL CANCER

El cáncer, sobre todas las demás enfermedades,
tiene innumerables causas secundarias.
Pero incluso para el cáncer, solo hay una causa principal:
el metabolismo.

— Otto Warburg

Angelina Jolie volvió a aparecer en los titulares en mayo de 2013. No, no fue por llevar la sangre de Billy Bob Thornton alrededor del cuello, su difícil relación con Brad Pitt, ni su trabajo humanitario en las Naciones Unidas.[1] No, fue una noticia que tuvo consecuencias para la salud de la mujer. Sus decisiones y acciones en 2013, y después nuevamente en 2015, continúan influyendo en las mujeres de todo el mundo hasta la fecha

La Sra. Jolie anunció al mundo que se sometió a una cirugía electiva para extirpar ambos senos como medida preventiva. Aunque no tenía cáncer ni signos de enfermedad, decidió someterse a una mastectomía doble voluntaria como acción profiláctica.[2] Tiene la mutación del gen BRAC1 asociada con el cáncer de mama, que es un factor de riesgo. En 2015, siguió su agresiva decisión de 2013 con otra cirugía invasiva para extirpar sus ovarios. Publicó su razonamiento en el New York Times.[3] Algunos expertos apoyaron la elección de la Sra. Jolie y esperaban que alentaría a otras mujeres a hacer lo mismo.[4] Señaló que las mujeres que tienen un gen BRCA1 mutado tienen un mayor riesgo de padecer cáncer de mama y de ovario. Parte de su motivación fue que su madre murió a los cincuenta y seis años después de una batalla de diez años contra el cáncer de ovario. Justificó su decisión basándose en estadísticas sobre el aumento de riesgos.

Según el Instituto Nacional del Cáncer (NCI), las mujeres con la mutación del gen BRCA1 tienen una probabilidad del setenta y dos por ciento de desarrollar cáncer de mama y una probabilidad de cuarenta y cuatro por ciento de desarrollar cáncer de ovario a los ochenta años.[5] El riesgo general de cáncer de mama es doce por ciento. Para el cáncer de ovario, es un poco menos del uno y medio por ciento.

LA PREVALENCIA DE LA MUTACIÓN DEL GEN BRCA1

Teniendo en cuenta las estadísticas sobre cómo la mutación de BRCA1 aumenta el riesgo de cáncer, se puede entender el

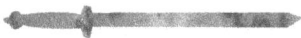

pensamiento de la Sra. Jolie. Aquí no hay juicios ni críticas. Pero reflexionemos por un minuto y pensemos en las consecuencias de tal acción, en comparación con los posibles beneficios. ¿Existen otras estadísticas que se deban considerar al contemplar una decisión tan radical de extirpar senos y ovarios? La respuesta es SÍ. En primer lugar, muy pocas mujeres tienen mutaciones de BRCA1. Aquí están los números organizados por grupos étnicos.[6]

Hispanas	3.5%
Afro Estadounidenses	1.3%
Asiático-Estadounidenses	0.5%
Judias Ashkenazi	8.3%
Blancas No Hispanas	2.2%

Hasta el diez por ciento de los cánceres de mama se pueden atribuir a los oncogenes.[7] Sólo cinco por ciento de las mujeres que sufren cáncer de mama tienen los genes BRCA1 o BRCA2. Al considerar BRCA1, la mutación del gen que tiene la Sra. Jolie, menos del cinco por ciento de las mujeres con cáncer de mama tienen ese gen mutado. ¿Qué significa esto?

Noventa y cinco por ciento de todos los casos de cáncer de mama no son causados por la mutación hereditaria del gen de cáncer de mama BRCA1.

Si solo cinco por ciento de todos los cánceres de mama se pueden atribuir a la mutación de BRCA1, ¿qué está causando el noventa y cinco por ciento de los otros cánceres? Esta es una gran pregunta porque trae a la luz que al tratar el cáncer estrictamente como una enfermedad genética no se toman en cuenta los otros factores que causan el noventa y cinco por ciento de todos los casos de cáncer de mama. Esto representa no solo un problema, sino una enorme oportunidad. Significa que el cáncer debe tratarse como algo más que una enfermedad genética, y esta es la base de la filosofía de tratamiento de los protocolos ProVital y ProVital+ del Tratamiento Alternativo Contreras de Cáncer (C-ACT) cuyo enfoque es metabólico para tratar el cáncer. El punto de partida es comprender cómo funciona el cáncer. Una vez que se haya explicado, el resto del libro describirá las estrategias que Oasis of Hope ha desarrollado para frenar, controlar y, en muchos casos, revertir el cáncer.

El cáncer es una enfermedad oportunista.

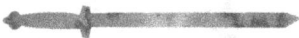

COMO EMPIEZA EL CANCER

Es importante decir que cada uno de nosotros ha mutado células que circulan por nuestro cuerpo. El cáncer comienza con mutaciones en el ADN. Algunas de estas mutaciones se heredan de los padres y otras se deben a factores ambientales. Afortunadamente, Dios nos dio genes que pueden reparar mutaciones en el ADN y un sistema inmune que se especializa en dirigirse a las células anormales, adherirse a ellas, destruirlas y eliminarlas. Tener células mutadas no implica tener cáncer. Pero las células anormales pueden volverse cancerosas a través de la hiperplasia, es decir, la división celular acelerada de las células que parecen normales debido a la irritación crónica y otros factores; la displasia, una acumulación rápida de células que parecen anormales, como lunares;[8] y la neoplasia, el crecimiento anormal e incontrolado de células que forman tumores.[9]

Es esencial comprender qué factores, además de la disposición genética, conducen de la hiperplasia a la displasia, a la neoplasia y luego al cáncer. El cáncer es una enfermedad oportunista. Comienza a formarse cuando el sistema inmune funciona de manera deficiente por razones tales como enfermedades, infecciones crónicas y estrés emocional crónico.

Las células madre cancerosas, también conocidas como células iniciadoras del cáncer, tienen el poder de formar y conservar tumores.[10] Las células madre cancerosas tienen rasgos tanto genéticos como metabólicos que, en gran parte, han sido identificados e investigados. El conocimiento de la genética del cáncer y el metabolismo del cáncer son los factores más críticos para desarrollar tratamientos contra el cáncer.

Por lo general, la génesis del cáncer ocurre dentro de las células que mutan y se reproducen de manera caótica y desorganizada. Luego, estas células anormales comienzan a formar tumores en órganos vitales u otras partes de la anatomía. Estas células cancerosas se denominan comúnmente células malignas. Crecen incluso en ausencia de oxígeno debido a su afinidad con la glucosa. Cuando el suministro de glucosa es limitado, las células cancerosas pueden convertir los ácidos grasos en la energía necesaria para multiplicarse.[11] Las células malignas pueden adaptar su metabolismo de acuerdo con los cambios microambientales que las rodean. La adaptabilidad les ayuda a sobrevivir y proliferar, incluso cuando están aisladas de su fuente de energía primaria. Debido a que las células cancerosas se reproducen con menos requerimientos metabólicos que las células sanas, pueden ganar fuerza en

número y formar tumores. La mayoría de los cánceres se diagnostican una vez que se ha formado un tumor.

Otra forma de comprender cómo comienza y progresa el cáncer es comparar y contrastar las células malignas con las células sanas. Observemos más de cerca. En este capítulo, y en el anterior, hemos proporcionado la justificación científica detrás de los protocolos de tratamiento de Oasis of Hope para cáncer. Como todo en la vida, una base firme es vital para tener éxito.

DIFERENCIAS ENTRE CÉLULAS MALIGNAS Y CÉLULAS SALUDABLES

Existen muchas diferencias interesantes entre la vida de las células malignas y las células sanas:

Reproducción y desarrollo

Las células normales se reproducen y se desarrollan hasta que se satisface la necesidad del cuerpo de la célula específica. Por ejemplo, cuando se raspa o corta la piel, se producen nuevas células para reparar y reemplazar el tejido que sufrió la lesión. Una vez que se completa la restauración, no se producen más células. Las células sanas dejan de reproducirse y desarrollarse cuando se satisfacen las necesidades del cuerpo. Se reproducen de nuevo cuando es necesario. Las células malignas nunca frenan. Se reproducen anormalmente de manera continua hasta que se forma un tumor. Continúan haciendo crecer el tumor. Si no se tratan de manera eficaz, enviarán células para desarrollar tumores en otros órganos vitales. El cáncer que se disemina a órganos distantes es el proceso llamado metástasis. Cada tipo de cáncer por lo general tiene un conjunto específico de proteínas que continúan estimulando la reproducción no saludable de las células anormales mediante la división celular, la invasión celular y la reproducción celular.

La comunicación celular es diferente

Las células sanas se comunican e interactúan entre sí a través de la transducción de señalización celular. Responden en alto grado a las señales enviadas desde otras células. A través de la comunicación intercelular, saben cuándo es el momento de reproducirse y cuándo es el momento de dejar de crecer o reproducirse. Las células malignas no se comunican ni transmiten una señal para dejar de reproducirse, lo que conduce a una replicación continua.

Las células cancerosas son inmortales.

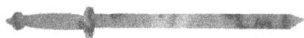

Muerte celular y reparación

Las células normales tienen un ciclo de vida programado y una muerte programada. La muerte programada se denomina "apoptosis". A medida que una célula envejece, finalmente morirá y dará paso a nuevas células de reemplazo. Las células malignas nunca se reparan ni caducan cuando envejecen. Les falta el programa de muerte celular, que se llama "apoptosis". Otra forma de decirlo es que las células cancerosas son inmortales. En una célula sana, existe una proteína conocida como p53, que controla las células. Su función principal es determinar si una célula está dañada o cerca de su muerte. Si es así, ordena que la célula dañada o envejecida caduque. Una de las razones por las cuales las células malignas nunca mueren es que la proteína p53 actúa de manera anormal o no funciona.

Cohesión celular

Las células saludables permanecen juntas. Las proteínas como la laminina hacen que las células normales sean cohesivas. Las células malignas varían en cohesión. Muchas células cancerosas no se adhieren bien entre sí. La función inadecuada de las proteínas, como la laminina, es uno de los factores que pueden inducir la diseminación de las células cancerosas.[12] La baja cohesión celular permite que las células malignas se separen del grupo de tejidos y circulen a otras partes del cuerpo a través del torrente sanguíneo y el sistema linfático.[13]

Diferencia en apariencia

Las células sanas son uniformes en tamaño, forma y apariencia general. Las células malignas tienen diferentes formas y tamaños. Es común que las células cancerosas sean más grandes o más pequeñas que las células normales. La forma de las células malignas y sus núcleos es anormal y no está bien definida.

Más ADN

El núcleo de una célula normal es más pequeño y liviano que el de las células malignas porque a menudo éstas son poliploides, lo que significa que contienen una cantidad excesiva de ADN.[14] Las células poliploides cancerosas tienen un conjunto adicional de cromosomas, que pueden verse con un microscopio electrónico. Algunos investigadores están considerando cómo utilizar esta diferencia con las células sanas para dirigirse a las células cancerosas. Debido a que las células malignas tienen un exceso de ADN, sus núcleos se ven más grandes y oscuros. El número adicional de cromosomas provoca una disposición cromosómica anormal dentro de las células cancerosas.

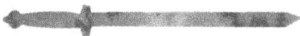

Nivel de madurez celular

Cuando las células sanas maduran, mueren. En comparación con las células normales, las células malignas crecen rápidamente y continúan reproduciéndose. Debido a esta rápida tasa de reproducción, las células cancerosas no tienen tiempo para madurar completamente y permanecen inmaduras. Por esa razón, no se convierten en células adultas y nunca mueren. Sin embargo, si un médico desea identificar el nivel de madurez de las células cancerosas, se refiere al "grado" de las células malignas. El nivel tres es la calificación más alta que se otorga para indicar el nivel más agresivo.

Las células malignas pueden engañar al sistema inmune y permanecer dentro del cuerpo para siempre, a diferencia de las células normales que son eliminadas por el sistema inmune una vez que se dañan. Puede haber muchas otras diferencias entre las células sanas y las células malignas, además de las principales enumeradas anteriormente. Así que aquí está la pregunta del millón de dólares:

¿Es el cáncer genético o metabólico?

La respuesta es... (suena el tambor) .... ambas cosas. El cáncer es una de las enfermedades más complejas y complicadas. Ha estado afectando a la humanidad desde las primeras civilizaciones. Se menciona en la Biblia en Proverbios

12:4 (Nueva Traducción Viviente) y 2 Timoteo 2:17 (Nueva Traducción Viviente). Con el tiempo, ha ido evolucionando, mutándose y haciéndose más difícil de tratar. El cáncer era mucho más fácil de tratar hace cuarenta años que ahora. La mutación genética puede ser una de las razones. Se ha realizado una investigación exhaustiva para encontrar el origen y la causa del cáncer y cómo tratarlo. Se han invertido miles de millones de dólares en el análisis genético del cáncer y el gasto anual en esta investigación está aumentando significativamente. Los estudios sobre genes han identificado muchos factores genéticos que juegan un papel importante en el metabolismo del cáncer.

El cáncer es una enfermedad tanto genética como metabólica.

Las mutaciones del gen del cáncer tienen un efecto significativo en tres vías metabólicas principales del cuerpo:

1. Glucólisis aeróbica.
2. Glutaminolisis.
3. Metabolismo de un carbono.

La energía se produce en las células a través de esas vías metabólicas. Pero cuando se ve afectada por mutaciones del gen del cáncer, en su lugar se producen cantidades enormes de

aminoácidos, ácidos grasos, nucleótidos y otras sustancias. La producción de estos elementos en lugar de energía conduce al crecimiento rápido y división de las células malignas. En otras palabras, los factores genéticos aprovechan los factores metabólicos para inducir o inhibir la proliferación del cáncer. Si los factores genéticos afectan los rasgos metabólicos de las células normales y anormales, ¿no es lógico que se desarrollen tratamientos para aprovechar los rasgos metabólicos del cáncer?

Bueno, tratar el cáncer según las características metabólicas no es el objetivo de la mayoría de las empresas farmacéuticas. En la actualidad, gran parte de los dólares destinados a la investigación del cáncer se gastan en tratar el cáncer como una enfermedad genética. Pero tratar el cáncer como una enfermedad genética no debería ser el único enfoque. En el pasado, hubo datos científicos sustentando que el cáncer es una enfermedad metabólica.

Los diversos aspectos del metabolismo de una célula maligna se pueden aprovechar para abatir el cáncer. Imagínese la implosión de los grandes edificios. La dinamita se coloca en puntos estratégicos para abatir la estructura interior de modo que el edificio caiga sobre sí mismo al detonar. Tratar el cáncer solo como una enfermedad genética tiene varias desventajas importantes. Oasis of Hope se centra en los rasgos metabólicos de las células malignas para aprovechar las debilidades del cáncer que las terapias genéticas pasan por alto.

DESVENTAJAS DEL TRATAMIENTO GENÉTICO DE CÁNCER

Es fascinante identificar oncogenes y desarrollar medicamentos que se dirijan a genes que causan cáncer. Las terapias genéticas tientan a uno a creer que este enfoque es la mejor manera de encontrar la cura para el cáncer. Es tan complejo y difícil de entender que es fácil caer en la fantasía pensando que debe ser una panacea de la medicina avanzada. La explicación científica es tan cautivadora e incomprensible que envuelve a la terapia génica en un velo de misterio. Pero hay desventajas en concluir que el cáncer es una enfermedad genética y debe tratarse como tal.

Los principales desafíos a los que se enfrenta la terapia génica para el cáncer son:

1. Existe una abrumadora cantidad de genes asociados al cáncer.
2. El costo del desarrollo de medicamentos está muy inflado.
3. Los precios de las terapias génicas son exorbitantes.
4. Las terapias génicas contra el cáncer no están ampliamente aprobadas ni disponibles.

Analicemos más de cerca estos problemas

Se han identificado mil genes asociados al cáncer.[15] Hay

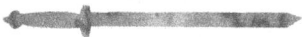

menos de cincuenta terapias dirigidas contra el cáncer aprobadas por la FDA.[16] Según el Instituto Nacional del Cáncer, se están lanzando nuevos medicamentos para cáncer con un costo anual de más de $400,000.00 USD por paciente.[17] Sí, ha leído bien: cuatrocientos mil dólares por paciente al año.

La curación del cáncer mediante la terapia genética no llegará pronto.

Hasta la fecha, no existen terapias génicas específicas para el cáncer que estén aprobadas y disponibles en Estados Unidos. Las terapias génicas llegarán pronto, pero solo los ultrarricos tendrán acceso a ellas durante muchas décadas por venir.[18] La terapia génica no curará el cáncer en un corto plazo. ¿Por qué? La mayoría de los tratamientos dirigidos a los genes tratan solo un gen asociado con el cáncer. Una persona que padece cáncer puede tener múltiples oncogenes. Imagínese si una terapia génica tiene un costo anual de $400,000.00 USD, el costo mensual sería un poco más de $ 33,000.00 USD al mes. Si en una persona se identifican tres mutaciones génicas, podría gastar en la terapia génica aproximadamente $100,000.00 USD al mes.

VENTAJAS DEL TRATAMIENTO METABÓLICO DE CÁNCER

El *Enfoque de Atención Total de Oasis of Hope* reconoce los factores genéticos del cáncer, pero se centra en el impacto metabólico que provocan las mutaciones. Para comprender mejor las ventajas de los tratamientos metabólicos de cáncer, considere esta comparación con las terapias génicas.

Terapia metabólica	Terapia génica
Disponible	No disponible
Costo accesible	Costo no accesible
Terapia dirigida a células cancerosas	Terapia dirigida a células cancerosas
Efectiva	Experimental
Utilizada durante más de cincuenta años	Todavia en ensayos clínicos
No daña las células sanas	Puede dañar las células sanas

RASGOS METABÓLICOS DE LAS CÉLULAS MALIGNAS

Comprender los rasgos metabólicos de las células cancerosas es la base del tratamiento en el Hospital Oasis of Hope. El Dr. Otto Heinrich Warburg, médico alemán, hizo una de las primeras y más importantes contribuciones a la explicación del metabolismo del cáncer.

En 1927, Otto Warburg propuso su teoría que destacaba el conjunto único de fenotipos metabólicos de las células

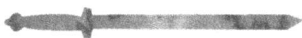

cancerosas. En el corazón de la teoría de Warburg está la glucólisis aeróbica. Su trabajo demostró el metabolismo anormal de las células tumorales. Las células cancerosas convierten la glucosa en lactato, mientras que las células normales la convierten en piruvato.[19] Esto se conoce como el "efecto Warburg". La razón principal por la cual las células cancerosas convierten la glucosa en lactato es que son hipóxicas, es decir, muy bajas en oxígeno. **Las células cancerosas pueden desarrollarse y proliferar en un entorno hipóxico/ anaeróbico.** Este es un rasgo importante del fenotipo metabólico del cáncer y parte de la razón por la cual las células tumorales evaden la apoptosis.[20]

Otro rasgo metabólico importante es que las células malignas requieren doscientas veces más glucosa para producir energía que las células normales. Es por eso que Oasis of Hope enfatiza que **la azúcar (glucosa) alimenta los tumores** y prescribimos una dieta de alimentos con bajo índice glucémico. Solo Dios sabe por qué tantos oncólogos descartan la importancia de la nutrición en la atención del cáncer. Parecen negar el hecho obvio de que hay alimentos que nutren al cáncer y alimentos que hacen morir de hambre al cáncer. Un oncólogo no puede negar la afinidad del cáncer con la glucosa a sabiendas de que una de las herramientas de diagnóstico más importantes que utilizan todos los oncólogos funciona precisamente basada en ese hecho. Cuando un oncólogo prescribe una tomografía por emisión de positrones (PET, en inglés) a un paciente, se inyecta un radiotrazador en el paciente. El radiotrazador tiene pequeñas partículas radiactivas que son detectadas por la PET. El radiotrazador más común es la fluorodesoxiglucosa F-18.

Cuando esta solución de glucosa se inyecta al paciente, la glucosa se concentra mucho en las células cancerosas y la exploración destaca el material radiactivo que se acumula en las concentraciones de azúcar. Así es como la PET identifica la ubicación, el tamaño y la forma de los tumores.

ONCOMETABOLITOS

La investigación emergente sobre oncometabolitos está subrayando la importancia del trabajo de Otto Warburg y, aún más importante, la oportunidad de explotar los rasgos metabólicos del cáncer. En párrafos anteriores, destacamos que las células malignas son hipóxicas (bajas en oxígeno). La mitocondria es la parte de la célula que es responsable de la respiración celular y la producción de energía. Las células cancerosas tienen dañadas la mitocondria, y esto conduce a la acumulación de metabolitos, conocidos como oncometabolitos,

que activan una cascada oncogénica. Los oncometabolitos son en parte responsables de la tumorigénesis.

Uno de los primeros oncometabolitos descubiertos fue el 2-hidroxiglutarato. Ahora bien, este 2-hidroxiglutarato es un metabolito relativamente raro, que se encuentra en los gliomas. Por lo general, se sabe que esta sustancia altera los patrones de metilación de histonas, lo que luego conduce a la formación de carcinogénesis en las células cancerosas.[21]

Después del descubrimiento del 2-hidroxiglutarato, también se han identificado muchos otros tipos de oncometabolitos. Los diferentes tipos de cánceres tienen diferentes oncometabolitos. Algunos cánceres tienen algunos oncometabolitos en común.

Algunos de los nombres de los oncometabolitos conocidos incluyen fumarato (carcinoma de células renales), succinato (paraganglioma), sarcosina (cáncer de próstata), glicina (cáncer de mama), glucosa (la mayoría de los cánceres), glutamina (cánceres dependientes del gen myc), serina (la mayoría cánceres), asparagina (leucemia), colina (cáncer de próstata, cerebro, mama), lactato (la mayoría de los cánceres) y poliaminas (la mayoría de los cánceres). La mayoría de estos oncometabolitos se originan en la glucólisis aeróbica, la glutaminólisis o el metabolismo de un carbono.

UTILIZACIÓN DE LOS RASGOS METABÓLICOS PARA LA DETECCIÓN

Gracias al descubrimiento de diferentes oncometabolitos, es posible detectar la mutación del cáncer en una etapa temprana con solo identificar y buscar los cambios metabólicos repentinos en la formación celular. Estos cambios metabólicos son evidentes al medir los cambios en los niveles de acetato, serina, lactato, asparagina, sarcosina, dimetilspermina, betaína o colina en sangre, saliva, aliento u orina.

En relación con eso, también se ha identificado que casi el noventa y cinco por ciento de las células cancerosas se originan metabólicamente y son difíciles de descubrir mediante cribado genético. El cribado de metabolitos ha demostrado ser una forma más rápida y eficaz de detectar las primeras etapas de las células malignas, típicamente conocidas como origen precanceroso.

APROVECHANDO LOS RASGOS METABÓLICOS PARA TRATAMIENTO

Los rasgos metabólicos del cáncer ofrecen una gran oportunidad para analizar y desarrollar estrategias para vencerlo de manera similar a como una empresa desarrolla un plan para vencer a la competencia. Un análisis FODA es una herramienta estratégica utilizada en los negocios para evaluar

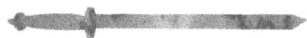

las **F**ortalezas, **O**portunidades, **D**ebilidades, y **A**menazas de una organización u oportunidad comercial. Esta es una herramienta eficiente que ahorra tiempo y ayuda a seguir procesando la organización. Profundizaremos en el análisis FODA en el capítulo ocho.

CONCLUSIÓN

El cáncer es una enfermedad tanto genética como metabólica. Tratarlo como una enfermedad genética podría ser un enfoque eficaz, pero un tumor puede tener múltiples mutaciones genéticas asociadas al cáncer, los costos del tratamiento prohíben el acceso a tales terapias y actualmente no hay terapias genéticas aprobadas para el tratamiento del cáncer. Los rasgos metabólicos del cáncer se pueden aprovechar contra él mismo. Conociendo las fortalezas, debilidades, oportunidades y amenazas metabólicas del cáncer, se pueden desarrollar modalidades de tratamiento eficaces para abatir el cáncer y provocar su autodestrucción.

En los próximos capítulos, comenzaremos a explicar las estrategias y tratamientos que hemos desarrollado durante las últimas seis décadas para tratar el cáncer como una enfermedad metabólica. Como herramienta de enseñanza, en cada capítulo el análisis se realizará en el marco del Arte de la guerra del general Sun Tzu.

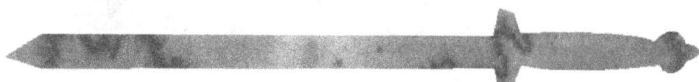

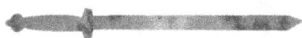

Sharon Wiebe • Cáncer de mama • 2015

"Cuando me diagnosticaron un cáncer de mama agresivo en etapa 2b en mayo de 2015, estaba decidida a conocer todo lo que pudiera sobre los posibles tratamientos antes de decidir qué hacer. Asistí a la "clase de quimioterapia" en la clínica oncológica y pasé incontables horas investigando posibilidades. Mi investigación me ayudó a comprender la importancia de no dañar mi cuerpo ni destruir mi sistema inmune cuando más lo necesitaba. Fue durante este tiempo que encontré el sitio web Oasis of Hope. Después de conocer su tasa de éxito superior al promedio y su disposición a adoptar todas las modalidades de curación, sentí esperanza por primera vez.

El Dr. Contreras me envió un plan de tratamiento a los dos días que incluía una amplia variedad de terapias. Explicó que atacaban el cáncer desde muchos ángulos diferentes y con una amplia gama de técnicas para abatir y finalmente vencer su crecimiento, mientras que al mismo tiempo, construían y fortalecían todo mi sistema para ayudarme con la lucha. Este fue un enfoque muy diferente al que se ofreció en Canadá: cirugía, quimioterapia y radiación.

Desde el momento en que me recogieron en el aeropuerto de San Diego, supe que había tomado la decisión correcta. La atención amable y de apoyo que recibí, la impartición de enseñanza diaria mientras estaba sentada en la sala de tratamiento y las reuniones quincenales con todo el equipo médico me mostraron cómo debería ser la medicina real.

Decidí regresar para 2 tratamientos inmunológicos más y, después de poco más de un año, mi recuento de células tumorales circulantes había bajado desde lo más alto en las gráficas a cero. Acabo de pasar mi hito de remisión de cinco años y me complace decir que me siento muy bien y no tengo signos de enfermedad ".

—Sharon Wiebe
Red Deer, Alberta
Canadá

PARTE DOS

始計

CAPÍTULO 3

EVALUAR

Muchos cálculos conducen a la victoria,
y pocos cálculos conducen a la derrota,
¡cuánto más sin no hay cálculo alguno!

—Sun Tzu
El arte de la guerra
Trazar planes

Si no se prepara, ¡prepárese para fallar! Podemos ver un gran ejemplo de esto en la famosa historia bíblica de David y Goliat. Goliat no se preparó para una batalla contra un hábil pastor joven. Los preparativos de David fueron cruciales para su victoria. Esta historia realmente puede inspirar a cualquiera que se enfrente al gigante del cáncer. David mató a Goliat con una pequeña piedra. En Oasis of Hope, nos gusta pensar en la piedra pequeña como un hueso de chabacano, ¡la fuente de laetrile!

Se pueden aprender muchas lecciones de David y Goliat. Goliat vivió literalmente el proverbio: "El orgullo va delante de la destrucción, y la arrogancia antes de la caída" Proverbios

16:18 (Versión Nueva Traducción Viviente). [1] Se pavoneó con orgullo y con gran desdén hacia el ejército hebreo. Se burlaba e intimidaba a todos. Entonces un adolescente, pequeño para su edad, sin armadura, sin espada, sin lanza, tomó una honda y unas piedras lisas e ¡hizo caer al orgulloso y altivo gigante!

David nos enseña varias lecciones que se pueden aplicar a la lucha contra el cáncer:

1. Sea valiente, no importa cuán grande sea el enemigo.
2. Escuche su voz interior positiva y las palabras de aliento del Señor.
3. Protéjase de las palabras y pensamientos negativos de los demás.

Más allá del valor, David también enseñó una lección fundamental, que es el tema central de este capítulo: la evaluación. David evaluó la situación, evaluó al enemigo y evaluó sus propias habilidades, experiencias, armas y estrategias. En una evaluación adecuada, se deben identificar las fortalezas, debilidades, oportunidades y amenazas tanto de la persona como del oponente. La evaluación de David se podría resumir en un gráfico como este.

	David	Goliat
Fortalezas	Experiencia matando leones y osos. Bueno con la honda. Tenía fe en que Dios también lo ayudaría a matar a Goliat.	Tamaño, fuerza, guerrero altamente entrenado con innumerables victorias.
Debilidades	Era pequeño y nunca había ido a la guerra.	Orgullo.

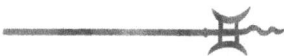

Oportunidades	David vio que la frente de Goliat no estaba protegida.	Goliat subestimaba a David.
Amenzas	Los hermanos de David no creían en él.	Goliat empuñaba una espada colosal y vestía una armadura.

¿Cuál fue el resultado de la evaluación de David y la posterior ejecución de su estrategia? ¡Puede encontrar la respuesta en 1 Samuel 17:50!

"Así fue como David venció al filisteo: con una honda y una piedra. Lo hirió de muerte sin necesidad de usar la espada."[2]

En este capítulo, hablaremos sobre cómo evaluar al enemigo: el cáncer. No nos detendremos ahí porque una evaluación adecuada incluye mirarse a uno mismo de cerca. En nuestra experiencia, la mayoría de los pacientes sin saberlo ayudan e incitan el avance y la diseminación del cáncer. La primera estrategia de Sun Tzu en *El arte de la guerra* es "Trazar planes". En esta estrategia, enfatiza que el general que hace muchos cálculos en el templo luego obtendrá la victoria en el campo de batalla.[3] La evaluación es el comienzo del proceso de cálculo.

Al evaluarse a usted mismo, es fundamental tener en cuenta varios factores. Por ejemplo, ¿hay algo en el entorno de su hogar que pueda contribuir al crecimiento y la propagación de las células cancerosas? ¿Su dieta mata de hambre o alimenta el cáncer? ¿Hay otros factores en su estilo de vida que promuevan el cáncer?

Al evaluar el cáncer, es importante señalar que el mismo tipo de cáncer se comportará de manera diferente en cada persona. Por eso consideramos importante evaluar a cada paciente de manera individual. Existen numerosas herramientas para evaluar el cáncer. Antes de continuar, definamos los términos publicados en el *Diccionario de términos sobre el cáncer del NCI.* (https://www.cancer.gov/espanol/publicaciones/diccionario/def/pronostico) [4]

TERMINOLOGÍA

Benigno

No canceroso. Es posible que los tumores benignos crezcan, pero no se diseminan a otras partes del cuerpo. También se llama no maligno.

Maligno

Canceroso. Las células malignas pueden invadir y destruir tejidos cercanos y diseminarse hasta otras partes del cuerpo.

Diagnóstico

Proceso en el que se identifica una enfermedad, afección o lesión por sus signos y síntomas. Para ayudar a hacer un diagnóstico, se pueden utilizar los antecedentes de salud o realizar un examen físico y pruebas, como análisis de sangre, pruebas con imágenes y biopsias.

Prognosis

Resultado probable de la evolución de una enfermedad; la probabilidad de recuperación o de que la enfermedad reaparezca.

Mientras toma decisiones calculadas sobre cómo abatir el cáncer, debe comprender los términos anteriores. Es posible que ya haya escuchado a sus médicos usarlos cuando hablan de su caso. Si el médico dijo que los resultados de una biopsia eran benignos, la muestra de tejido que se extrajo y analizó no era cancerosa. En general, esta sería una excelente noticia, pero es importante señalar que se deben realizarse otras pruebas para confirmar los resultados. Aunque las células benignas no son cancerosas y no se diseminan a otros órganos, en algunos casos, eso puede poner en peligro la vida. Algunos tumores benignos crecen y ejercen presión sobre los órganos circundantes. Los tumores cerebrales benignos pueden poner en peligro la vida y, a veces, son inoperables. Si su médico ha utilizado el término "maligno", le dijo que es cáncer.

TIPOS DE CÁNCER. SIMILITUDES Y DIFERENCIAS

Algunos pacientes hacen preguntas como: "Si tengo cáncer de mama, ¿por qué estoy tomando el mismo tratamiento de hipertermia que está tomando un paciente con cáncer de próstata?" Debido a que el metabolismo de las células malignas es el denominador común de todos los cánceres, los pacientes de Oasis of Hope reciben las mismas terapias básicas independientemente del tipo de cáncer. Sin embargo, cada protocolo está personalizado. Administramos terapias específicas dirigidas al cáncer, únicas para cada paciente. Explicaremos con mayor detalle más adelante en el libro.

Aunque todos los tipos de cáncer comparten rasgos metabólicos comunes, es imperativo evaluar a cada paciente individualmente. Cada tumor tiene diferentes rasgos y evoluciones. El cáncer es una "familia de enfermedades". Como se mencionó anteriormente, aunque los cánceres tienen similitudes, también tienen diferencias, al igual que los hermanos en una familia. Para que las células se clasifiquen como cancerosas, todas compartirán fenotipos. Pero cada tipo de cáncer tiene diferentes características observables. Por ejemplo, el cáncer de mama se divide en varias categorías según las diferentes variables que presente cada cáncer de mama. Existen mutaciones dentro de la misma categoría y tipos de tumores, que es otro factor a la hora de diseñar el protocolo de tratamiento.

TRATAMIENTO INTEGRATIVO DE CANCER

Para determinar cómo tratar a un paciente de manera efectiva, realizamos una evaluación exhaustiva de los datos que obtenemos mediante un examen físico, historia médica, análisis de laboratorio, estudios radiológicos y biopsias. Identificamos qué tan agresivo es el tumor y qué tan rápido está creciendo y si se está extendiendo. Formulamos, personalizamos y dosificamos las terapias de manera individual en función de la información médica que obtenemos durante la evaluación del caso de cada paciente.

Aunque las diferencias en nuestros protocolos de tratamiento pueden ser sutiles, continuamente realizamos pequeños ajustes según las necesidades individuales de nuestros pacientes y las respuestas al régimen. Considere los siguientes ejemplos.

La medicina del estilo de vida puede ser de acción lenta, pero puede producir resultados más duraderos que las terapias con medicamentos.

TUMORES DE CRECIMIENTO LENTO

Si un paciente tiene un tumor de crecimiento lento, podemos ser suaves y utilizar una dieta y un estilo de vida con muy pocos productos farmacéuticos. El uso del estilo de vida como medicina es de acción lenta, pero da lugar a resultados duraderos.

CÁNCERES AGRESIVOS

Si el cáncer en un paciente es más agresivo, integramos terapias convencionales, terapias naturales y terapias de estilo de vida. La mayoría de los pacientes que vienen a Oasis of Hope buscan alternativas a la quimioterapia, la radiación y la cirugía. Pero nuestros oncólogos clínicos y quirúrgicos certificados por un Consejo evalúan cada caso para determinar si podría haber algún beneficio al usar ciertas terapias convencionales. No estamos en contra de los tratamientos convencionales de cáncer; estamos en contra del uso ineficaz de la oncología convencional que fácilmente daña la calidad de vida. El tratamiento convencional puede ser muy útil para que el paciente gane el tiempo que necesita para aprovechar los beneficios de nuestras terapias suaves de construcción inmunológica. En la mayoría de los casos, los tratamientos convencionales solo son útiles a corto plazo. Para obtener

resultados duraderos, utilizamos terapias naturales que, si bien requieren tiempo para surtir efecto, tienen un profundo efecto en el ciclo de vida del tumor y la calidad de vida del paciente.

Las terapias convencionales pueden ser productivas al principio, pero los beneficios obtenidos se desvanecen rápidamente. Las terapias naturales surten efecto más lentamente, pero sus beneficios son de largo alcance y mucho más sustanciales, especialmente para el éxito a largo plazo. El tratamiento alternativo del cáncer es necesario debido a las limitaciones de las quimioterapias. Un extenso estudio comparativo, donde se revisan datos de Estados Unidos y Australia, llegó a la conclusión de que la quimioterapia contribuye solo con el tres al cinco por ciento de la tasa de supervivencia a cinco años. No descartamos unilateralmente la quimioterapia porque puede dar tiempo para que funcionen las terapias alternativas de acción más lenta. Un paciente con un pronóstico de tres meses puede necesitar quimioterapia para reducir rápidamente la masa tumoral y dar tiempo a la respuesta de nuestras terapias naturales. Nuestro uso integrativo de terapias convencionales y naturales es beneficioso en algunos tumores agresivos de rápido crecimiento.

Para esta práctica de integrar terapias, realizamos una evaluación exhaustiva del tipo de cáncer que tiene el paciente de varias formas. Creamos un perfil tumoral considerando su tasa de crecimiento, agresividad y composición genética. Evaluamos las características celulares del tumor y lo evaluamos según su etapa. La etapa es una forma de catalogar qué tan avanzado está el tumor y determinar su pronóstico. La etapa no es un indicador de la tasa de crecimiento de un tumor. Por ejemplo, un tumor localizado de medio centímetro de tamaño no está en etapa avanzada. Incluso si es agresivo y de rápido crecimiento, y tiene un perfil genético desfavorable, lo más probable es que se pueda curar. Su tamaño y el hecho de que no se haya propagado lo convierten en un cáncer en etapa inicial. Sin embargo, el mismo tumor que se disemina a otro órgano, o crece a más de tres centímetros, está en una etapa avanzada y es más difícil de tratar.

En el capítulo trece se analizará cómo tratar el cáncer de manera eficaz haciendo ajustes según la etapa. Ahora, veamos cómo se determinan el tipo y la etapa del cáncer durante la evaluación. Si una paciente tiene cáncer de mama y también se detecta una masa en el pulmón, la paciente tiene cáncer de mama en etapa IV. El tamaño del tumor no es el factor que determina la etapa. Es etapa IV porque el tumor primario se ha

diseminado a un órgano distante. Otra forma de decirlo es que la paciente tiene cáncer de mama con metástasis pulmonares. El cáncer que ha hecho metástasis también se conoce como "cáncer metastásico en etapa avanzada". Una cosa más a tener en cuenta sobre el cáncer en etapa IV es que no hay más etapas o subetapas después de la etapa IV.

Usemos el mismo ejemplo de cáncer de mama con metástasis pulmonares. No es cáncer de pulmón porque el tumor primario de mama se ha extendido al pulmón. Si se realizara una biopsia de la masa en el pulmón, se encontrarían células mamarias. Una metástasis es cuando las células se desprenden del tumor primario y se diseminan para formar tumores en un órgano o tejido diferente. La evaluación es fundamental porque hay casos en los que el cáncer se encuentra en más de un órgano, pero hay dos cánceres primarios diferentes. Aunque es poco común, un paciente puede tener dos tipos de cáncer al mismo tiempo. Sin embargo, es más común que un paciente tenga un cáncer primario que se disemine a otros órganos. Como oncólogos, es imperativo obtener el diagnóstico correcto durante la evaluación para elaborar el mejor tratamiento para cada paciente.

DIAGNÓSTICO ERRÓNEO

Siempre verificamos un diagnóstico y nunca lo aceptamos sin investigar. Nuestro equipo revisa y repite las pruebas que considere necesarias para confirmar o actualizar el diagnóstico. A lo largo de los años, hemos descubierto que entre el cinco y el diez por ciento de nuestros pacientes han recibido un diagnóstico erróneo. En algunos casos, el paciente ni siquiera tenía cáncer. En otros casos, el diagnóstico daba un tipo de cáncer o una etapa del cáncer incorrectos.

Nos alarmamos cuando encontramos un diagnóstico erróneo y el paciente recibió un tratamiento basado en el error. ¿Se imagina recibir la quimioterapia incorrecta? Esto subraya aún más por qué una evaluación adecuada es esencial en el desarrollo de estrategias para combatir mejor el cáncer.

Los efectos adversos de un diagnóstico erróneo pueden causar la muerte. Por ejemplo, hemos visto un caso en el que los oncólogos habían realizado una mastectomía, pero una PET de seguimiento reveló que el cáncer de mama ya había hecho metástasis en el hígado. Uno de los objetivos de una mastectomía es prevenir la propagación del cáncer, pero si ya ha hecho metástasis, es posible que una mastectomía no sea la mejor opción.

A continuación se muestra el estudio de caso de uno de nuestros pacientes más recientes, que acudió a nosotros con un diagnóstico erróneo. Su diagnóstico erróneo podría haber resultado fatal. Afortunadamente, nuestra evaluación corrigió el diagnóstico y lo puso en el régimen de tratamiento correcto. No se incluye el nombre del paciente para proteger la privacidad.

ESTUDIO DE CASO

Paciente de sexo masculino, cuarenta y cinco años, que se presenta con diagnóstico de cáncer de próstata, para el cual se está dando tratamiento. Su queja es la continua progresión del cáncer. Viene a nosotros en muy mal estado general. No puede comer y el movimiento está restringido debido a un tremendo dolor abdominal. Su tratamiento actual de acuerdo con su diagnóstico de cáncer de próstata muestra una respuesta mínima a las terapias.

Al llegar a nuestro hospital, vemos que ha tenido una exploración médica amplia. También notamos que muchos de sus síntomas no son típicos del cáncer de próstata. Decidimos hacer una PET. Los resultados que obtenemos son asombrosos. Según los resultados de la PET, no hay actividad tumoral en la próstata. Sin embargo, tiene un tumor enorme en la parte superior del abdomen. Nuestro radiólogo informa que el tumor primario está en el páncreas. El paciente había sido tratado erróneamente por cáncer de próstata antes de llegar a Oasis of Hope. ¿Cómo se cometió ese error cuando la PET mostró cáncer en el abdomen, no en la próstata o el área pélvica?

Después de determinar que fue mal diagnosticado, hicimos varios marcadores tumorales. No optamos por una biopsia porque su estado de salud general era demasiado precario para soportar procedimientos invasivos. El marcador tumoral del antígeno prostático específico (PSA) confirmó que no había signos de cáncer de próstata. El marcador de cáncer CA-19 resultó positivo, lo que apoyó aún más un diagnóstico de cáncer de páncreas.

Aquí tenemos a un joven cuya vida está en peligro porque ha sido tratado durante seis meses por la enfermedad equivocada. Sorprendentemente, un oncólogo de un importante centro de tratamiento en Los Ángeles, California, lo diagnosticó erróneamente y lo trató de acuerdo con el tipo incorrecto de cáncer. Es incomprensible cómo pudo haber ocurrido un error tan grande. Nuestra mejor suposición es que fue un error de un capturista al escribir. Lo más probable es que el oncólogo haya dicho "páncreas", pero la transcripción registró "próstata". Se nos ocurrió esta explicación porque no podemos aceptar que un médico cometa un error tan grande. El error se había perpetuado durante meses y el paciente había sido enviado a casa para morir. Solicitar una tomografía por emisión de positrones a su llegada a Oasis of Hope le salvó la vida.

El error en el caso anterior podría haberse corregido realizando otra evaluación cuando la condición del paciente empeoró y el cáncer no respondió al tratamiento. En casos como este, comprobamos todos los diagnósticos y realizamos nuestras propias evaluaciones detalladas.

Sin embargo, no significa que debamos repetir ciegamente las baterías de pruebas de los pacientes. En nuestra evaluación, validamos resultados de otros centros. Por ejemplo, si un

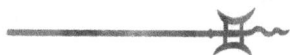

paciente tiene una PET reciente, no lo enviaremos a que se haga otra. La calidad de vida de nuestros pacientes es primordial. No queremos agotar la energía y las finanzas de nuestros pacientes en pruebas innecesarias.

¿SON LOS TUMORES BENIGNOS PELIGROSOS?

Algunas personas piensan que los tumores benignos no son motivo de preocupación. Pero la palabra "benigno" no equivale a no dañino en todos los casos. Todavía hay un tumor que podría ser peligroso. Aunque el riesgo podría ser menor porque no es maligno, un tumor benigno puede presentar problemas, incluso problemas que pongan en peligro la vida. El principal ejemplo de un tumor benigno peligroso es el tumor en el cerebro.

La mayoría de los tumores benignos no ponen en peligro la vida, pero es posible que deban ser extirpados. Por ejemplo, un tumor benigno en el riñón puede afectar la función renal. La extirpación quirúrgica del tumor podría restaurar la función renal normal. Aunque el tumor no sea canceroso y no se disemine, debe extirparse. Si no se trata, impedirá la función del riñón. En el peor de los casos, el tumor benigno podría seguir creciendo, causar insuficiencia renal e incluso provocar la muerte.

Como se mencionó anteriormente en el capítulo, un tumor benigno en el cerebro puede ser extremadamente peligroso. Puede crecer y afectar la función cerebral o inducir un coma. Debido a que los tumores benignos no responden a la quimioterapia, la única opción de tratamiento es la cirugía. La extirpación de un tumor cerebral es un proceso delicado y no todos los tumores cerebrales son operables. Un paciente con un tumor cerebral benigno no tiene cáncer, pero el pronóstico aún puede ser malo.

¿CÁNCER BENIGNO?

El término "cáncer" solo se usa para tumores malignos. Sin embargo, un médico puede referirse al cáncer como benigno o indolente, lo que significa que está creciendo muy lentamente y no pone en peligro la vida. Para estos tipos de tumores, los médicos utilizan el proceso de espera vigilante. Aunque es cáncer, se comporta como si fuera benigno y no necesita intervención. El médico no le dirá que tiene un tumor benigno; puede referirse a él como benigno si es de crecimiento muy lento y es probable que no necesite tratamiento.

Los comportamientos de estilo de vida saludables abaten el cáncer.

EVALUANDO EL ESTILO DE VIDA

Los comportamientos de estilo de vida pueden promover el cáncer o por el contrario también pueden abatir el cáncer. Hacemos hincapié en el estilo de vida porque es el agente más potente que vuelve más lento o revierte el crecimiento del cáncer a largo plazo. Puede ser el factor número uno para mantener una victoria a largo plazo contra el cáncer. Es primordial que enseñemos a los pacientes qué cambios de estilo de vida deben hacer y alentarlos a adoptar los hábitos saludables esenciales para prolongar su vida. Los cambios en el estilo de vida pueden ser la petición más difícil que hagamos a nuestros pacientes. A nadie le gusta cambiar. Evitamos presionar a las personas para que cambien y optamos por la educación continua, la motivación y el *coaching*. No somos acosadores, somos animadores. Trabajamos duro para animar a nuestros pacientes y sus familias a alcanzar el éxito. También tratamos de centrarnos en los factores de estilo de vida más importantes y hacer caso omiso de los menos importantes para no abrumar a nuestros pacientes.

Oasis of Hope promueve cambios saludables en el estilo de vida respecto a la nutrición, el ejercicio, el manejo del estrés, el ambiente en el hogar, y dejar de fumar y beber.

ÁREAS DE ENFOQUE DE OASIS OF HOPE

Alimentos

Enseñamos qué alimentos curan y qué alimentos dañan. Más adelante profundizaremos sobre la alimentación y nuestro programa de nutrición, ya que la nutrición es uno de los factores de estilo de vida más importantes. Hablaremos sobre la importancia del índice glucémico al comer para combatir el cáncer.

Movimiento

El cuerpo fue diseñado para moverse. El movimiento es la única forma en que funcionará el sistema linfático. El movimiento aumenta la circulación, la destoxificación y la oxigenación. Usamos la palabra "movimiento" porque hablar de "ejercicio" son palabras mayores para algunas personas.

Manejo del Estrés

Es probable que el estrés iguale a la nutrición en ser factor de estilo de vida número uno que conduce al cáncer y las enfermedades cardiacas. Ayudamos a nuestros pacientes a evaluar sus niveles de estrés y les enseñamos cómo manejarlo mediante técnicas de relajación y espiritualidad. La terapia de la risa es un manejo eficaz del estrés y una de las intervenciones estimulantes del sistema inmune que promovemos.[6] Con frecuencia ofrecemos sesiones de

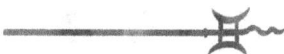

terapia de la risa en Oasis of Hope. Nuestro fundador fue el primero en hacer esta terapia en nuestro hospital.

Ambiente en el hogar

Enseñamos a nuestros pacientes a crear un ambiente en el hogar que disminuya el uso de productos cancerígenos como los agentes químicos de limpieza. Es vital tener un ambiente libre de humo, ya que el humo de segunda mano es mortal.

Sin tabaco

Todos los tipos de consumo de tabaco deben formar parte de su pasado. Dejar de fumar es el cambio de estilo de vida número uno que una persona puede hacer para prevenir el cáncer. También es fundamental no fumar cigarrillo electrónico si está luchando contra el cáncer. Mascar tabaco también es peligroso ya que está relacionado con el cáncer de boca.

Alcohol

Beber cualquier tipo de alcohol es un riesgo de cáncer documentado. El riesgo supera los beneficios de protección al corazón del resveratrol del vino tinto. Lo mejor es abstenerse de alcohol (vino, cerveza y licores).

La evaluación de los hábitos alimenticios, el movimiento físico, los hábitos nocivos para la salud y el entorno del hogar de un paciente es una parte integral de nuestro programa de tratamiento. Una evaluación exhaustiva puede sacar a la luz cuestiones que requieren atención. Recientemente tuvimos un paciente con cáncer de pulmón que nunca había fumado un cigarrillo en su vida. Cuando le preguntamos sobre su trabajo, dijo que había trabajado como barman durante los últimos quince años. La exposición al humo de segunda mano durante ocho horas al día durante quince años dio como resultado cáncer.

Hay muchos factores de estilo de vida que debemos evaluar y recomendar cambios positivos. Si a un paciente le gusta cultivar un huerto, le recomendamos que no utilice productos químicos que causan cáncer, como *Roundup*,[7] y que en su lugar utilice técnicas orgánicas de jardinería sin pesticidas. En algunos casos, como el del barman, puede ser necesario un cambio de ocupación.

Tuvimos otro paciente que se sorprendió por su diagnóstico de cáncer porque nunca antes había tenido problemas de salud. Unos años antes de su diagnóstico, su madre había desarrollado cáncer. Se mudó con ella para ser su cuidador. Fue entonces cuando desarrolló cáncer de pulmón. Su hermana se fue a vivir allí para cuidarlos a los dos. ¿Creería que ella también desarrolló cáncer? Les aconsejamos que electricistas revisaran la casa. Resulta que la casa estaba ubicada debajo de cables eléctricos de alta tensión. También dio positivo por altos niveles de radón, un gas radiactivo emitido por el suelo. Inmediatamente se trasladaron a la casa de nuestro paciente. Según el Instituto Nacional del Cáncer, del dos al cuatro por

ciento de todas las muertes por cáncer de pulmón se podrían prevenir reduciendo la exposición al radón.[8] Según la Agencia de Protección Ambiental de Estados Unidos (EPA, en inglés), uno de cada quince hogares tiene niveles de radón más altos que el nivel recomendado de la EPA. Este es otro poderoso ejemplo de por qué evaluar el estilo de vida de un paciente es fundamental para brindar tratamiento contra el cáncer.

El bienestar del alma y el espíritu es una parte integral para recuperarse del cáncer.

EVALUACIÓN HOLÍSTICA

Mientras que los oncólogos convencionales tienden a hacer de la destrucción de un tumor su enfoque singular, sabemos que el estilo de vida, incluyendo el entorno del paciente, es fundamental para generar resultados duraderos. También incluimos la evaluación de la salud emocional y espiritual del paciente. Los oncólogos pueden considerar el bienestar emocional y espiritual como subjetivo. Pero suscribimos la evidencia en estudios que apuntan a un componente emocional del cáncer.[9] El bienestar en el alma y el espíritu es una parte integral de la recuperación completa de nuestros pacientes.

Nuestro médico, especializado en cuidados paliativos, lidera nuestro equipo de consejería que brinda sesiones grupales e individuales diseñadas para manejar el estrés y trabajar con problemas emocionales no resueltos. Brindamos un lugar seguro y un camino para resolver heridas emocionales del pasado. Nuestras terapias para el cuerpo pueden funcionar sin hacer la parte emocional y espiritual de nuestro tratamiento. Aún así, los pacientes que participan en nuestras actividades de educación y ministerio con seguridad obtendrán una ventaja.

Las personas encuentran una paz profunda cuando deciden buscar triunfos más allá de la extensión de la vida.

Sin duda, el cáncer es un problema grave y no es motivo de risa. Pero debemos combatir la angustia porque el cáncer se alimenta del miedo y la ansiedad. Ampliaremos el tema de los procesos fisiológicos desencadenados por el miedo más adelante en el libro. Ahora, subrayemos la importancia de manejar la ansiedad asociada con el cáncer. La terapia de risa es una forma de invitar a nuestros pacientes a que se tomen unas vacaciones lejos de sus angustiantes pensamientos sobre el cáncer. También los asesoramos en los pasos del duelo de la negación, la ira, la tristeza, la aceptación y la resolución.

Resolver no significa que el paciente haya empezado a luchar contra el cáncer pase lo que pase. La resolución está estrechamente ligada a la rendición. Las personas que se encuentran en la fase de "resolución" en la lucha contra el cáncer encuentran una paz profunda porque buscan victorias más allá de alargar la vida. Resuelven llenar los días con intercambios significativos con Dios y con los demás. Resuelven perdonar a los demás y perdonarse a sí mismos. Deciden llenar sus vidas de amor, alegría, paz, paciencia, amabilidad, bondad, fidelidad, mansedumbre y dominio propio. Permiten que esos frutos se derramen en las vidas de las personas que los rodean.

Es común que los pacientes se encuentren en las etapas de dolor de la negación o la ira cuando llegan por primera vez a Oasis of Hope. Cuando vemos que los pacientes progresan hasta el punto en que pueden decir: "Sí, tengo cáncer. Me está pasando. De todos modos voy a disfrutar de mi vida al máximo", entonces sabemos que el paciente está en posibilidad de tener la mejor oportunidad de recuperación.

La espiritualidad ayuda a una persona a atravesar las fases de aceptación y resolución. Saber dónde pasará la eternidad ayuda a una persona a aceptar cada día en la tierra como un regalo de Dios para ser disfrutado y apreciado sin perder el día con temor por el futuro. Estar libre del miedo a la vida trae alegría a la vida que tiene, sin importar cuánto dure. La fortaleza espiritual refuerza la salud emocional. Una buena salud emocional favorece la curación del cuerpo.

La evaluación es vital para cada aspecto en el diseño de tratamiento para apoyar la salud total: cuerpo, mente y espíritu.
—Dr. Ernesto Contreras

EQUIPO MULTIDISCIPLINARIO

Creemos que los profesionales de la salud natural deben ser parte del equipo médico de todos. Pero también sabemos la importancia de tener un oncólogo en el equipo. En Oasis of Hope, cada paciente se beneficia de la atención de un equipo multidisciplinario compuesto por un oncólogo clínico, un oncólogo quirúrgico, un patólogo, un hematólogo-oncólogo, un internista, un médico familiar, un médico especializado en consejería oncológica, un nutriólogo y un psicólogo. Nuestro pastor también brinda apoyo espiritual. Nuestro equipo multidisciplinario analiza el caso de cada paciente desde diferentes perspectivas, haciendo que la evaluación sea integral y multidimensional. Cada semana, el equipo se reúne y revisa cada caso. Los miembros del equipo intervienen, por lo que el paciente se beneficia de la experiencia y el conocimiento de

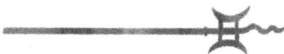

múltiples especialistas. La aportación del equipo facilita abatir el cáncer con múltiples estrategias. A cada paciente se le asigna un médico tratante responsable de la gestión diaria y la supervisión del tratamiento. La educación del paciente es otra responsabilidad del médico tratante.

CONCLUSIÓN

El Dr. Ernesto Contreras estableció la importancia de una evaluación exhaustiva de la salud física, espiritual, emocional y ambiental del paciente. Comprendió que una evaluación adecuada, o la falta de una, podría marcar la diferencia entre un tratamiento eficaz y un resultado deficiente. Su entrenamiento militar le había enseñado a no ir nunca a la batalla sin una evaluación completa del enemigo y un análisis detallado del campo de batalla. Su formación médica reafirmó esa convicción.

Antes de que el Dr. Contreras se convirtiera en oncólogo, se especializó en patología y pasó muchos años evaluando muestras de tejido. Dominó la habilidad de la evaluación. Cuando pasó a la oncología, nunca desestimó la necesidad y el poder de la evaluación. Una evaluación exhaustiva permite identificar las variables y los datos e información esenciales necesarios para desarrollar un plan eficaz de ataque. Un equipo multidisciplinario es clave para lograr una evaluación integral.

HISTORIAS DE ESPERANZA
Susan Vernon • Cáncer de mama Etapa III • 2016

Lo que pensé que iba a ser mi mamografía anual habitual, se convirtió en un diagnóstico de cáncer de mama en etapa tres. Me encontré en un lugar de confusión y desesperación. Después de una segunda opinión, me sentí abrumada. La idea de la quimioterapia y la radiación convencionales era aterradora. No tenía sentido para mí destruir todo lo bueno de mi cuerpo para matar lo malo. Oré por otro camino. Me dieron el nombre de Dr. Contreras. Después de leer sobre el hospital, sentí que era el lugar para recibir tratamiento. Fui a mi primera visita al Hospital Oasis of Hope en enero de 2016. ¡Cambió mi vida! Tratan el cáncer desde todos los ángulos: médico, físico, mental y espiritual. Tienen años de experiencia y éxito en el tratamiento del cáncer de una manera amable y gentil con el paciente. Uno aprende mucho sobre las últimas investigaciones y tratamientos diseñados no solo para destruir el cáncer, sino también para restaurar la salud. La nutrición es uno de los enfoques principales y le enseñan a comer para mantener un sistema inmune fuerte. Durante las comidas, le ofrecen platillos increíbles y puede conectarse con los otros pacientes. Este es un proceso de curación y muchas amistades se forman a partir de esos encuentros. Mis necesidades espirituales también fueron satisfechas con tanta diligencia como mis necesidades físicas y médicas. Esto fue muy importante para mí.

El 27 de abril de 2016 fui a mi tercera visita para recibir tratamiento. Durante mi consulta con el Dr. Contreras, ¡me dijo que estaba en remisión total! Hoy estoy bien, sigo sin cáncer y vivo una vida normal. Sigo con un estilo de vida saludable y continúo con mi protocolo diario. Estoy muy contenta de haber elegido Oasis of Hope como el lugar para mi tratamiento.

— Susan Vernon
Cleveland, TN
Estados Unidos

OASIS OF HOPE
HOSPITAL
Stories of Hope

作戰

CAPÍTULO 4

PLAN DE ATAQUE

En la guerra, que tu gran objetivo sea la victoria.

—Sun Tzu
El arte de la guerra
Liberando guerras

Tuve la oportunidad de presentar nuestra metodología de tratamiento y los resultados en una conferencia sobre cáncer en Canadá hace algunos años. Expliqué con certeza cómo combinamos de manera eficaz las terapias alternativas - tales como las infusiones de vitamina C en dosis altas y el ozono- con la quimioterapia metronómica de dosis baja. Durante el periodo de preguntas y respuestas, un oncólogo indignado me cuestionó. Levantó la voz en el micrófono y preguntó: "Entonces, ¿qué tipo de medicina practicas si estás usando tratamientos alternativos y convencionales para el cáncer?". Mi respuesta fue simple y al grano: "Practico la buena medicina".

Al oncólogo no le impresionó la respuesta corta, así que expliqué más. Le dije a él y a la audiencia de médicos que muchos profesionales de la salud sienten pasión por sus tratamientos. En cambio, a nosotros nos apasiona la calidad de vida de nuestros pacientes. Tanto los médicos alternativos como los convencionales pueden ser dogmáticos sobre un enfoque específico para el tratamiento del cáncer. Los médicos alternativos quieren eliminar las enfermedades y se sienten perdidos cuando la sustancia natural no es suficiente. Los médicos convencionales quieren quimioterapia o irradiar cáncer, pero se dan por vencidos cuando el cáncer regresa.

Oasis of Hope no promueve un tipo de tratamiento, promovemos el bienestar de nuestros pacientes.

En Oasis of Hope, no practicamos la medicina alternativa o convencional: practicamos la buena medicina. Definimos buena medicina como el tratamiento más eficaz menos agresivo. Se basa en evidencias y produce excelentes beneficios terapéuticos con efectos secundarios mínimos. No promovemos tipos

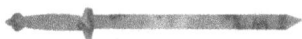

específicos de terapias; promovemos el bienestar de nuestros pacientes.

Para nosotros, no es **cuál** tratamiento ofrecemos la variable más crítica. Es **por qué** ofrecemos un tratamiento específico y **cómo** planeamos utilizar el tratamiento. En general, la quimioterapia ofrece un beneficio mínimo. Pero las dosis mínimas de quimioterapia (dosis bajas) ofrecen los máximos beneficios. El jugo verde no curará el cáncer, pero estimulará el sistema inmune. Un sistema inmune que funcione de manera óptima repelerá y erradicará los patógenos y las moléculas extrañas.[1] También combatirá el cáncer mejor que una quimioterapia agresiva que lo haya demolido.

LA BUENA MEDICINA DEBE PLANEARSE

Para proporcionar una buena medicina a nuestros pacientes, desarrollamos un plan de tratamiento individual diseñado para abatir el cáncer y promover la salud física, emocional y espiritual. Nuestro plan de ataque es completo. No nos limitamos a leer libros de texto médicos y recetar todo lo que nos dicen las compañías farmacéuticas. No permitimos que las compañías de seguros tomen decisiones de tratamiento basadas en lo que aprueban o rechazan para reembolsar los gastos. No. Evaluamos a nuestros pacientes. Analizamos los últimos estudios clínicos publicados. Aprovechamos la sabiduría que nuestro equipo médico ha acumulado durante los últimos cincuenta y siete años en el tratamiento de decenas de miles de pacientes. Luego, generamos un plan de ataque para usarlo como un arma crucial en la lucha del paciente contra el cáncer. Formular el plan es el siguiente paso después de una evaluación completa de los factores del estilo de vida, el bienestar emocional y el avance de la enfermedad del paciente. Nuestro plan de ataque incorpora el cuidado del cuerpo, la mente y el espíritu del paciente.

El plan de tratamiento también considera qué tan agresivo es el cáncer y su perfil genético. Tomamos en cuenta todas las variables mencionadas anteriormente. Después de estas consideraciones, dirigimos el plan para situar a nuestros pacientes en la mejor posición para tener éxito en la batalla contra el cáncer. Como se puede aprender en *El arte de la guerra* de Sun Tzu, todos tenemos fortalezas y limitaciones. La clave es desarrollar un plan de ataque que maximice las fortalezas y compense las limitaciones. También es ventajoso para nosotros diseñar un plan que nuestros pacientes ejecuten felizmente.

Los planes de ataque de Oasis of Hope incluyen el cuidado del cuerpo, la mente y el espíritu de los pacientes.

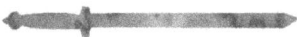

RESPETANDO LOS DESEOS DEL PACIENTE

Al planear el tratamiento, respetamos los deseos de nuestros pacientes. Si un paciente está abierto a terapias alternativas, podemos incorporarlas al plan de tratamiento. Si un paciente está abierto a las terapias convencionales, podríamos recomendar quimioterapia de dosis baja. Si un paciente se opone rotundamente al uso de terapias convencionales, buscamos alternativas. Enseñamos a nuestros pacientes los pros y contras de descartar las terapias convencionales y optar por las alternativas únicamente. Analicemos el caso de una paciente. **No hay que darle vueltas al asunto.**

Burga Ratti, de Alemania, llegó a Oasis of Hope hace treinta y tres años. Tenía profundas convicciones sobre qué tratamientos adoptar y qué opciones de terapia eran absolutamente inaceptables. El testimonio de Burga es asombroso, inspirador y convincente. A Burga le diagnosticaron cáncer de mama y al mismo tiempo descubrió que estaba embarazada de su segundo hijo. Aunque era de Alemania, ella y su familia vivían en Colorado en ese momento.

Su oncólogo le recomendó encarecidamente que se sometiera a un aborto terapéutico, ya que los entornos hormonal e inmunológico del embarazo favorecen el crecimiento celular y ayudan a que el cáncer prolifere. Burga oró al Espíritu Santo y se decidió ciento por ciento en contra del aborto. Ella buscó un médico alternativo que resultó ser el Dr. Ernesto Contreras. Él accedió a tratarla después de que naciera su bebé. Nueve meses después, dio a luz a un niño sano que ahora tiene treinta y tantos años. Luego comenzó el tratamiento en Oasis of Hope.

La medicina alternativa y los cambios de estilo de vida que hizo mantuvieron el cáncer bajo control durante más de tres décadas. La experiencia de Burga ayuda a explicar cómo diseñamos un plan de ataque que respeta los deseos, necesidades y creencias del paciente. Gracias al plan, nació su bebé y Burga agregó treinta y tres años a su vida antes de ir al cielo en julio de 2020. Su hermoso testimonio y sonrisa quedarán grabados para siempre en nuestros corazones y en nuestra serie documental *Healthy Long Life*. Fue una gran defensora de la salud. Es justo que ella aparezca en la serie documental con sus héroes como el Dr. Caldwell Esselstyn, Jr., el Dr. T. Colin Campbell, el Dr. Michael Greger y el Dr. Dean Ornish.

Para Burga, era esencial que su hijo naciera sano primero y luego agregar tantos años a su vida como fuera posible. Durante la extensión de su vida por tres décadas, se convirtió en asesora

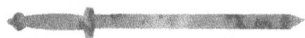

de salud y ayudó a muchas personas a vivir con salud. Fue en parte porque el Dr. Ernesto Contreras estuvo dispuesto a trabajar según los deseos de Burga.

La mayoría de los hospitales y oncólogos no permiten ninguna discusión, es la actitud de "mi palabra es la ley". Las políticas hospitalarias y los protocolos médicos no son flexibles ni negociables. Muchos pacientes nos han contado cómo sus oncólogos casi los han obligado a someterse a sus tratamientos. Algunos pacientes han sido expulsados del hospital porque no aceptan totalmente las recomendaciones de un médico. La actitud de todo o nada de los médicos probablemente se base en el temor a ser demandados por negligencia. No forzamos a los pacientes a seguir nuestros tratamientos porque no resultarán efectivos si los pacientes no los quieren. Creemos que es vital ganar la guerra contra el cáncer en la mente y el corazón del paciente, no solo en el cuerpo.

Es vital ganar la guerra contra el cáncer en la mente y el corazón del paciente, no solo en el cuerpo.

PRINCIPIOS Y RESULTADOS DESEADOS

Existen muchos destructores de cáncer eficaces a nuestra disposición y podríamos utilizarlos. Sin embargo, somos selectivos en función de nuestros principios de tratamiento y el resultado deseado por el paciente. Una vez más, considerando el caso de Burga, su prioridad era no dañar al bebé que aún no nacía. Se descartó la quimioterapia durante su embarazo. Su resultado deseado era tener un bebé sano y luego hacer todo lo posible por sobrevivir al cáncer. Optó por un tratamiento alternativo contra el cáncer una vez que nació el bebé. Sus decisiones, con el apoyo de Oasis of Hope, la ayudaron a controlar el cáncer y disfrutar de una vida productiva.

Seguimos nuestros principios rectores y no ofrecemos terapias que dañen a nuestros pacientes o que no tomaríamos nosotros mismos si tuviéramos la misma enfermedad. Tenemos cuidado de diseñar protocolos de terapia que ayuden a los pacientes a sobrevivir y prosperar. Nuestro enfoque es muy diferente al de la oncología estándar, donde muchos protocolos de quimioterapia llevan al paciente al borde de la muerte. El tratamiento se administra en ciclos para dar tiempo al paciente para que se recupere de la toxicidad agresiva. Algunos protocolos incluso prescriben un tiempo de cuarentena porque el sistema inmune del paciente está dañado y el paciente no

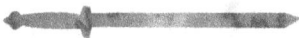

podría sobrevivir ni siquiera al resfriado común después del tratamiento del cáncer. No es de extrañar que la gente busque alternativas en Oasis of Hope.

El éxito es cuando un paciente vive más de lo esperado y disfruta una alta calidad de vida.

Antes de iniciar cualquier tratamiento o de realizar modificaciones, siempre sopesamos el beneficio potencial de una opción de tratamiento en comparación con el costo para la calidad de vida del paciente. Nuestra definición de éxito no es cuando un tumor se destruye y el paciente sobrevive. El éxito es cuando un paciente vive más tiempo con una alta calidad de vida. Teníamos una familiar que estaba siendo tratada por un oncólogo en el sur de California. Él la sometió a una quimioterapia tan brutal que ella dijo que prefería morir antes que continuar con el régimen. Ese es un ejemplo de un tratamiento que nunca recomendaríamos.

Los tratamientos agresivos que no tienen en cuenta la calidad de vida del paciente logran el resultado deseado: erradicar el cáncer.

Nuestros resultados deseados abarcan mucho más e incluyen:

- Agregar tantos meses y años a la vida de un paciente como sea posible.
- Mejorar la calidad de vida del paciente.
- Estimular el sistema inmune del paciente.
- Reducir y controlar el cáncer y revertirlo cuando sea posible.
- Proteger de una recurrencia.
- Ayudar al paciente a encontrar la paz y sanar emocionalmente.
- Ayudar al paciente a aumentar su bienestar espiritual.
- Enseñar al paciente los aspectos del estilo de vida óptimo para que pueda compartirlo con sus familiares y puedan mejorar sus vidas.

Teniendo en cuenta nuestros principios y los resultados deseados, diseñamos un plan de ataque específico basado en el comportamiento del cáncer. Cuando el cáncer no es tan agresivo, el plan de tratamiento puede utilizar terapias naturales no agresivas. Adoptamos un enfoque bastante simple y eficaz para el tratamiento del cáncer. En casos complicados, nuestro plan de tratamiento será más complejo e integral. En todos los casos, en lugar de trabajar contra el cáncer y arrinconarlo, trabajamos en favor del paciente para ayudarlo a abatir el cáncer. Nuestro enfoque de tratamiento es como el jiu jitsu y el aikido. En esos estilos de artes marciales, el luchador usa la fuerza, el impulso y el peso corporal de su oponente contra ellos. Cuando el oponente lanza un puñetazo, el defensor aprovecha el impulso del golpe y el peso corporal detrás de él para hacer que el oponente caiga. En aikido, un luchador no golpea al oponente para derribarlo. El luchador evade un golpe

entrante, atrapa la mano del oponente y lo tira al suelo en la dirección en la que ya se dirigía. La resistencia se anula al apartarse del camino. Se añade la fuerza en la misma dirección en la que va el golpe. Como el impulso del golpe no encuentra resistencia, el oponente es fácilmente arrastrado al suelo. El plan de ataque de Oasis of Hope es como el aikido. Invitamos a las células cancerosas a suicidarse con su propia fuerza.

Hay muchas cosas que debemos considerar en el plan de ataque para tener éxito. Algunos tratamientos no atacan directamente al cáncer. En cambio, socavamos y debilitamos los baluartes del cáncer. Eliminamos los cimientos del cáncer para hacerlo caer. Nuestro objetivo de tratamiento es derribar el cáncer sin que el paciente se derrumbe con él. Nuestro enfoque para combatir el cáncer incluye estrategias que han dado como resultado índices de supervivencia insuperables. En algunos casos, iremos en toda regla contra el tumor y lo operaremos quirúrgicamente para extirparlo. En los casos en que se utilice un ataque directo, un plan eficaz debe incluir terapias que golpeen desde otros ángulos.

Cuando se lucha contra el cáncer, es necesario ganar numerosas batallas para ganar la guerra.

Un excelente plan de ataque militar no se centra solo en la batalla. También señala los preparativos para ganar la guerra. Al luchar contra el cáncer, habrá muchas batallas para ganar la guerra. Una evaluación minuciosa y un plan de ataque son necesarios.

En el plan de ataque, tenemos estrategias a corto plazo que dirigen la batalla actual contra la enfermedad. Implementamos tácticas a mediano y largo plazo para disminuir la probabilidad de recurrencia. Luchamos para evitar que el cáncer regrese con más violencia.

La quimioterapia estándar se centra en los ataques presentes y en destruir el tumor. En Oasis of Hope, nos enfocamos en el largo plazo. Hacemos un seguimiento de nuestros pacientes durante al menos cinco años después de sus tratamientos iniciales. Para los pacientes es formidable saber que estamos comprometidos con ellos a largo plazo.

UN ENFOQUE MULTIFACÉTICO

Un plan de ataque sólido evalúa y aprovecha las fortalezas, debilidades, oportunidades y amenazas (FODA) del caso de un paciente. Después de examinar el análisis FODA del caso de un paciente, creamos un plan de ataque,

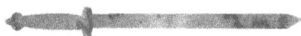

que incluye terapias que abordan los diferentes aspectos del cáncer. El principio de ataques indirectos de Sun Tzu nos ha demostrado que un tratamiento directo total contra el cáncer no mejorará el pronóstico ni la calidad de vida del paciente. Sun Tzu enseñó a nunca arrinconar al enemigo porque cuando está arrinconado, el enemigo no ve escapatoria. Si un enemigo se siente atrapado, se volverá extremadamente peligroso. Luchará a pleno pulmón sin preocuparse por la autoconservación porque sabe que se encuentra en una misión suicida. El enemigo comenzará a llevarse tantas vidas como sea posible. Es similar cuando el enfoque del tratamiento del cáncer es un ataque total de conmoción y asombro. Puede parecer que el cáncer esté perdiendo, pero se volverá resistente a la quimioterapia y volverá a ser aún más difícil de vencer en el futuro. Ampliaremos el tema de lidiar con la resistencia en el capítulo doce.

Desarrollamos el enfoque multifacético para atacar el cáncer desde muchos ángulos diferentes. El ataque directo ataca al cáncer en su punto más fuerte. El ataque multifacético, basado en la evaluación FODA, socava los puntos débiles del cáncer para hacer que colapse sobre sí mismo.

HDIVC y Amigdalina funcionan como quimioterapias naturales no tóxicas.

Nuestro enfoque multifacético considera factores diferentes y emplea una combinación de terapias. En general, nuestra estrategia incluirá un ataque directo al cáncer en un momento estratégico. A diferencia de los tratamientos convencionales, en nuestro ataque directo utilizamos terapias naturales que no destruyen el sistema inmune del paciente. Nuestros tratamientos restauran el sistema inmune del paciente. Nuestro ataque directo incluye vitamina C intravenosa en altas dosis (HDIVC, del inglés) y amigdalina (vitamina B17). Son dos de los mejores agentes antitumorales naturales, según la literatura científica. Incluso el Instituto Nacional del Cáncer ha publicado estudios que confirman que HDIVC[2] y la amigdalina (laetrile)[3] mejoran la calidad de vida de los pacientes y disminuyen los efectos secundarios adversos asociados con el cáncer. Pueden abatir el cáncer de manera similar a como lo hace la quimioterapia sin provocar efectos secundarios desfavorables. Nos gusta pensar en ellas como quimioterapias naturales no dañinas debido a sus acciones terapéuticas.

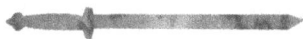

Dependiendo del crecimiento y la agresividad del cáncer, podemos utilizar otros agentes antitumorales. Utilizamos agentes antitumorales que explotan los rasgos metabólicos del cáncer. Aprovechamos la vulnerabilidad de los tumores al estrés oxidativo. Disponemos de varios tratamientos que aumentan el estrés de oxidación en las células malignas. Una vez más, entra en juego la vitamina C en altas dosis porque ataca directamente al tumor con el agente oxidante peróxido. También aumenta la respuesta de una célula cancerosa a otras terapias. En otras palabras, es una terapia tanto directa como adyuvante. Reduce la capacidad de las células cancerosas de oponer resistencia a otras terapias o para reaparecer después de otros tratamientos.

Oasis of Hope administra agentes naturales que estimulan el sistema inmune para combatir el cáncer.

También utilizamos terapias para reducir la resistencia del cáncer a tratamientos futuros porque una de las fortalezas del cáncer es su capacidad de mutación para volverse resistente a la quimioterapia. Acondicionamos previamente a los pacientes con ozono para aumentar los niveles de oxígeno de los tumores y facilitar la conversión de la vitamina C en peróxido. El ozono potencia la vitamina C y crea un ambiente hostil al tumor.

También administramos agentes de refuerzo inmunológico naturales para combatir el cáncer. La inmunoterapia es una parte importante de nuestro plan de ataque. Aproximadamente entre el sesenta y el setenta por ciento de nuestra terapia se centra en la estimulación del sistema inmune. En una analogía de la guerra, fortalecemos al ejército local. Construimos el ejército en el interior -las células inmunitarias que combaten el cáncer- y lo volvemos a poner en combate incluso cuando la quimioterapia lo haya demolido previamente. Todas estas estrategias tienen como objetivo abatir el cáncer.

CORTANDO LAS LINEAS DE SUMINISTRO

Otro aspecto de nuestro tratamiento con una analogía de guerra sería que cortamos las líneas de suministro. En la Segunda Guerra Mundial, las unidades de combate de la Fuerza Aérea volaban para bombardear puentes y ferrocarriles para que el enemigo no pudiera obtener los recursos necesarios para sobrevivir y avanzar en el esfuerzo de guerra. Contamos con varios elementos que pueden obstaculizar y bloquear los canales que alimentan el tumor. Utilizamos terapias naturales tanto como productos farmacéuticos que inhiben la formación de nuevos vasos sanguíneos. Los tumores deben formar

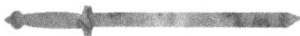

numerosos vasos sanguíneos para obtener los suministros que necesitan para multiplicarse, crecer y diseminarse. La angiogénesis es el proceso de formación de nuevos vasos sanguíneos.[4] La amigdalina y otras terapias naturales inhiben la angiogénesis.

El factor de crecimiento endotelial vascular (VEGF) es la principal proteína necesaria para la generación de nuevos vasos sanguíneos. El uso de inhibidores naturales de angiogénesis dirigidos al VEGF es una parte esencial del plan de ataque que desarrollamos para nuestros pacientes. Usamos nutrientes para inhibir el VEGF. Un beneficio de la suplementación con aceite de pescado es el antagonismo del efecto proangiogénico de VEGF. El aceite de pescado puede reducir la expresión endotelial del receptor Flt-1 para VEGF.[5,6] También usamos glicina porque su acción anti-angiogénica puede promover un efecto antioxidante que regula a la baja la señalización de VEGF en las células endoteliales. [7,8,,9]

Un verdadero pilar en Oasis of Hope es la EGCG (epigalocatequina galato) del té verde. La EGCG ejerce un efecto anti-angiogénico. Muchos estudios encuentran que suprime la expresión y señalización de VEGF. [10,11,12,13,14,15]

Actualmente estamos investigando el uso de ficocianobilina para inhibir el complejo NADPH oxidasa. El

NADP aumenta la actividad de VEGF en las células endoteliales. La ficocianobilina podría ejercer un efecto antioxidante.[16,17] Otra razón por la que utilizamos la quimioterapia metronómica es que también puede producir efectos antiangiogénicos.[18]

PARA EL CORAZÓN Y LA MENTE DE NUESTROS PACIENTES

Como hemos mencionado, nuestros tratamientos van más allá de la administración de medicamentos y terapias naturales, tabletas, alimentos o infusiones. De lunes a viernes, impartimos clases sobre tratamientos y hábitos de estilo de vida que pueden ayudar a vencer el cáncer y proteger de la recurrencia. Enseñamos qué estimula al sistema inmune y qué puede deprimirlo. Como parte de nuestra serie educativa, preparamos a los pacientes en nutrición. Damos clases prácticas de cocina porque la nutrición con alimentos integrales provenientes de plantas es el fundamento de nuestro tratamiento.

No solo infundimos medicamentos, infundimos una información poderosa que es clave para la curación.

Para la curación emocional, facilitamos sesiones de terapia grupal semanalmente. También se ofrece consejería individual.

Los devocionales diarios, que incluyen alabanza y música de adoración, oración y tiempo para compartir son parte del cuidado espiritual.

No solo infundimos medicamentos; también infundimos información porque es muy poderosa. Si enseñamos a los pacientes sobre el cáncer y los tratamientos de Oasis of Hope, podemos convertirlos de pacientes en defensores de sí mismos en la curación. Ser defensor de uno mismo en la curación es una posición mucho más fuerte que ser un paciente que recibe tratamiento pasivamente. Un defensor de sí mismo participa activamente en las decisiones de tratamiento y el cuidado personal.

Empoderamos a las personas para el autocuidado.

CONCLUSIÓN

Como hemos explicado, nuestro plan de ataque incluye tácticas e intervenciones a corto, mediano y largo plazo. En el corto plazo, eliminamos problemas agudos que plantean amenazas inminentes. Si se necesita cirugía, radiación o quimioterapia de dosis baja, las proponemos al paciente.

Explicamos cómo permitirían ganar tiempo mientras empiezan a hacer efecto las terapias naturales. Nuestro plan de ataque a mediano plazo es educar y empoderar a nuestros pacientes para que se conviertan en defensores de la autocuración. Pueden participar en su recuperación en lugar de simplemente recibir atención de los médicos de manera pasiva. Además, mientras reciben tratamiento en el hospital, comenzamos la estrategia de largo plazo que gira en torno a la medicina del estilo de vida. Como se mencionó anteriormente, en el corazón del estilo de vida se halla la cocina. Nuestros increíbles entrenadores de salud y el equipo de cocina enseñan cómo preparar alimentos de una manera que la hace divertida, deliciosa y fácil. Tiene que ver nuestra increíble barra de enseñanza y centro de nutrición. Invitamos a todos nuestros pacientes a descargar nuestra aplicación móvil gratuita, *Healthy Long Life*, que está llena de recetas y videos de demostración. Incluso ofrecemos un poco de entrenamiento en el jardín para inspirar a nuestros pacientes a cultivar alimentos en casa. Por eso, para el largo plazo, capacitamos a todos para que se cuiden a sí mismos y alentamos a los pacientes a compartir lo que aprenden con sus familias. La educación es importante porque un paciente necesita comprender lo que va a hacer cuando regrese a casa. Es parte de los cimientos de nuestra terapia integral en el hogar. Si un

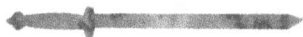

paciente está informado y comprende por qué los elementos del tratamiento son esenciales, mejor será el apego al tratamiento. Nos encanta empoderar a nuestros pacientes a través de la educación. Cuanto más cumpla un paciente con el tratamiento, mejor será el resultado.

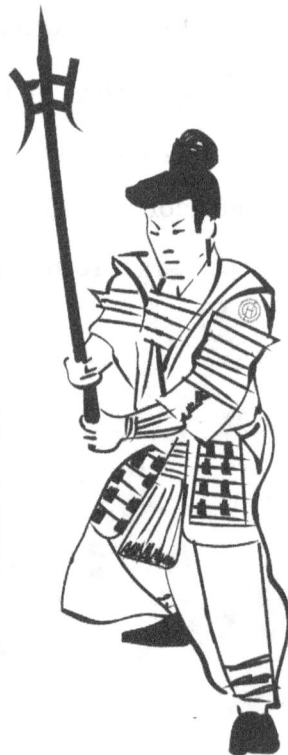

EL **ARTE**

Y L A **CIENCIA**

艺术

D E **ABATIR**

科学

削弱

CANCER

癌

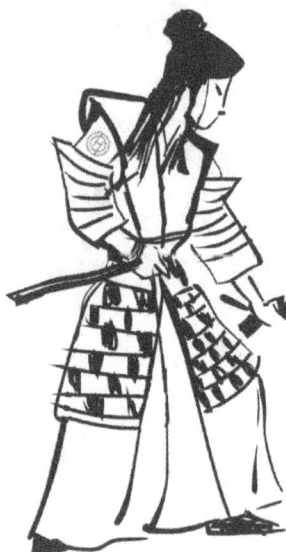

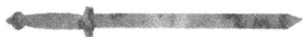

HISTORIA DE ESPERANZA

Steve Johnson • Linfoma de Hodgkin • 2017

"Había estado enfermo durante varios años. Parecía que nadie podía diagnosticar mi problema. De hecho, fui a uno de los hospitales más prestigiosos del país. No lo advirtieron.

Entonces lo encontré, un bulto en mi costado. ¿Qué es eso? Los resultados de la biopsia indicaron que se trataba de un linfoma de Hodgkin. ¿Cómo podría ser eso? Había tratado de comer saludablemente y estar sano.

Le dije a la doctora que me hizo el diagnóstico que me iría a México. Ella dijo: 'Lo sé, avíseme si puedo hacer algo para ayudar'. (Es una doctora excepcional).

¿México? Permítame explicar. Hay un hospital en Tijuana llamado 'Oasis of Hope'. Supe de sus tratamientos y resultados porque fui capellán misionero desde el año 2000 al 2006. Soy el hombre que sabía demasiado sobre el tratamiento del cáncer. Así, tomé el próximo avión a San Diego.

Los tratamientos prescritos por los médicos de Oasis of Hope no fueron extremadamente invasivos. El Dr. Contreras recomendó la quimioterapia porque el linfoma de Hodgkin responde bien a la terapia convencional apoyada por las terapias alternativas y el cáncer se encontraba en una etapa avanzada. Dijo que esta terapia combinada tenía una tasa de curación del noventa por ciento. La quimioterapia no fue exactamente la parte más agradable de mi tratamiento. Pero a la larga, valió la pena.

Me diagnosticaron en abril y, en agosto, estaba casi libre de cáncer. Todavía quedaban algunos puntos con los cuales lidiar, pero estuve en remisión total después de un año. Llevo casi tres años en remisión total. Sin lugar a dudas, Oasis of Hope es el único lugar al que puedes acudir si tienes cáncer".

—Steve Johnson
Weyerhaeuser, Wisconsin
Estados Unidos

謀攻

CAPÍTULO 5

ESTRATEGIA SINÉRGICA

La excelencia suprema consiste en acabar con la resistencia del enemigo sin luchar.

—Sun Tzu
El arte de la guerra
Ataque por estratagema

El 30 de octubre de 1974, sesenta mil espectadores se reunieron en Kinshasa, Zaire, para presenciar el ***Rumble in the Jungle*** enfrentando al campeón defensor de los pesos pesados George Foreman y al gran Muhammad Ali. En ese momento de su carrera, Ali había sufrido algunas pérdidas y reveses. En 1967, se negó a ser reclutado por el Ejército por ser objetor de conciencia. Una consecuencia de su decisión fue que le quitaron el título de peso pesado. En 1970, la Suprema Corte de Nueva York restableció su licencia de boxeo y estuvo listo para pelear de nuevo. Después de una rápida victoria contra Jerry Quarry, fue derrotado por

Smokin' Joe Frazier en 1971 y Ken Norton en 1973. En enero de 1974, comenzó su ascenso a la cima nuevamente al derrotar a Joe Frazier por decisión en doce asaltos. Finalmente se ganó una oportunidad por el título y se propuso demostrar, una vez más, que era el mejor luchador de todos los tiempos.

Estaba listo para enfrentarse a Foreman. La pelea comenzó a las 4:30 AM en Zaire, por lo que la pelea televisada se pudo ver a una hora favorable en los Estados Unidos. El boxeador que flotaba como una mariposa esperaba picar como una abeja para recuperar el título deportivo más codiciado: el campeón mundial de peso pesado. El timbre sonó. En cuestión de segundos, Foreman comenzó a dar atronadores golpes semejantes a los del Mjolnir, el martillo de guerra de Thor, que habían derribado a muchos luchadores hábiles en combates anteriores.

Algo parecía extraño en Ali esa mañana. ¿Le habían cortado las alas de mariposa? En lugar de flotar alrededor de su oponente y asestarle golpes punzantes, Ali no estaba luchando. Foreman soltó una ráfaga de golpes asalto tras asalto. Ali levantó los brazos para protegerse y se recostó hacia atrás en las cuerdas para evitar toda la fuerza de la furia de Foreman. La victoria para Foreman parecía segura porque nadie sabía que Ali estaba revelando una estrategia revolucionaria. Esa mañana, antes de que saliera el sol, nació la estrategia *"Rope-a-Dope"*. Durante los primeros siete rounds, Ali no gastó energía lanzando golpes o bailando. Él era el tonto (*dope*, en inglés) apoyándose contra las cuerdas (*ropes*). En el quinto round, Foreman estaba visiblemente exhausto. En el octavo round, aparentemente de la nada, Ali desató una ráfaga de izquierdazos y derechazos que castigaban a su oponente. La combinación de golpes explotó fuera de sus reservas de energía. Ali golpeó la cara de Foreman, y la cara de Foreman golpeó el tapete.[1] La lección es que cuando usted enfrenta una fuerza poderosa, un ataque directo puede agotar toda su energía y recursos. Una estrategia de rope-a-dope le permite conservar los recursos necesarios para el momento adecuado de atacar.

Las estrategias de Oasis of Hope desencadenan una combinación de terapias diseñadas para inhibir el cáncer.

Así como Ali necesitaba una estrategia para avanzar contra su oponente más joven y más fuerte, se necesita una estrategia integral para eliminar el cáncer. En este capítulo explicaremos con mayor amplitud nuestras estrategias sinérgicas que desencadenan terapias de combinación y pueden sacar el

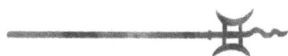

cáncer a patadas. La estrategia es fortalecer al paciente a través de terapias naturales y cambios en el estilo de vida que pueden retrasar y revertir la progresión del cáncer y, además, inhibir la recurrencia del cáncer. También compartiremos las deficiencias de la quimioterapia y la radiación cuando se trata de mantener la calidad de vida del paciente y prevenir la recurrencia. Observará que las deficiencias se refieren más a cómo se usa una terapia que a lo que se usa.

De la misma manera que Ali no trató de acabar con Foreman en el primer round, nuestro método no intenta acabar con el cáncer con la primera ronda de quimioterapia. En cambio, empleamos terapias para fortalecer el sistema inmune y la salud en general de nuestros pacientes mientras el cáncer se debilita constantemente.

DIVIDE Y VENCERÁS

Continuando con la estratagema de guerra y cómo abordar los problemas, empleamos varios de los principios del *Arte de la guerra* de Sun Tzu en la lucha contra el cáncer. Sun Tzu dijo: "Ganará quien sepa cuándo luchar y cuándo no luchar".[2] Incorporamos descansos de las terapias que atacan al cáncer para proteger la energía y el sistema inmune de los pacientes. En estos descansos, trabajamos para restaurar la salud, el bienestar emocional y el sistema inmune del paciente para que podamos dividir y vencer al cáncer. Sun Tzu dijo que cuando se lidia con un ejército grande y poderoso, se recomienda dividir al ejército en dos y participar en dos batallas más pequeñas en lugar de enfrentarse a todo el ejército unido. Seguimos esa lógica y empleamos nuestra estrategia que divide la lucha contra el cáncer en varias direcciones utilizando múltiples intervenciones y terapias.

¿QUÉ ES LO QUE REALMENTE FUNCIONA?

La principal razón por la que se ha criticado y rechazado el tratamiento alternativo del cáncer es que no se ajusta al modelo de investigación estándar requerido para la aprobación de la FDA. El objetivo principal del nuevo proceso de revisión de medicamentos de la FDA es determinar y demostrar que los posibles beneficios para la salud de un medicamento superan los riesgos y los efectos secundarios adversos asociados con él.[3] La debilidad de los criterios de la FDA para la aprobación de medicamentos es que se trata de un enfoque reduccionista. Los investigadores deben aislar el agente activo que combate el cáncer y demostrar su eficacia. En los ensayos clínicos, los investigadores deben demostrar qué agente terapéutico

funciona y cómo funciona. Se debe identificar el modo de acción, junto con la dosis requerida que sea segura y efectiva.

Los tratamientos alternativos de cáncer son holísticos versus reduccionistas. Aquí en inglés estamos usando la palabra *"wholistic"* (referente al todo), variante ortográfica de *"holistic"* para enfatizar que nuestros protocolos de tratamiento funcionan en conjunto y crean sinergia. Los profesionales alternativos del cáncer que utilizan terapias de combinación están muy abiertos a las críticas porque no existe un elemento terapéutico aislado que sea el agente antitumoral. Imagine que un evaluador visitó Oasis of Hope y esta conversación tuvo lugar:

Evaluador: **A)** ¿La **A**migdalina funciona contra el cáncer?

Oasis of Hope: Sí.

Evaluador: **B)** El suplemento de vitamina **B** funciona contra el cáncer?

Oasis of Hope: Sí.

Evaluador: **C)** ¿O las infusiones de vitamina **C** en altas dosis funcionan contra el cáncer?

Oasis of Hope: Sí.

Evaluador: ¿Cuál de esos es el que funciona?

Oasis of Hope: **D)** Todos los anteriores. A—la amigdalina funciona, B—el suplemento de vitamina B funciona, y C— las altas dosis de vitamina C funcionan.

Algunos oncólogos convencionales no aprecian nuestra estrategia sinérgica. Quieren que demostremos cuál medicamento específico es el efectivo. Cuando respondemos que no es un solo medicamento, sino **la combinación de nuestras terapias** lo que funciona, rechazan nuestro trabajo pensando que no es científico. En realidad, todos los tratamientos que empleamos están basados en evidencias. Numerosos estudios clínicos en las principales revistas médicas revisadas por pares, en Estados Unidos y en el extranjero, demuestran las cualidades anticancerígenas de las terapias que prescribimos. A lo largo de este libro, proporcionamos las referencias bibliográficas de esos estudios para su posterior revisión. Cada una de nuestras terapias produce beneficios documentados cuando se usa sola. Pero los medicamentos independientes rara vez son suficientes para una victoria a largo plazo contra el cáncer. Una estrategia de terapia combinada es mucho más efectiva. Históricamente, los investigadores y entidades reguladoras no han adoptado las terapias combinadas porque buscan un solo agente terapéutico activo. Están en la búsqueda de la mítica bala mágica.

En 2012, enviamos un artículo en el que explicamos el ensayo clínico que realizamos con pacientes diagnosticados con distintos cánceres en etapa IV. Nuestro enfoque multifacético

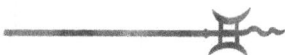

ayudó a muchos de nuestros pacientes a obtener excelentes resultados. Enviamos el artículo a algunas revistas médicas revisadas por pares. Nos sorprendió gratamente el interés que dos de las principales revistas expresaron en nuestro estudio. Los revisores quedaron impresionados por el diseño, la administración y los resultados de nuestro estudio. Para una revista revisada por pares se requieren el tamaño de la muestra, la estructura, el método, las referencias bibliográficas, los resultados, el análisis, la conclusión y las recomendaciones para estudios adicionales. Nuestro estudio cumplió con todos los rigurosos criterios de publicación. Estábamos encantados con la perspectiva de la publicación. Solo había una pregunta que hicieron los revisores de ambas revistas: "En su protocolo, administró siete terapias diferentes. ¿Cuál fue la que produjo los resultados logrados?" Respondimos que fue la combinación la que funcionó. Nuestro estudio no apuntó a una terapia en solitario que estuviera produciendo resultados increíbles. En realidad, para un paciente, una de las siete terapias quizá pudo haber funcionado. Para otros, las diferentes terapias en la combinación pueden haber sido más efectivas. Es imposible determinar el tratamiento que funciona mejor para todos. Sabemos que múltiples tratamientos administrados en combinación dan mejores resultados que cuando los tratamientos se prueban de manera independiente. *"Bueno, doctor, si ese es el caso, no podemos publicar el reporte"*.

ESTANDÁRES DOBLES

Existen estándares dobles respecto a la forma en que las revistas médicas aplican sus reglas al tratamiento alternativo de cáncer. La mayoría de los protocolos utilizados en el cáncer en estos días consisten en quimioterapias combinadas como FOLFOX. La información que proporciona el Instituto Nacional del Cáncer sobre FOLFOX, una combinación de quimioterapias aprobadas por la FDA para tratar el cáncer colorrectal, comienza con la siguiente declaración:

"La quimioterapia a menudo se administra como una combinación de medicamentos. Por lo general, **las combinaciones funcionan mejor que los medicamentos individuales** porque diferentes medicamentos destruyen las células cancerosas de diferentes maneras ".[4]

Espere, ¿qué? Léalo de nuevo, por favor. Puse la oración clave en negritas para que le sea más fácil identificar el punto que quiero discutir.

Si las revistas médicas hubieran aplicado los mismos criterios a nuestra terapia combinada que a las quimioterapias combinadas, nuestro artículo se habría publicado. Tomémonos la libertad de escribir una declaración respecto a que el

Instituto Nacional del Cáncer debería publicar sobre las terapias Oasis of Hope. Cambiaremos solo algunas palabras de la declaración del NCI sobre FOLFOX:

"El Tratamiento Alternativo de Oasis of Hope para Cáncer a menudo se administra como una combinación de terapias naturales, nutrición con alimentos integrales provenientes de plantas y medicamentos. **Por lo general, las combinaciones funcionan mejor que los medicamentos individuales** porque diferentes medicamentos destruyen las células cancerosas de diferentes maneras".

La tendencia en la quimioterapia es utilizar combinaciones. Incluso el nombre FOLFOX es una combinación de quimioterapias:

FOL = Leucovorina de calcio

F = Fluorouracilo (5FU)

OX = Oxaliplatino

FOLFOX se compone de dos quimioterapias -5FU y el oxaliplatino agresivo- y ácido fólico. La leucovorina de calcio es un suplemento de ácido fólico que protege contra el pérdida de ácido fólico y la anemia que pueden causar las dos quimioterapias. La FDA aprueba terapias combinadas como FOLFOX, cuando cada medicamento se aprueba antes de usarse en combinación. Ese argumento también podría aplicarse a muchos tratamientos alternativos de cáncer.

Hoy en día, la mayoría de los tratamientos oncológicos convencionales involucran múltiples medicamentos. Los oncólogos no saben qué medicamento específico es el que funciona o, en muchos casos, no funciona. Por alguna razón, las revistas revisadas por pares publican los resultados de las quimioterapias combinadas, pero tradicionalmente han rechazado las terapias naturales combinadas. Qué hipocresía.

Los protocolos de Oasis of Hope *ProVital* y *ProVital+* debilitan el cáncer, atacan y destruyen las células cancerosas y restauran el sistema inmune.

ENFOQUE MULTIFACÉTICO

Nuestros cincuenta y siete años de experiencia son la base de nuestros protocolos para el avance estratégico contra el cáncer. Nuestra estrategia es un enfoque multifacético para frenar, controlar o vencer el cáncer. Consideramos el cáncer como una enfermedad crónica que debe controlarse. La Terapia Alternativa de Oasis of Hope para Cáncer comprende varios tratamientos porque cada tratamiento tiene objetivos terapéuticos individuales. Algunos de nuestros tratamientos debilitan el cáncer, algunos se dirigen a las células cancerosas y las destruyen y otros restauran el sistema inmune del paciente. Nuestro tratamiento también incluye apoyo emocional y

espiritual. Nuestra estrategia es bastante compleja, pero si observa el panorama completo, tiene sentido práctico y científico. Un avance estratégico y holístico con terapias combinadas para atacar el cáncer es la razón por la cual muchos de nuestros pacientes disfrutan de mejores resultados que los obtenidos en centros de oncología convencionales.

Las terapias de Oasis of Hope se ocupan de la quimiorresistencia y combaten la recurrencia del cáncer.

LOS CICLOS DE QUIMIOTERAPIA PUEDEN SER CICLOS VICIOSOS

Es imperativo abordar los problemas de la recurrencia y la resistencia a la quimioterapia. Es bastante común que la quimioterapia tenga una buena respuesta inicial. Un paciente puede pensar que está fuera de peligro, pero en las visitas de seguimiento, su médico revela los resultados de las pruebas que indican que el cáncer ha regresado. Se administran ciclos adicionales de quimioterapia con la esperanza de que funcione como lo hizo la primera vez. A menudo, el tumor no responde tan bien porque ha desarrollado una resistencia a la quimioterapia utilizada inicialmente. El siguiente paso es utilizar quimioterapias de segunda línea más agresivas que pueden conducir a otra remisión parcial. Es un círculo vicioso de destrucción del cáncer, recurrencia y luego usar quimioterapias más agresivas. El ciclo se detiene cuando el paciente ya no puede tolerar más tratamiento. Por lo general, el cáncer del paciente evoluciona a la etapa IV cuando se agotan las opciones de quimioterapia.

Una forma fría de ver la estrategia oncológica convencional es que se administran quimioterapias cada vez más potentes y agresivas hasta que el cáncer se destruye o el paciente no puede tolerar el tratamiento y se interna en un lugar para pacientes terminales. El tratamiento convencional es extremadamente tóxico y los pacientes deberán detenerse en algún momento.

En la lucha contra el cáncer, usted nunca puede bajar la guardia.

NO BAJE LA GUARDIA

El problema de suspender el tratamiento es que la tasa de recurrencia del cáncer en etapa avanzada es muy alta. Detener el tratamiento es como bajar la guardia, lo que provoca que el cáncer regrese con mayor fuerza. Como se mencionó anteriormente, el cáncer a menudo regresa resistente al tratamiento. También hay un fenómeno emocional asociado a

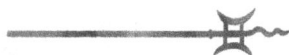

los pacientes. El cáncer inspira miedo, y cuando entra en remisión, el alivio emocional puede hacer que una persona baje la guardia. Es entendible. Cuando un oncólogo le dice al paciente que el tratamiento fue exitoso y que no hay signos de cáncer activo, el paciente da un gran suspiro de alivio. Pocos pacientes entienden que una recurrencia puede estar esperando a la vuelta de la esquina. En la lucha contra el cáncer uno nunca debe darse el lujo de bajar la guardia. Incluso cuando Ali estaba contra las cuerdas, nunca bajó la guardia porque sentía respeto ante el poder de los golpes de Foreman y su potencial para derribarlo.

Los oncólogos comprenden el potencial de que el cáncer regrese y derribe al paciente. Pero prescriben tratamientos adicionales que pueden hacer que el sistema inmune del paciente se deprima más rápido. Incluso en un momento de remisión parcial, los oncólogos son conscientes de que los resultados no serán duraderos y suelen recomendar más quimioterapia o radiación como medida preventiva. El paciente puede estar confundido y decir a su médico: "No hay enfermedad, ¿por qué quiere someterme a una terapia tan agresiva?"

La respuesta es que la terapia convencional solo tiene una estrategia: un ataque directo agresivo contra el cáncer.

Entonces, incluso cuando un paciente pudiera mejorar sin dosis dañinas adicionales de quimioterapia o radiación, la amenaza de recurrencia es tan significativa que los oncólogos recomendarán un tratamiento adicional. Cuando el paciente comprende la realidad del círculo vicioso de la quimioterapia, puede vivir con miedo incluso cuando se logra una remisión parcial.

EL PROBLEMA DE LA ESTRATEGIA ONCOLÓGICA CONVENCIONAL

La quimioterapia, la radiación y la cirugía debilitan el sistema inmune. Este problema de la oncología convencional es peligroso porque el sistema inmune de un paciente debe funcionar de manera óptima para lograr resultados duraderos. Usar quimioterapias cada vez más agresivas o radiación cuando hay una recurrencia del cáncer es como una persona que vive en un vecindario de alta criminalidad donde alguien arroja una piedra a través de una de las ventanas de su casa. Para prevenir otro crimen, hace que la policía venga y rompa agresivamente el resto de sus ventanas para que los criminales no lo hagan. No ha impedido nada. Ha dañado aún más su casa y la ha dejado abierta de par en par para que los delincuentes entren directamente. Así es como funciona el tratamiento con

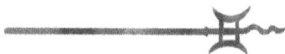

quimioterapia o radiación. No es lógico porque lo único que puede prevenir la recurrencia es un sistema inmune en pleno funcionamiento. Usar radiación o quimioterapia para prevenir la reaparición del cáncer es contraproducente porque destruyen el sistema inmune.

Los protocolos de Oasis of Hope reconstruyen y fortalecen el sistema inmune de los pacientes.

En el ejemplo anterior del vecindario de alta criminalidad, la casa es el cuerpo y las ventanas representan el sistema inmune. Las ventanas están colocadas para mantener a los delincuentes afuera o para expulsarlos de la casa. Los delincuentes son patógenos o células mutadas que quieren invadir la casa, reproducirse y eventualmente llenar la casa. La policía representa las terapias oncológicas convencionales. Los patógenos pueden romper una ventana, pero la respuesta lógica no es que la policía rompa todas las ventanas. La destrucción de más ventanas expondrá aún más la casa a invasores adicionales. En cambio, el propietario debe llamar a un equipo de construcción para que reconstruya la ventana y fortifique las otras ventanas para que no se rompan. La terapia convencional carece de una estrategia similar a un equipo de construcción que reconstruya y fortalezca el cuerpo y su sistema inmune.

CÓMO LOGRAR RESULTADOS DURAREROS

Somos hombres de fe. Creemos que toda curación viene a través de y por el *Gran Médico*. Pero nos preocupa cuando vemos que un miembro de la iglesia se somete a quimioterapia, entra en remisión y luego se levanta ante la congregación para testificar sobre la curación milagrosa que recibió. Sentimos como si todavía pudiera pasar algo malo.

Lamentablemente, si un paciente solo recibe terapia convencional, la probabilidad de que el cáncer reaparezca es alta porque es debilitante. Destruye el sistema inmune del paciente y no tiene ningún plan para evitar una recurrencia. La recurrencia del cáncer es como un ejército que gana una batalla, pero no la guerra. Toma un territorio por un corto tiempo mientras el enemigo se vuelve a organizar y recupera la tierra. Incluso cuando el cáncer se derrumba, siempre es posible una recurrencia. Cuando una persona recibe un milagro, las medidas preventivas siguen siendo necesarias. Reiteremos que no negamos que Jesús sana. Nuestra creencia fundamental es que toda la curación proviene de Jesucristo. Pero aquí hay dos preguntas clave: **¿Cómo mantiene su milagro?** Podría

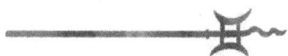

reformular la pregunta de la siguiente manera: **¿Cómo se pueden lograr resultados duraderos?** Abordar estas preguntas es crucial porque las tasas de recurrencia de varios tipos de cáncer son bastante altas.

Nuestra creencia fundamental es que toda la curación proviene de Jesucristo.

La tasa de recurrencia para cada tipo de cáncer varía. Por ejemplo, las estadísticas indican que el cuarenta por ciento de las mujeres que han tenido cáncer de mama experimentarán una recurrencia durante su vida.[5] El cáncer de páncreas tiene una tasa de recurrencia del setenta y cuatro por ciento.[6] Para el cáncer de pulmón, la tasa de recurrencia es setenta y cinco por ciento.[7] La lucha contra la recurrencia del cáncer es una táctica estratégica imperativa que empleamos. Ahí es donde brilla la estrategia Oasis of Hope y, a menudo, puede mejorar la calidad de vida de un paciente y ayudarlo a vivir mucho más allá de su pronóstico original.

Cuando un paciente experimenta excelentes resultados y el pronóstico se ve bien a largo plazo, cambiamos de táctica. No prescribimos terapias agresivas para continuar el ataque directo al cáncer. En cambio, le pedimos al paciente que trabaje con nosotros para consolidar los resultados y prevenir una recurrencia fortaleciendo el sistema inmune. Promover las defensas naturales es esencial porque la mayoría de nuestros pacientes acuden a nosotros con cánceres en etapa avanzada y han experimentado múltiples recurrencias. La mayoría ha soportado quimioterapia o radiación pero los resultados favorables no duraron mucho.

Los protocolos de Oasis of Hope a menudo mejoran la calidad de vida y ayudan a las personas a vivir mucho más allá del pronóstico original.

UNA MENTALIDAD DE SALUD A LARGO PLAZO

Nuestro avance estratégico va más allá de la batalla inicial. Tenemos un plan para construir defensas porque sabemos que el enemigo se volverá a organizar e intentará atacar de nuevo. Es un hecho, y por eso lo abordamos. La oncología convencional utiliza estrategias a corto plazo centradas en destruir la amenaza inicial que representa el cáncer. Oasis of Hope utiliza una estrategia a largo plazo. Las terapias convencionales a veces curan los cánceres en etapa I o en etapa II. Pero las tasas de éxito de las terapias convencionales no son buenas para el

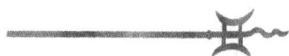

cáncer metastásico en etapa avanzada. Los tratamientos oncológicos tradicionales son tan tóxicos que no pueden administrarse indefinidamente. Diseñamos terapias con elementos naturales que se pueden utilizar durante mucho tiempo, años si es necesario.

Su mentalidad es tan poderosa como nuestra medicina.

LA MAYORDOMÍA DEL MILAGRO

Consideramos que todos los resultados positivos de nuestros protocolos de tratamiento son milagros, o un regalo si lo desea. Los milagros deben mantenerse de manera responsable. Alentamos a nuestros pacientes a ser buenos administradores de sus milagros. No es válido pensar *Bueno, lo logré, lo hice* y luego volver a los viejos malos hábitos del estilo de vida que desencadenó el cáncer en primer lugar. Esa es una receta segura para una recurrencia. Ayudamos a las personas a desarrollar una mentalidad de aceptación de los cambios en el estilo de vida que pueden fortalecer el sistema inmune y mantener la curación lograda. Tendrá que hacer sacrificios y algunos cambios si desea resultados a largo plazo.

Piense en las personas que se someten a una cirugía de bypass gástrico. Este tipo de cirugía es increíblemente eficaz y, a menudo, hace que los pacientes bajen cien libras o más. Pero, si un paciente no adopta nuevos hábitos alimenticios saludables, durante un periodo de tres a cuatro años, recuperará gran parte del peso y con el tiempo recuperará todo el peso. Bajar de peso con cirugía sin realizar un cambio de estilo de vida solo producirá un éxito a corto plazo.

Mucha gente quiere vencer al cáncer sin cambiar su estilo de vida. Pero cada meta en la vida requiere preparación, sacrificio y cambio. Los objetivos de salud no son la excepción. La salud es un regalo que generalmente no apreciamos hasta que la perdemos. Si derriba el cáncer, debe realizar cambios en el estilo de vida para que el cáncer no vuelva a aparecer.

UN ESPRINT Y UN MARATÓN

No entendemos por qué los oncólogos convencionales desprecian las terapias alternativas, naturales e integrales, sin siquiera leer la evidencia científica que las respalda. Igualmente asombrosos son los profesionales de la salud natural que repudian cualquier uso de la medicación convencional debido a los posibles efectos secundarios adversos. Cuando se habla de cirugía, radiación y quimioterapia, a menudo usan terminología

muy agresiva como meter cuchillo, quemar y envenenar. En Oasis of Hope no caemos estrictamente en el campo de la medicina convencional o de la medicina alternativa. Caemos en el campo del paciente. Para mantener el cáncer fuera de balance, modulamos entre tratamientos alternativos y terapias convencionales.

Oasis of Hope practica la medicina centrada en el paciente y basada en información.

La marca de medicina Oasis of Hope busca alargar la vida y mejorar la calidad de vida de los pacientes. Practicamos una medicina basada en datos y centrada en el paciente. El tratamiento integrativo de Oasis of Hope para cáncer brinda a los pacientes todas las ventajas contra el cáncer, bien sea mediante un elemento farmacéutico o natural.

Para lograr el éxito a largo plazo, tratamos de satisfacer las necesidades individuales de cada paciente. No usamos términos como meter cuchillo, quemar y envenenar. Empleamos terapias que producen los mejores beneficios sin afectar la calidad de vida de nuestros pacientes innecesariamente.

El tratamiento de cáncer es tanto un esprint como un

maratón. El aspecto de velocidad del cáncer es que a veces una afección aguda, con un colon bloqueado, requerirá una intervención convencional para ganar tiempo a fin de que el paciente responda a las terapias naturales. El aspecto maratónico del tratamiento de cáncer es que los cambios en el estilo de vida son necesarios para el resto de la vida de una persona.

Para clarificar, utilizamos terapias convencionales a fin de resolver una situación que pone en peligro la vida y ganar tiempo mientras las terapias naturales surten efecto. ¿Recuerda lo que le decimos a las personas que critican nuestro uso de tratamientos convencionales? Les decimos que practicamos *la buena medicina*, no la medicina convencional o alternativa. En nuestra experiencia, una estrategia que integra tratamientos tanto convencionales como alternativos produce los mejores resultados.

Regresando un poco, la quimioterapia sola es útil en muy pocos tipos de cáncer, como la leucemia y los linfomas infantiles. En los cánceres operables en etapa temprana, la cirugía a menudo puede ser curativa. Para los cánceres en etapa IV, debemos ir más allá de la quimioterapia, la radiación y la cirugía. Necesitamos emplear tratamientos alternativos que

puedan mantener el cáncer fuera de balance y ser usados a largo plazo.

¿CUÁNTO TIEMPO DURA EL TRATAMIENTO?

Algunas personas esperan que una visita a Oasis of Hope elimine el cáncer. Recuerde, el tratamiento de cáncer es también un maratón, no solo un esprint. El número y la frecuencia de las visitas a nuestro hospital dependen de la evolución de la condición del paciente. Recomendamos a los pacientes con una reducción de la actividad tumoral del veinte al treinta por ciento que regresen a nosotros para recibir refuerzos cada tres meses. Podemos extender el tiempo entre tratamientos en nuestro hospital por seis meses o más para los pacientes con excelentes respuestas al tratamiento, lo que resulta en una reducción de la actividad tumoral entre un setenta y un ochenta por ciento. El número de visitas a nuestro hospital depende de variables tales como la agresividad del tumor, la cantidad y tipos de terapias necesarias y el pronóstico del paciente.

CONCLUSIÓN

Concluyamos este capítulo con la historia de una paciente en la que nuestros golpes uno, dos y tres han sido efectivos. Recibimos a una paciente hace cinco años que vino con un diagnóstico de cáncer de tiroides muy agresivo. Su respuesta inicial al tratamiento convencional fue favorable. Se sometió a una cirugía para extirpar el tumor. Luego recibió radioterapia y quimioterapia, con lo que obtuvo una remisión parcial durante unos meses. Como sucede en tantos casos, el tumor volvió y la terapia convencional dejó de ser una opción. El plan de tratamiento estándar estaba fallando.

UNA MARAVILLOSA HISTORIA DE ÉXITO

Nuestra paciente era joven, soltera y no tenía hijos. Pero tuvo la visión de vencer al cáncer y formar una familia. Con esta motivación, decidió acudir a nosotros en busca de una alternativa a la quimioterapia, la radiación y la cirugía. Ella comenzó nuestro protocolo de tratamiento, aprovechando la estrategia de uno-dos-tres golpes. Su tratamiento comenzó con tres semanas de terapia oxidativa en el hospital. Luego, siguió nuestra terapia antioxidante en casa durante tres meses. El tumor de su garganta disminuyó en más del cincuenta por ciento. Continuamos tratándola y desequilibrando el cáncer. Después de un año, una tomografía por emisión de positrones (PET) confirmó que estaba totalmente libre de enfermedad. Ahora viene al hospital cada nueve meses para una reevaluación. Ella ha sido responsable de su curación y ha

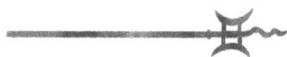

realizado los cambios de estilo de vida necesarios para el éxito a largo plazo. No solo ha vencido al cáncer, sino que también ha realizado su sueño. ¡Ahora está casada y es la orgullosa madre de una hermosa niña!

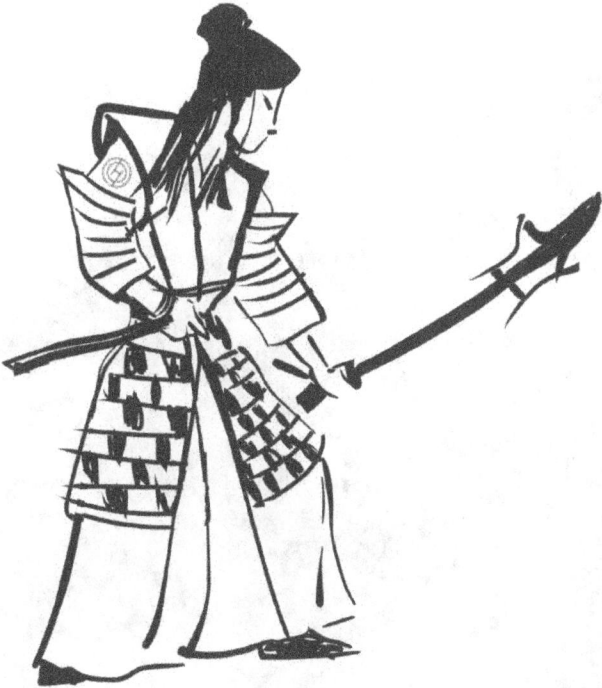

Michelle Frisch • Cáncer de mama HR+- • 2016

"Junio de 2016 fue la primera vez que sospeché que algo andaba mal. Primero sentí un bulto en el pecho y luego en la garganta. Aunque pensé que nunca podría sucederme a mí, en algún lugar profundo de mí ya sabía que el resultado de la prueba sería positivo. Amaba a Jesús. ¡Por el amor de Dios! Estaba viviendo en el extranjero haciendo trabajo misionero. Sin embargo, aquí estaba yo, sentada en el consultorio del médico, llena de conmoción y miedo. Me diagnosticaron cáncer de mama HR+ en etapa dos. La buena noticia fue que este era el tipo más común. La mala noticia, fue que es agresivo. Si trataba de hacer algo excepto quimioterapia, era un suicidio.

Yo acababa de cumplir 40 años, mi hija mayor estaba a punto de comenzar su último año de preparatoria, mis hijos iban al décimo y quinto grado, y mi niña iba al cuarto grado. ¡Esto no podía ser real! El miedo fue abrumador. Siempre había sido una persona de fe. Me aferré a Jesús en la oscuridad. Mi esposo me apoyaba mucho, pero ¿qué podía hacer? Me sentí sola con este diagnóstico. Sabía que lo único que podía marcar una diferencia real -mi única oportunidad de vivir- era Jesús. ¿Realmente pensé que podría curarme? ¿Pensé que valía la pena curarme? Luché con este concepto y no pude dormir durante incontables noches. Tenía tanto miedo de tener que estar con alguien todo el tiempo, así que seguí a mi esposo a la iglesia.

Una noche estaba lidiando con esto, me hinqué y le rogué a Dios que me sanara. Lo alabé por hacer nuestros cuerpos con tanta complejidad y, en sentido figurado, le devolví mi cuerpo. No estuve libre de preocupaciones a partir de ese momento, pero vi los recordatorios de Dios para mí por dondequiera que mirara. La canción *Diamonds* salió en la radio en esa época, y me fascinó y la canté de todo corazón. Empecé a ver diamantes por todas partes. Los vi en letreros y mis amigos me los enviaban por correo. Fue como si Jesús me estuviera diciendo 'estoy CONTIGO en esto... ¡aquí hay un recordatorio!'

En los primeros meses, mi médico quiso hacer muchas pruebas. No tenía ningún conocimiento previo de nada relacionado con el cáncer, ya que fui la primera de mi familia en ser diagnosticada. Leí todo lo que pude conseguir, y uno de los libros que saqué de la biblioteca fue el libro del Dr. Contreras *Beating Cancer: 20 Natural, Spiritual, & Medical Remedies.* Todas las pruebas tomaron tiempo, lo que me vino muy bien, ya que estaba en mi propia misión de aprender cómo ponerme en la mejor posición para sanar.

Comencé a hacer jugo de zanahorias y básicamente vivía de ellas y ensaladas sin aderezo. Estaba comiendo brócoli crudo antes de mi desayuno con jugo de zanahoria y todo tipo de cosas locas extremas. Bebía 36 onzas de jugo de zanahoria al día. Comía vegetales verdes en polvo a mediodía y una ensalada enorme para la cena. Cada día. Sin trampas. Pasé de comer en McDonalds a este régimen de la noche a la mañana. Sé que piensas que TIENES que comer carne, pero cuando pensé en estar viva para mis hijos, tuve que hacer todo lo posible para llegar a esa meta. ¡Ni siquiera un filete me iba a impedir eso! Bajé alrededor de 35 libras y la gente me miraba y me hablaba como si me estuviera muriendo porque estaba muy delgada. Sin embargo, me sentía genial, como si volviera a ser una niña y pudiera trepar a un árbol con gran facilidad.

Hice esto durante 4 meses hasta que volvieron los resultados de las pruebas. Mi tumor se hizo un poco más grande. Me di cuenta de que podría estar hinchado por el ataque, o que simplemente se había diagnosticado erróneamente la primera vez. ¡No podía creer que, después de todo lo que había hecho, no fuera sustancialmente más pequeño! ¡Estaba horrorizada! Tenía miedo de que no fuera suficiente y ¿qué más podía hacer? Decidimos hacer lo impensable y cruzar la frontera mexicana para buscar ayuda. Todo lo que leí sobre Oasis of Hope era exactamente lo que quería, y a mi esposo no partidario de la medicina alternativa le encantó que recibiera quimioterapia allí si la necesitaba. La gente pensaba que estábamos locos. Ninguno de nuestros conocidos había hecho esto nunca. Simplemente seguir las órdenes del médico parecía ser el pensamiento predominante. Pero tenía que hacer lo que creía que me mantendría con mi familia. Desde el momento en que subimos al transporte de Oasis of Hope me sentí en paz. Nos llevaron a la frontera y llegamos a lo que parecía un hotel con una habitación privada. Por primera vez desde que escuché esa temible palabra, sentí que tenía todo un equipo de personas que estaban realmente interesadas en MÍ. No me trataron como a otro paciente en una larga lista de pacientes. Sabía que todos los pacientes tenían una historia como la mía. Las comidas fueron como una terapia de mesa redonda mientras compartíamos nuestras historias. Los amigos que he hecho son mis amigos de por vida, y sí, he tenido que despedirme de algunos de ellos, pero hay tantos que todavía siguen aquí viviendo su vida que solo puedo decir: '¡Gloria a Dios y gracias Dios por Oasis of Hope!'

Algunas de las cosas que se destacan como increíbles en Oasis of Hope es que la comida que preparan y sirven es de PRIMERA categoría. Si vienes de la SAD (Juego de palabra en inglés: SAD significa triste y a la vez son las siglas de Dieta Estadounidense Estándar), será impactante. ¡Pero saber que TODO lo que ves es seguro para comer representa un alivio increíble! Además, puedes recibir tu tratamiento intravenoso en una sala comunitaria como una opción. A menudo recibía el mío mientras escuchaba al pastor dirigir música de adoración en vivo. Es una manera fantástica de recibir atención para el cuerpo, la mente y el espíritu simultáneamente. También ofrecen clases de cocina para que uno pueda preparar algunos de sus increíbles platillos en casa. Las clases de respiración y caminata también fueron muy divertidas. Pude relajarme, obtener respuestas sólidas a todas mis preguntas y recibir tratamientos especializados realmente increíbles mientras me supervisaban. Sé que Dios me trajo a Oasis of Hope, y no son suficientes las palabras buenas que digo al respecto. Si estás en la raya, ¿qué tienes que perder realmente? Ah, por cierto, en abril de 2017, ¡tuve mi primer reporte de TOMOGRAFÍA LIMPIA!!

—Michelle Frisch
Fall River, Massachusetts
Estados Unidos

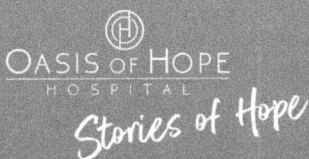

OASIS OF HOPE
HOSPITAL
Stories of Hope

軍形

CAPÍTULO 6

DEFENSA

Los buenos luchadores de antaño se ubicaban a sí mismos más allá de la posibilidad de la derrota, y luego esperaban la oportunidad de derrotar al enemigo.

—Sun Tzu
El arte de la guerra
Disposición

Leonardo • Raphael • Miguel Ángel • Donatello

¿Sabe quiénes son esos personajes? Si cree que son los artistas más destacados e influyentes de la época del Renacimiento, no estaría equivocado. Pero, estamos hablando de los homónimos más famosos, los que han salvado al mundo de mutantes, extraterrestres y del supervillano Shredder. Sí, lo ha adivinado.

T M N T
Tortugas Ninja Adolescentes Mutantes

Estos adorables exoesqueletos jóvenes pueden ser los mejores superhéroes ya que tienen integrada su armadura al cuerpo. Por el contrario, Ironman y Batman dependen de trajes especializados de alta tecnología para protegerlos de sus enemigos. Las TMNT nacieron en 1983 por obra del equipo creativo de Peter Laird y Kevin Eastman. Sus caparazones han resistido la prueba del tiempo para ingresar a una categoría legendaria de personalidades famosas de quienes disfrutan sus fanáticos originales y ahora comparten su amor por esos personajes con sus hijos.[1]

Al igual que las tortugas reales, las TMNT han sido salvadas por sus caparazones durante décadas. La clave para la supervivencia de una tortuga real no es una gran ofensiva; es una gran defensa. El caparazón protege a las tortugas de los depredadores en el mar que pueden atacar desde arriba o desde abajo. La nutrición es fundamental para desarrollar la protección de una tortuga. A las tortugas les encanta masticar crustáceos, una rica fuente del calcio necesario para construir y mantener un caparazón duro y saludable.[2]

La nutrición es esencial para desarrollar la mejor defensa contra el cáncer—tu sistema inmune.

¿Por qué hablar tanto sobre las tortugas? Bueno, usted tiene algo en común con ellas. La nutrición es esencial para desarrollar su mejor defensa contra el cáncer: su sistema inmune. Un estudio publicado en 2018 sobre micronutrientes y función inmunológica declaró: "La primera línea de defensa es la inmunidad innata".[3] El artículo describe la necesidad de micronutrientes específicos necesarios para reforzar el sistema inmune. El artículo especifica: "Varios micronutrientes son esenciales para la inmunocompetencia, en particular las vitaminas A, C, D, E, B2, B6 y B12, el ácido fólico, el hierro, el selenio y el zinc".[3]

En Oasis of Hope, aceptamos y maximizamos el potencial de lucha contra el cáncer derivado de un programa de nutrición de diseño. Incorporamos alimentos ricos en nutrientes anticancerígenos que pueden apagar los oncogenes, alimentos que tienen un índice glucémico bajo para evitar alimentar a las células cancerosas mediante la conversión rápida de alimentos en glucosa en el torrente sanguíneo, y las comidas son ricas en fibra y bajas en proteína y grasa animal. La construcción de una buena defensa comienza con obtener la información correcta. Lo primero que me viene a la mente acerca de estar informado es el proverbio común, "la práctica hace al maestro", porque eso no es absolutamente cierto. Si uno practica mal, nunca llegará a

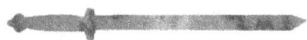

la perfección. Así que es la práctica perfecta la que hace al maestro. En lo que respecta a la información, la información precisa será muy beneficiosa para usted y la desinformación puede ser devastadora. Es fundamental discernir entre información precisa y falsa.

Louis Pasteur dijo: "La suerte favorece solo a la mente preparada". La declaración de Pasteur es relevante si su plan de logros es dejar las cosas al azar. Su astuta observación le enseña que debe prepararse si el azar va a favorecerlo. Considere esto. Hay muchas oportunidades en la vida, y pasarán de largo si no está preparado para aprovecharlas. La preparación comienza con la identificación de oportunidades y recursos disponibles. Infórmese para que las oportunidades no se le escapen. Nuestra principal motivación para escribir este libro es brindarle información precisa y prepararlo para las oportunidades de curación. La información basada en evidencias es primordial en su lucha contra el cáncer.

Más adelante, profundizaremos en los principales elementos de este capítulo, que son la nutrición y el cáncer. Pero permítanos ahora tocar algunos otros temas importantes.

¿CÓMO HABLAR DE CÁNCER?

No es fácil dar la noticia a familiares y amigos sobre un diagnóstico de cáncer. Compartir tales noticias, en cierto sentido, lo hace real. Estar en negación ya no es una opción. Vemos esto con muchos pacientes. Es un desafío transmitir la situación manteniendo una actitud positiva. Los miembros de la familia pueden adoptar una actitud de negación a medida que se establece la respuesta de miedo. Si usted es el que tiene cáncer, puede ser un embajador y enseñarle a su familia todo lo que aprenda sobre la prevención y el tratamiento eficaces del cáncer. Le animamos a que aproveche esta gran oportunidad. Al enseñarle a su familia, puede ayudarlos a reducir el riesgo para ellos de desarrollar cáncer.

Un beneficio para su familia puede surgir de las crisis de salud de usted. Puede influir en la salud y la epigenética de su familia porque un cambio en la nutrición y el estilo de vida puede provocar un cambio en los genes heredados. Los cambios en la dieta y el ejercicio son los dos factores que tienen el mayor potencial para ayudar a sus seres queridos a prevenir el cáncer.

La mayoría de las personas se resisten a un mensaje de cambio de estilo de vida. Pero, cuando un miembro de la familia contrae cáncer, la gente presta atención. Esta mega llamada de atención debería ser un momento para captarla en beneficio de

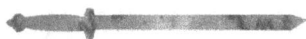

su familia. Usted es una inspiración para sus seres queridos. Puede asesorarlos sobre cómo adoptar cambios en el estilo de vida para reducir el riesgo de desarrollar cáncer.

UN MUNDO SIN CÁNCER

Un mundo sin cáncer comienza con medidas preventivas. Aprendí un concepto fascinante, en un viaje reciente al Departamento de Envejecimiento del Instituto Max Planck; hablando con uno de sus investigadores que compartió la correlación que habían encontrado entre el Factor de Crecimiento similar a la Insulina (IGF-1) y el envejecimiento.[5] Es pertinente para la prevención y el tratamiento del cáncer porque una dieta que promueve la sobreproducción de IGF-1 es perjudicial para nuestra salud. El IGF-1 y el IGF-2 pueden ser beneficiosos para las células malignas porque pueden provocar una cascada de transducción de señalización celular que es fundamental para los procesos involucrados en oncogénesis.[6]

Muchos estudios indican que controlar el IGF es necesario para la longevidad. La clave para no sobreproducir IGF y prolongar su vida es comer menos proteína y grasa animales. La restricción calórica es lo único en lo que todos los investigadores están de acuerdo cuando se trata de longevidad. Cuanto menos coma, menos IGF se producirá. Para nuestros pacientes, no disminuimos las calorías; cambiamos los alimentos que promueven la producción de IGF por alimentos que lo controlan.

El cáncer prospera con el azúcar.

INDICE GLUCÉMICO

Un hecho que hemos subrayado es que el cáncer se desarrolla con el azúcar (glucosa). Dejar los dulces, pasteles y helados es un paso en la dirección correcta. Sin embargo, la mayoría de las personas desconocen por completo el hecho de que todos los alimentos se convierten en glucosa; pero la velocidad a la que se convierten determina su disponibilidad para las células cancerosas. Existe un índice que le da a todos los alimentos una calificación de 0 a 100, siendo 100 el azúcar pura (glucosa). Se llama índice glucémico (IG). La Escuela de Medicina de Harvard lo explica bien: "Cuanto más bajo sea el índice glucémico de un alimento, más lentamente aumenta el azúcar en la sangre después de comer ese alimento. En general, cuanto más cocido o procesado sea un alimento, mayor es su IG, y cuanta más fibra o grasa haya en un alimento, menor es su IG".[7] Así es como lo define el Instituto Nacional del Cáncer:

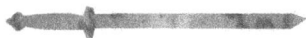

Una medida del aumento en el nivel de glucosa en sangre (un tipo de azúcar) causado por comer un carbohidrato específico (alimento que contiene azúcar) en comparación con comer una cantidad estándar de glucosa. Los alimentos con un índice glucémico alto liberan glucosa rápidamente y provocan un rápido aumento de la glucosa en la sangre. Los alimentos con un índice glucémico bajo liberan glucosa lentamente a la sangre. Se está estudiando una relación entre el índice glucémico y el cáncer colorrectal recurrente.[8]

¿Notó que incluso el Instituto Nacional del Cáncer afirma que está estudiando la relación entre los alimentos con IG alto y el cáncer colorrectal recurrente? Existe una relación entre los alimentos con un IG alto y todo el cáncer porque crece más rápido cuando puede acceder fácilmente a la glucosa. Como introducción al programa de nutrición de Oasis of Hope, considere la observación crítica realizada en la declaración anterior de la Escuela de Medicina de Harvard:

Cuanto más cocido o procesado sea un alimento, mayor es su IG, y cuanta más fibra o grasa haya en un alimento, menor es su IG.[7]

En Oasis of Hope, hemos desarrollado un programa de nutrición que tiene una cantidad moderada de alimentos cocidos, sin alimentos procesados, muchos alimentos ricos en fibra y una porción de grasas saludables. Veamos cómo usamos los alimentos para construir la protección de su caparazón de tortuga (el sistema inmune) como una forma adicional de defenderse contra la progresión del cáncer. Esta información también es algo que puede transmitir a su familia para ayudarlos a defenderse del cáncer. A veces, la mejor ofensiva es una gran defensa.

Cuando se lucha contra el cáncer, a veces la mejor ofensiva es una gran defensa.

LAS DIETAS BASADAS EN ALIMENTOS INTEGRALES PROVENIENTES DE PLANTAS REDUCEN LAS TASAS DE CÁNCER

Oasis of Hope recomienda que sus pacientes consuman una dieta predominantemente de alimentos integrales provenientes de plantas. Proporcionamos cantidades modestas de proteína de alta calidad al servir pequeñas porciones de pescado y huevos a los pacientes para evitar la pérdida de masa muscular. Nuestra recomendación se fundamenta en innumerables estudios y reportes de todo el mundo.

Las tasas de muerte ajustadas por edad para varios cánceres prominentes en los países occidentales son de cinco a diez veces más bajas en culturas cuyas dietas tradicionales se basan principalmente en alimentos integrales provenientes de plantas. Los cánceres de mama, próstata, colorrectal, páncreas, ovario y leucemia son muy comunes en las culturas occidentales. Por lo tanto, en ocasiones se les denomina cánceres occidentales. Estos tipos de cáncer son más bajos en

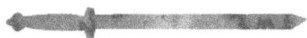

países cuyas dietas tienen un contenido de proteínas modesto en comparación con las dietas que se encuentran en sociedades más ricas.[9,10] A las dietas con bajo contenido de proteína en ocasiones se les denomina "cuasi-veganas". "Ajustadas por edad" se refiere al riesgo de morir de cáncer a una edad determinada. En otras palabras, la menor mortalidad por cáncer en las sociedades que consumen un contenido bajo de proteína no se debe a que es poco probable que las personas alcancen las edades avanzadas en las que el cáncer es más prevalente. De hecho, una vez que las personas de estas sociedades sobreviven a los rigores de la infancia y la niñez, tienen una excelente oportunidad de alcanzar la misma esperanza de vida que nosotros.

No todos los cánceres son bajos en las sociedades que consumen poca proteína. Los cánceres de hígado, estómago y esófago son comunes. En esos países, la mala higiene, no la dieta, expone las poblaciones a agentes infecciosos o carcinógenos que causan estos cánceres específicos.

Varios factores pueden contribuir a las tasas de cáncer más bajas asociadas con las dietas cuasi veganas. Las dietas con alimentos integrales provenientes de plantas son ricas en fitoquímicos que ayudan a destoxificar los carcinógenos y los radicales libres que dañan el ADN.[11,12] La nutrición con alimentos provenientes de plantas carece de hierro hemo, una forma orgánica de hierro que se encuentra en los alimentos cárnicos, especialmente la carne roja. El hierro hemo se absorbe de manera eficiente incluso cuando el cuerpo ya tiene abundantes reservas de hierro.[13] Los niveles altos de hierro corporal pueden aumentar el riesgo de daño mutagénico al ADN.[14,15] Las reservas de hierro corporal de los veganos y vegetarianos tienden a ser aproximadamente la mitad de aquéllas de los omnívoros.[16] Cocinar la carne a altas temperaturas produce sustancias químicas cancerígenas llamadas aminas heterocíclicas. Ese no es el caso de los alimentos provenientes de plantas cocinados a una temperatura comparable. El compuesto creatina se encuentra solo en alimentos de carne, que es un precursor esencial para la producción de aminas heterocíclicas.[17,18]

LAS DIETAS BASADAS EN PLANTAS REDUCEN LA ACTIVIDAD DE IGF-I

Volvamos al factor de crecimiento similar a la insulina-I (IGF-I), específicamente la relación entre los niveles altos de IGF-I y la promoción del cáncer. Las dietas veganas de proteínas moderadas reducen los niveles de producción de IGF-I del hígado, lo que ayuda a controlar el cáncer. Al IGF-I con frecuencia se le ha llamado "promotor universal del cáncer".[19]

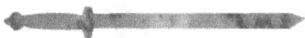

Una alta proporción de las células del cuerpo responden a este factor de crecimiento, ya que llevan receptores de IGF-I. El IGF-I actúa sobre los tejidos para acelerar la multiplicación de células. Al mismo tiempo, tiende a bloquear el proceso protector conocido como "apoptosis".[11] La apoptosis es un tipo de suicidio celular que se evoca cuando una célula "siente" que su ADN ha sufrido un daño demasiado grande para repararlo. Es fundamental eliminar las células que tienen un ADN dañado. Algunos tipos de daño mutagénico al ADN pueden perjudicar los mecanismos de control del crecimiento de una célula, de modo que es más probable que se reproduzca sin restricciones, una característica de las células precancerosas y de los cánceres. Cuando la actividad de IGF-I suprime la apoptosis, la supervivencia de las células mutadas puede aumentar y podrían sufrir más mutaciones. Como resultado, podría surgir un cáncer plenamente desarrollado.

El efecto dual de IGF-I sobre la proliferación celular y la apoptosis aumenta la velocidad a la que las células experimentan mutaciones al tiempo que disminuye los mecanismos de autoprotección que eliminan dichas células.

No es sorprendente que los estudios epidemiológicos hayan encontrado que las personas con niveles relativamente altos de IGF-I en el torrente sanguíneo son más propensas a desarrollar *cánceres occidentales.*[20-21] Los estudios en roedores muestran que los niveles altos de IGF-I también pueden impulsar el crecimiento agresivo y la propagación de los muchos cánceres que responden a este factor de crecimiento.[22,23]

CÓMO PUEDE LA NUTRICIÓN RETRASAR EL CRECIMIENTO Y LA PROPAGACIÓN DEL CÁNCER

La capacidad de las dietas cuasi veganas para reducir los niveles circulantes de IGF-I se ha demostrado tanto en estudios con roedores como en humanos.[24-27] Además, se ha demostrado que las dietas restringidas en proteínas reducen los niveles de IGF-I, lo que restringe el crecimiento de cánceres humanos implantados en ratones inmunodeficientes.[28] Estudios en el Instituto Pritikin han demostrado que el suero sanguíneo derivado de pacientes que han adoptado una dieta cuasi-vegana durante varias semanas es menos capaz de mantener la proliferación y bloquear la apoptosis en células de cáncer de próstata humano cultivadas, en comparación con suero derivado de personas que consumen dietas omnívoras ricas en proteínas.[29,30] De manera análoga, en un estudio realizado en la clínica del Dr. Dean Ornish, los niveles de PSA de pacientes con cáncer de próstata temprano (antes de la cirugía, en la fase de

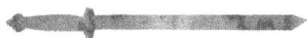

"espera vigilante") aumentaron menos rápido en pacientes que consumían una dieta Pritikin de alimentos integrales cuasi-veganos (mientras también se ejercitaban y practicaban técnicas de control del estrés), que en aquellos que consumían una dieta más típicamente estadounidense.[31,32.]

El IGF-I determina en gran medida el riesgo de cáncer de próstata. De hecho, un estudio comparó la tasa de muerte ajustada por edad por cáncer de próstata en países que consumían dietas cuasi veganas -menos del diez por ciento de proteína animal- con países que consumían dietas ricas en productos animales. La tasa de mortalidad fue quince veces mayor en los países omnívoros.[10] Por el contrario, existen reportes de una marcada regresión del cáncer de próstata preexistente en pacientes que adoptan una dieta basada en plantas.[33]

CÓMO REDUCEN LOS ALIMENTOS PROVENIENTES DE PLANTAS EL IGF-I

¿Cómo reducen las dietas basadas en plantas y moderadas en proteínas los niveles de IGF-I? Por favor, resista al leer esta sección porque se vuelve bastante técnica. Estudios recientes han proporcionado al menos una respuesta parcial.[34] Nuestras proteínas se sintetizan a partir de veinte compuestos conocidos como aminoácidos. Algunos de estos aminoácidos se consideran "esenciales" porque el cuerpo humano es incapaz de fabricarlos a partir de otros compuestos. Los aminoácidos esenciales deben obtenerse de nuestra dieta. El GCN2 se activa dentro de nuestras células cuando alguno de los aminoácidos esenciales se encuentra relativamente bajo; provoca adaptaciones específicas que permiten a las células hacer frente a esta situación. Por ejemplo, disminuye la velocidad de la síntesis de muchas proteínas. Pero el GCN2 activado también aumenta la producción de otras proteínas, en particular ATF4. Dentro del hígado, la ATF4 promueve el aumento de la síntesis de una hormona intrigante conocida como FGF21 (factor de crecimiento de fibroblastos-21). A veces se hace referencia al FGF21 como "la hormona de la longevidad", porque los ratones modificados mediante bioingeniería para expresar niveles aumentados disfrutan de un retraso en el proceso de envejecimiento y una esperanza de vida promedio y máxima marcadamente más larga.[36,37] El FGF21 producido en el hígado actúa sobre las células hepáticas para suprimir la síntesis de IGF-I, lo que resulta en niveles sanguíneos más bajos de este factor promotor del cáncer.[34,36] El FGF21 también actúa sobre las células grasas para aumentar la producción de adiponectina, que parece tener el potencial de disminuir el riesgo de ciertos

cánceres.[38-40] La adiponectina es una hormona proteica producida por las células grasas.

Las dietas basadas en plantas tienden a ser más bajas en el contenido total de proteína que los productos animales porque están compuestas principalmente de proteínas y grasas. La proteína vegetal también tiende a ser más baja en ciertos aminoácidos esenciales que las proteínas animales, en particular los aminoácidos lisina y metionina.[41] Una dieta con alimentos integrales provenientes de plantas, con un contenido moderado de proteína y baja proteína de soya, o análogos de la carne, reduce las cantidades de lisina y metionina. Las dietas basadas en plantas pueden provocar la activación de GCN2 en el hígado, lo que resulta en una mayor producción de FGF21 y una menor producción de IGF-I.[34] Se ha demostrado la capacidad de las dietas restringidas en proteínas animales para retrasar el crecimiento de ciertos cánceres humanos en ratones en estudios recientes.[28]

Aunque no es una cura, una dieta basada en alimentos integrales provenientes de plantas ayuda a retrasar la progresión del cáncer.

NO ES UNA "BALA MÁGICA"

Las dietas basadas en plantas no son una bala mágica para el cáncer. Aunque es razonable suponer que retrasarán el crecimiento y la propagación de muchos cánceres, rara vez provocan una regresión marcada de los cánceres al nivel de los tratamientos contra el cáncer. Además, muchos cánceres que anteriormente respondían al IGF-I pierden esta sensibilidad con el tiempo. Desarrollan nuevas mutaciones que potencian la señalización de su factor de crecimiento en ausencia de IGF-I. Aunque no es una cura para el cáncer, una dieta con alimentos integrales provenientes de plantas ayuda a retrasar la progresión del cáncer. La dieta basada en plantas es la terapia fundamental ideal. Funciona de manera complementaria con las terapias Oasis of Hope que destruyen o retrasan los cánceres. Además, las dietas con alimentos integrales provenientes de plantas tienden a ser buenas para su salud de muchas maneras, incluyendo la reducción del riesgo de ataque cardiaco, accidente cerebrovascular, diabetes, obesidad y diversos trastornos del colon.[42] Estos beneficios para la salud son la razón por la que empleamos una dieta con alimentos integrales provenientes de plantas con contenido proteico moderado para nuestros pacientes.

PREVENCIÓN DE LA PÉRDIDA DE MASA MUSCULAR MAGRA

La caquexia es una afección que puede volverse muy grave en pacientes que padecen cáncer en etapa avanzada. La caquexia es la pérdida de peso corporal y, lo que es más importante, la pérdida de masa muscular.[43] Cuando aparece la caquexia, es extremadamente difícil revertirla. También se asocia con una disminución de la supervivencia. Por esta razón, supervisamos de cerca y tomamos medidas preventivas.

La caquexia no es una pérdida normal de peso. Se podría suponer que los pacientes con cáncer bajan de peso debido a la pérdida de apetito por las náuseas provocadas por la quimioterapia que altera demasiado el estómago como para retener algo. Aunque las náuseas son un factor que contribuye, la caquexia involucra varias vías metabólicas que promueven las hormonas neuroendocrinas, las citocinas proinflamatorias y el factor inductor de proteólisis (PIF). Estudios clínicos han identificado al PIF como un elemento que provoca la pérdida de músculo esquelético al disminuir la síntesis de proteínas.[44]

Las medidas más importantes que podemos tomar para prevenir o retrasar la caquexia son la dieta y la suplementación. Nuestro programa de nutrición es un noventa y nueve por ciento de alimentos integrales provenientes de plantas. Sin embargo, debido al riesgo de desgaste muscular que enfrentan nuestros pacientes, incorporamos sin disculpas pequeñas cantidades de pescado y ocasionalmente huevos. Los datos clínicos indican que el aceite de pescado es un factor protector importante contra la pérdida de masa corporal magra. La proteína de alta calidad en los huevos también puede ayudar.[45]

Los alimentos curativos de Oasis of Hope están en el corazón de todo lo que hacemos.

Ahora volvamos al poder curativo de las plantas. Varios micronutrientes son bastante beneficiosos en el esfuerzo por mantener activa la masa muscular magra. La curcumina, el resveratrol y las proteínas provenientes de plantas son la clave.[46] Para aprovechar los nutrientes provenientes de plantas, utilizamos nuestra proteína en polvo vegana sin gluten y nanocéuticos patentados.

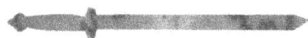

CONCLUSIÓN

La nutrición es una de las terapias más simples pero de gran calidad disponibles para el cuerpo. En la lucha contra el cáncer, las estrategias defensivas son tan importantes como las ofensivas. La razón es que la inflamación y una dieta de alimentos de alto índice glucémico están asociados con la progresión del cáncer. El programa de nutrición Oasis of Hope está en el centro de todo lo que hacemos. Usamos los micronutrientes presentes en alimentos específicos que matan de hambre a las células cancerosas, inhiben la respuesta inflamatoria inmunosupresora y protegen contra la pérdida de masa muscular.

HISTORIA DE ESPERANZA

Nita Long • Cáncer de mama triple negativo• 2015

"Cuando me diagnosticaron cáncer de mama triple negativo, me sorprendió por completo. No tenía idea de que me había convertido en la anfitriona de una bomba de tiempo. Después del diagnóstico, el sistema de cáncer de Estados Unidos comenzó a empujarme hacia su camino trillado. Buscamos esperanza en nuestro oncólogo, pero rápidamente me programó un puerto [para catéter] y cuatro meses de la quimioterapia más agresiva disponible antes de considerar la extirpación del tumor y someterme a radiación. Incluso entonces, la perspectiva tenía solo un 34% de posibilidades de éxito.

Años antes, un amigo mío había sido tratado en Oasis of Hope, y después de hablar con el, tuve una alternativa. Cuando llegamos a Tijuana y cruzamos las puertas del hospital, sabíamos que estábamos en el lugar correcto. El ambiente tranquilo, la atención a los detalles, la limpieza, las sonrisas del personal y las escrituras en la pared eran como una ráfaga de viento para mis velas.

La estrategia desarrollada por el Dr. Contreras y su equipo fue eliminar el tumor de rápido crecimiento y desarrollar la inmunidad natural de mi cuerpo utilizando terapias científicamente avanzadas. Creía en ese enfoque mucho más que en la opción que se me dio en Estados Unidos. Con un enemigo como el cáncer de mama triple negativo, la confianza en el tratamiento es imprescindible. Se sintió tan bien fortalecer mi sistema inmune en lugar de destruirlo con quimioterapia.

El éxito fue rápido para mí con una gran respuesta de la cirugía y las terapias inmunológicas. Después de las tres semanas, regresamos a casa y continuamos el protocolo con una conexión cercana con el equipo de Oasis of Hope.

Dos pequeñas recurrencias fueron atendidas de inmediato y, durante los últimos cinco años, mis exploraciones PET y análisis de sangre han reflejado una remisión total. Somos bendecidos al tener a Oasis of Hope como nuestra alternativa a la quimioterapia y la radiación, que pueden causar muchos problemas adicionales".

—Nita Long
Omaha, Nebraska
Estados Unidos

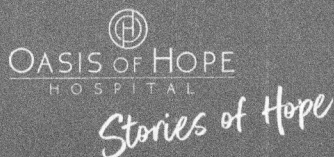

OASIS of HOPE
HOSPITAL
Stories of Hope

兵勢

CAPÍTULO 7

ATACAR INDIRECTAMENTE

En la batalla, hay dos métodos de ataque: directo e indirecto;
Sin embargo, estos dos en combinación dan lugar
a una serie interminable de maniobras.

—Sun Tzu
The arte de la guerra
Energia

Sombra. ¿Sabe qué significa la expresión en inglés *throw shadow* (lanzar sombra)? ¿Alguien le ha "lanzado sombra" últimamente? Si usted tiene más de veinte años, es posible que no capte la pregunta. Estamos mucho más allá de ese grupo de edad, por lo que tampoco sabríamos qué significaría. Gracias a Dios por el *Urban Dictionary* que nos dice el significado de la jerga juvenil en inglés.

LANZAR SOMBRA:

Decir un comentario grosero o astuto a otra persona sin que nadie más se dé cuenta del insulto, excepto aquel a quien va dirigido.[1]

"Lanzar sombra" es algo oscuro. Es una crítica indirecta que incluso así puede doler mucho. Estoy convencido de que los niños "lanzan sombra" a sus padres todo el tiempo y, gracias a Dios, no tenemos ni idea de qué están hablando porque podrían herir nuestros sentimientos.

Cuando viajamos para la serie de documentales *Healthy Long Life*, recuerdo haber pasado por inmigración en Londres y el oficial me preguntó sobre el propósito de mi visita.

Escuché a una de mis hijas, no estoy seguro a cuál de ellas, decir: "Los oficiales de inmigración deben de escuchar mucho sobre diferentes producciones cinematográficas". El otro rió disimuladamente. El comentario aparentemente no estaba dirigido a nadie. Ni siquiera usó palabras que indicaran que era un ataque. Pero, capté la "sombra". Tengo que admitir que estaba muy emocionado de filmar. Con entusiasmo hablaría de ello con cualquier persona que me escuchara. No me había dado cuenta de que estaba poniendo a mi familia en pausa cada vez que iniciaba conversaciones sobre el documental. Mis hijas son dulces y me esperan pacientemente. Pero, su preocupación en ese momento era toda la gente con desfase por el cambio de hora esperando en la fila detrás de nosotros. "Lanzaron sombra" para que yo no retrasara la línea de inmigración al dar una respuesta amplia a la simple pregunta: "¿Cuál es el propósito de su visita?"

Mensaje recibido. Di una respuesta de una palabra, "Negocios", se selló el pasaporte y la fila avanzó de manera eficiente. Sé que mis hijas me aman y no tenían la intención de herir mis sentimientos. A veces un comentario indirecto deja claro el punto sin tener que dar una explicación larga. En el tratamiento del cáncer, a menudo un ataque indirecto es el más eficaz. La base de este libro es cómo abatir el cáncer, no cómo atropellarle a usted. Abatir es un ataque indirecto.

LA INFLAMACIÓN ES LA CLAVE

Una excelente oportunidad para abatir el cáncer es explotar e interferir con las características metabólicas de las células malignas. La inflamación es clave para la promoción y el crecimiento del cáncer. Desde sus primeras etapas de desarrollo, todos los cánceres prosperan debido a la inflamación. Es fundamental comprender por qué esto es tan importante para los tumores.

La respuesta inflamatoria es un proceso fundamental para nuestra supervivencia cuando enfrentamos problemas de salud agudos. Los patógenos como las bacterias y los virus causan inflamación. Puede originarse por quemaduras, lesiones físicas,

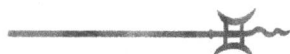

exposición a calor o frío severo, radiación, sustancias químicas, alérgenos, metales tóxicos, ADN dañado e incluso estrés o una emoción excesiva. La inflamación es la respuesta inmunitaria cuando se lesionan los tejidos. Cuando se produce un daño tisular, una serie de señales celulares induce la activación de los leucocitos y los dirige al lugar de la lesión. Se producen citocinas que provocan la respuesta inflamatoria.[2] Sin inflamación, nuestros cuerpos serían incapaces de curarse. Eso es cierto para los problemas de salud agudos.

Solo piense en cuándo se golpeó el pulgar con un martillo o cuando tiene una infección. Su cuerpo responde de manera protectora para reparar el daño. Una vez que se repara el daño, el proceso de inflamación desaparece.

En la respuesta inmune, los principales agentes de defensa de nuestro cuerpo son los glóbulos blancos. Los glóbulos blancos son una familia de muchas células diferentes. Una cosa que sucede después de un traumatismo o del comienzo de una infección es que se produce y libera una gran cantidad de glóbulos blancos. Nuestro cuerpo responde a una lesión o invasor produciendo el factor de transcripción **factor nuclear** potenciador de las cadenas ligeras kappa de las células B activadas (NF-κB).

Los factores de transcripción son moléculas que controlan el comportamiento de los genes. El factor de transcripción NF-κB es esencial para la rápida producción y liberación de glóbulos blancos. Por lo general, nuestro recuento de glóbulos blancos es alrededor de 6,000, pero cuando se tiene una infección, NF-κB los refuerza hasta 20,000. NF-κB contrarresta la apoptosis, que es vital durante una crisis, ya que los glóbulos blancos tienen una vida útil excesivamente corta.[3] Los glóbulos blancos duran entre unas horas y unos cuantos días antes de morir a través del proceso apoptótico. La acción antiapoptótica de NF-κB prolonga la vida útil de los glóbulos blancos. En una crisis, no solo queremos que esas células sean abundantes para que puedan reparar el daño tisular, sino además queremos que sean duraderas para que puedan evitar que se desarrollen más problemas, tales como una infección.

La respuesta inmune inflamatoria cesa una vez que se completa el proceso de reparación. Como resultado, los niveles de NF-κB se reducen, la sobreproducción se detiene y los glóbulos blancos mueren en el tiempo asignado. Eso es lo que sucede cuando todo funciona correctamente. Ésa es la fantástica noticia sobre NF-κB.

Aquí están las malas noticias sobre NF-κB. La relación entre cáncer y NF-κB es mutuamente beneficiosa. Las acciones de

NF-κB de promover la proliferación celular y la protección de la apoptosis benefician al cáncer.[4] El NF-κB se beneficia del cáncer porque los tumores regulan al alza la producción de NF-κB. Los tumores secretan factores que activan el NF-κB, y los genes mutados codifican el NF-κB, que provoca una mayor producción.[5] Cuando se destruyen las células cancerosas, el factor de necrosis tumoral (TNF) de las citocinas pro-inflamatorias solicita la respuesta inmunitaria inflamatoria. El TNF hace proliferar las células malignas.[6]

Siempre que haya cáncer, habrá una alta tasa de NF-κB. Los investigadores Aggarwal y Sung escribieron: "La activación de NF-κB se ha relacionado con varios procesos celulares en el cáncer, que incluyen inflamación, transformación, proliferación, angiogénesis, invasión, metástasis, quimiorresistencia y radiorresistencia".[7] Tenga en cuenta que NF-κB incluso produce tumores resistentes a la quimioterapia y la radioterapia.

Por tanto, una estrategia fundamental es disminuir la producción de NF-κB o neutralizar la producción de NF-κB. Varios elementos naturales pueden inhibir el NF-κB, como la pregnenolona y el resveratrol.[8] Proporcionamos estos nutrientes a nuestros pacientes. El problema es que las cantidades necesarias son más de las que una persona puede ingerir. Es por esta razón que empleamos inhibidores de COX-2 para suprimir la activación de NF-κB.

INHIBIDORES DE COX-2 PARA USO DISTINTO AL APROBADO

Los investigadores han desarrollado innumerables terapias para lidiar con las mutaciones genéticas regulando al alza o a la baja la producción de proteínas específicas. Hasta la fecha, no se ha desarrollado ningún medicamento específicamente para regular a la baja la producción de NF-κB. Afortunadamente, algunos medicamentos inhiben la producción de ciclooxigenasa-2 (COX-2). La COX-2 es una enzima que promueve la inflamación al aumentar la producción de citocinas, incluida la NF-κB. Al inhibir la COX-2, también se reducirán los niveles de NF-κB. Los inhibidores de COX-2 se desarrollaron y aprobaron para el tratamiento de la artritis. Usarlos como adyuvantes para el cáncer significa utilizarlos para un fin distinto al aprobado. Pero es importante inhibir la COX-2 debido a su relación con el cáncer. El cáncer se beneficia de la producción de COX-2 y los niveles de COX-2 son promovidos por los tumores. Los oncogenes, los factores de crecimiento y la quimioterapia aumentan la producción de COX-2. Los niveles de COX-2 son más altos en tejidos premalignos y malignos.[9]

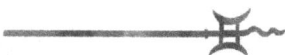

El agente inhibidor de la COX-2 más conocido es la aspirina, lo que significa que la aspirina tiene propiedades anticancerígenas. Los estudios indican que la aspirina en dosis bajas puede ayudar a prevenir algunos tipos de cáncer e inhibir las metástasis.[10] La aspirina puede reducir el riesgo de cáncer colorrectal, cáncer gastrointestinal, melanoma y cáncer de ovario y páncreas.[11]

Desafortunadamente, los oncólogos no pueden decirle a un paciente de cáncer: "Tome dos aspirinas y llámeme por la mañana", porque la aspirina también inhibe la COX-1, un agente procoagulante. La cantidad de aspirina necesaria para reducir el NF-κB lo suficiente impediría que la sangre del paciente se coagulara. El uso excesivo de aspirina podría provocar la muerte por hemorragia gastrointestinal, por lo que no la incluimos en nuestro protocolo. En cambio, nuestros investigadores identificaron un medicamento antiinflamatorio no esteroideo (AINE), llamado Celebrex, que inhibe la COX-2 pero no afecta a la COX-1. Otro potente inhibidor de la COX-2 es la dexametasona, que se llama comercialmente Alin.[12] Por lo regular, recetamos Celebrex o Alin dependiendo de qué tan bien el paciente tolera uno u otro.

¿OASIS OF HOPE USA CBD Y THC?

Hablemos de cannabinoides e inhibidores de COX-2. Celebrex puede promover la regulación al alza de los cannabinoides. Los estudios demuestran que los cannabinoides presentan algunos beneficios para los pacientes con cáncer. Los cannabinoides pueden ayudar a controlar el dolor crónico regulando la actividad de los neurotransmisores, liberando neuropéptidos específicos y reduciendo la inflamación neural.[13] También aumentan el apetito, lo que puede ayudar a un paciente con cáncer a mantener el peso y reducir el riesgo de pérdida de masa muscular. Se ha demostrado que los cannabinoides mejoran la calidad del sueño y también alivian las náuseas. El THC (tetrahidrocannabinol) promueve la apoptosis e inhibe la metástasis.[14] Celebrex aumenta la captación de cannabinoides y regula a la baja la producción de NF-κB.

Para responder a la pregunta de si Oasis of Hope usa CBD (Cannabidiol) o THC en los protocolos, no lo hacemos. El uso de productos de cannabis aún no ha sido legalizado en México. No existe ninguna contraindicación para los productos cannabinoides y nuestro protocolo. Nos oponemos firmemente a la automedicación. Instamos a nuestros pacientes a encontrar un médico experto capacitado en el uso de productos de

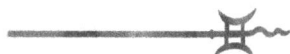

cannabis para pacientes de cáncer. Pueden usar dichos productos en casa, pero no pueden traerlos a México.

PH DEL CANCER

Otra forma en que podemos atacar indirectamente al cáncer es sacarlo de su zona de confort de pH. Un producto de desecho del metabolismo del cáncer es el ácido láctico. Por esta razón, el microambiente de un tumor es ácido. Mientras que el entorno de pH en las células sanas es un entorno de pH muy neutro, alrededor de 7.4, los tumores tienen un pH extracelular ácido entre 5 y 6.6.[15] El tumor en sí tiende a la neutralidad. Por lo tanto, la lógica sería que si alcalinizamos nuestros cuerpos, podríamos destruir o cambiar el ambiente ácido del tumor. Las condiciones serían menos propicias para que el cáncer prospere.

Muchas terapias se desarrollaron en las décadas de 1970 y 1980 con respecto a sustancias alcalinizantes. Pocas han tenido éxito porque nuestro cuerpo tiene un sistema amortiguador que neutraliza los ácidos o las sustancias alcalinas para mantener un pH muy estable pase lo que pase. Si estudia los mecanismos de control de nuestro cuerpo, la homeostasis del pH es probablemente el más sofisticado. No importa lo que coma o beba, el pH de su sangre se mantendrá estable. El cuerpo regula el pH de manera eficiente. Es una función crítica porque cambios muy leves en el pH de nuestro cuerpo pueden dar como resultado la muerte. El rango normal de pH del cuerpo humano es muy estrecho entre 7.35 y 7.45. Caer justo por debajo de 7 es una muerte segura sin intervención médica inmediata.[16] Recuerde, los tumores viven en ambientes con niveles de pH mucho más bajos que 7, en el rango de 5-6.6. Pero el cuerpo debe reaccionar instantáneamente a la ingestión de productos ácidos para conservar su pH por encima de 7.

Analice este notable ejemplo de cómo nuestro sistema amortiguador de pH mantiene la homeostasis. La Coca-Cola es excepcionalmente ácida con un nivel de pH de 2.37.[17] (Para ser justos, el pH del jugo de naranja es 3.3 y el del café está entre 5 y 6.) Aunque la Coca-Cola es muy poco saludable, beber una botella no lo matará. Pero la Coca-Cola es tan ácida que si la vierte en un recipiente e intenta llevarla a un pH neutro de 7, tendrá que diluirla con diez galones de agua. Recuerde, el pH del cuerpo no puede caer por debajo de 7; entonces, ¿eso significa que después de beber una botella de Coca-Cola, tendrá que beber diez galones de agua o morirá? La respuesta es no. Nadie podría consumir diez galones de agua sin interrupción de manera segura. Ya sea que beba Coca-Cola, jugo de naranja o

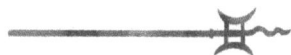

café, el pH de nuestro cuerpo no se vuelve ácido porque el sistema amortiguador neutraliza el pH inmediatamente.

Cualquier esfuerzo realizado para cambiar el pH de un tumor bebiendo o inyectando sustancias alcalinas no será efectivo porque nuestro cuerpo las neutraliza casi de inmediato. Advertimos a los pacientes que no gasten cuatro mil dólares en una máquina de agua alcalina si creen que el agua es una terapia contra el cáncer. Beber agua altamente alcalina no matará el cáncer.

Si observa el banco de reserva de energía del metabolismo, cuando bebe sustancias ácidas, su cuerpo las amortiguará y neutralizará a costa de su reserva metabólica. Cuando consume alimentos alcalinos, su cuerpo los neutralizará con un beneficio. Cada vez que ingiere alimentos alcalinos, está poniendo dinero en su banco metabólico. Y cada vez que consume alimentos ácidos, está retirando dinero de su banco metabólico. Sin embargo, no puede cambiar el pH de su cuerpo durante un periodo de tiempo prolongado. Su orina puede alcalinizarse y su saliva puede acidificarse. Pero su plasma mantendrá su pH normal sin importar lo que haga. El entorno de un tumor es muy resistente al cambio.

TERAPIA DE BICARBONATO DE SODIO

Los estudios demuestran que ciertos elementos pueden afectar el pH ambiental del tumor. El bicarbonato, científicamente conocido como bicarbonato de sodio, parece ser el más eficaz. El bicarbonato de sodio no ha demostrado un impacto directo sobre el cáncer. Aún así, puede producir un ataque indirecto útil, ya que ha demostrado la capacidad de retrasar la progresión del cáncer.[18,19] Lo que ha sido algo controvertido es cómo se debe administrar el bicarbonato de sodio. El médico desacreditado Tullio Simoncini propuso que el cáncer es un hongo que podría destruirse mediante infusiones intratumorales de bicarbonato de sodio. Tanto nuestra experiencia como los estudios clínicos concluyen que la infusión de bicarbonato de sodio en los tumores no es eficaz.[20]

No usamos el bicarbonato de sodio como terapia adyuvante contra el cáncer. Estudios recientes sugieren que el consumo oral de bicarbonato de sodio podría afectar el pH del entorno de un tumor. Algunos estudios incluso sugieren que puede ayudar a inhibir la metástasis de los tumores.[21] Debido a esta evidencia, recomendamos que nuestros pacientes tomen diariamente bicarbonato de sodio mezclado con agua.

Los protocolos de tratamiento de Oasis of Hope realizan un ataque indirecto contra el cáncer.

CONCLUSIÓN

Las terapias convencionales como la quimioterapia, la radiación y la cirugía son ataques directos al cáncer. Pero para abatir el cáncer, los ataques indirectos pueden ser superiores. Un profundo conocimiento de las condiciones y factores involucrados en la progresión y proliferación del cáncer ha sido el mecanismo de impulso para descubrir y emplear medicamentos y terapias que afectan el microambiente y el metabolismo de un tumor. Nuestro enfoque de tratamiento lanza un ataque indirecto contra el cáncer.

En este capítulo explicamos la importancia de regular a la baja la producción de NF-κB. Usamos inhibidores de COX-2 para este propósito. Hablamos de cómo los cannabinoides inhiben la producción de NF-κB y el bicarbonato de sodio puede cambiar el pH del microambiente de un tumor, lo que retrasará el crecimiento del cáncer. En el próximo capítulo, le mostraremos cómo darle un puñetazo al cáncer.

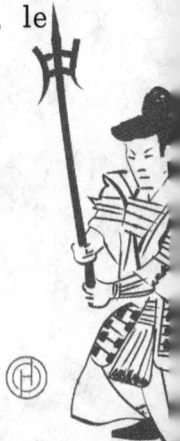

HISTORIA DE ESPERANZA

Charles Bender • Cáncer de Próstata • 1999

"Me diagnosticaron cáncer de próstata en 1999. Me sometieron a una prostatectomía radical en el Mission Hospital de California. Unos meses después, mis niveles de cáncer comenzaron a aumentar y me dijeron que necesitaría cuantiosos tratamientos de radiación que tal vez ni siquiera funcionarían. Mi padre y tres tíos habían estado en Oasis of Hope antes de mi diagnóstico y obtuvieron excelentes resultados. Tres tenían cáncer de próstata y un tío tenía cáncer de estómago. Cuando mi cáncer regresó, con mucha oración e investigación, mi esposa Sandy y yo decidimos comprometernos con el protocolo de Oasis of Hope.

He estado en remisión desde el año 2000 con mi PSA al mismo nivel desde entonces. Tuvimos la bendición de tener médicos y enfermeras atentos, en un hospital con bases de fe, que me cuidaron de manera excelente. Oraron por nosotros durante mi tratamiento y desde el 2000 he realizado varias visitas de seguimiento. Sandy y yo las llamamos *tune-ups* (afinación automotriz). Creemos que Oasis of Hope es una familia. Cada vez que regresamos para una visita de seguimiento, sentimos la amistad y el amor de Cristo.

No dudaría en volver a utilizar el protocolo de Oasis of Hope en caso de que el cáncer reapareciera. También hemos tenido el privilegio de conocer nuevos amigos, a lo largo de los años en Oasis of Hope, que se han convertido en hermanos y hermanas en Cristo".

—Charles "Chuck" Bender
San Juan Capistrano, California
Estados Unidos

OASIS of HOPE
HOSPITAL
Stories of Hope

虛實

CAPÍTULO 8

PEGAR DONDE DUELE

Puedes avanzar y ser absolutamente irresistible,
si te diriges a los puntos débiles del enemigo.

—Sun Tzu
El arte de la guerra
Puntos débiles y fuertes

Homero, el gran mitólogo, escribió *La Ilíada*, un poema sobre el guerrero mortal más fiero de la historia: Aquiles.[1] Desde el día de su nacimiento, la madre de Aquiles, Tetis, estaba decidida a hacerlo inmortal. Cuando él era bebé, ella lo quemaba en el fuego todas las noches y curaba las heridas con ungüento mágico. También lo sumergió en el río Estigia porque sus aguas podían hacer a una persona invulnerable como los dioses. El agua divina tocó todo su cuerpo excepto donde Tetis se aferró a él, que era su talón.[2]

Aquiles era invencible en combate. Sus técnicas de lucha altamente calificadas lo convirtieron en el guerrero más feroz del ejército griego. Tenía una armadura especial impenetrable que lo protegía de todas las armas. Un herrero de los cielos llamado Hefesto la había hecho para él. Era una amenaza invencible para todos los enemigos porque ningún arma podía dañarlo. Sin embargo, murió, pero fue necesaria la ayuda del dios Apolos para guiar una flecha hacia el único lugar de vulnerabilidad: el talón de Aquiles. La lección que podemos extraer de este mito griego es que cuando parece que un enemigo es invencible, uno debe encontrar el talón de Aquiles, el lugar donde es débil.

El cáncer tiene varias vulnerabilidades que pueden usarse en su contra.

¿DÓNDE ES DÉBIL EL CÁNCER?

Para golpear al cáncer donde le duele, se necesita más que encontrar las debilidades del enemigo. El general Sun Tzu enfatizó que también hay que identificar las fortalezas de un enemigo.[3] Es fundamental comprender las fortalezas del cáncer. Al conocer las **fortalezas** del cáncer, podemos implementar

estrategias para protegernos de las **amenazas** que presenta. Al conocer sus **debilidades**, podemos descubrir **oportunidades** para dañar el cáncer.

ANÁLISIS FODA

Un análisis de las **F**ortalezas, **O**portunidades, **D**ebilidades y **A**menazas (FODA) del cáncer puede ser bastante revelador. En Oasis of Hope, utilizamos el análisis FODA del cáncer para encontrar nuevas formas de abatir el cáncer. Al evaluar el metabolismo del cáncer, investigamos cómo los rasgos metabólicos de las células malignas pueden aprovecharse contra la progresión de la enfermedad. Echemos un vistazo a algunas de las FODA del cáncer: fortalezas, oportunidades, debilidades y amenazas.

FORTALEZAS

Al revisar las fortalezas de las células cancerosas, encontramos que tienen fortalezas distintivas en comparación con las células sanas. Las células cancerosas son muy adaptables. Pueden adaptarse rápida y poderosamente a cualquier cambio que se produzca en el cuerpo. Las células malignas funcionarán o se reproducirán a pesar de los cambios repentinos realizados en el cuerpo. Los tratamientos como la quimioterapia pierden su eficacia con el tiempo porque las células malignas pueden mutarse para protegerse de la quimioterapia y otros tipos de terapia.

A través de la señalización celular, las células cancerosas liberan proteínas que inactivan determinadas quimioterapias. La epigenética también ayuda a que el cáncer oponga resistencia al tratamiento. Al igual que la supervivencia del más apto, algunas células cancerosas tienen cualidades protectoras que les ayudan a sobrevivir a quimioterapias específicas. Las células quimio-resistentes tienen información que reside en la superficie de sus células.

Las células cancerosas que sobreviven a la quimioterapia transmiten información genética cuando se forman nuevas células. El nuevo grupo de células es resistente a la quimioterapia que había funcionado inicialmente.[4] La resistencia al tratamiento merece un capítulo aparte. La examineramos de cerca en el capítulo doce.

El miedo alimenta el cáncer.

Otra fortaleza del cáncer es el miedo. El miedo alimenta el cáncer. El cáncer es un bravucón que intimida a la persona

diagnosticada. Es bastante común que una persona equipare un diagnóstico de cáncer con la muerte. Algunos pacientes han expresado que pueden estar caminando, pero sienten que ya están muertos.

La angustia emocional que provoca el cáncer crea un proceso fisiológico conocido como respuesta de lucha o huida, en la que el estrés prolongado disminuye la función del sistema inmune. Un sistema inmune deprimido fomenta el rápido crecimiento de células malignas, lo que hace que el tumor se multiplique a un ritmo alarmante. En este libro, hemos dicho repetidamente cómo la quimioterapia y la radiación devastan el sistema inmune. Pero esos tratamientos no son los únicos culpables. El miedo, la depresión y la ansiedad son respuestas cognitivas comunes a los pensamientos asociados con el cáncer. Las emociones negativas y la angustia psicosocial inhiben el funcionamiento correcto del sistema inmune.

Le ayudaremos a superar el factor miedo al cáncer.

Ayudamos a nuestros pacientes a lidiar con el factor miedo al cáncer. Las respuestas emocionales a cualquier amenaza están conectadas a varios órganos y tienen vías para provocar el mecanismo de lucha o huida. El proceso es una función del sistema simpático-suprarrenal.[5] La vía simpático-suprarrenal consta del eje hipotalámico-pituitario-suprarrenal, el eje simpático-suprarrenal-medular y el eje hipotalámico-pituitario-ovárico. Cuando sentimos miedo, ansiedad o depresión, nuestras glándulas suprarrenales utilizan energía para producir y liberar las hormonas epinefrina, norepinefrina y cortisol.[6] La epinefrina se libera para restringir el flujo sanguíneo, lo que aumenta la presión arterial y abre las vías respiratorias en los pulmones. De esta manera, la epinefrina ayuda a proporcionar suficiente oxígeno para generar la energía necesaria para combatir o escapar de la amenaza. La liberación de norepinefrina proporciona fuerza a los músculos, incluyendo el corazón. El cortisol moviliza las reservas de glucosa para producir la explosión de energía necesaria para luchar o escapar.[7]

En una situación grave, la respuesta de lucha o huida es fundamental para salvar la vida de una persona. En el caso del cáncer, los factores estresantes tanto emocionales como físicos pueden conducir a un estado crónico de lucha o huida. Esto es perjudicial para el sistema inmune. El cuerpo dedica energía a producir sustancias químicas en las suprarrenales en lugar de mantener el sistema inmune en condiciones óptimas de funcionamiento.

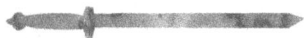

DEBILIDADES

Una debilidad de las células cancerosas es que necesitan un buen huésped (el cuerpo del paciente) para seguir viviendo. Las células cancerosas dependen de la capacidad de vida de un ser humano, pero los tumores irónicamente tratan de acabar con la vida de sus huéspedes. El caso es que, finalmente, el cáncer actúa contra sí mismo.

Otra debilidad del metabolismo del cáncer es que está desorganizado. Dado que las células cancerosas no se comunican entre sí, no son eficaces para trabajar juntas para defenderse de los ataques. El cáncer tiene varias vulnerabilidades, que incluyen ser adverso a los ambientes ricos en oxígeno y al calor intenso. Otra debilidad es que el cáncer necesita cantidades altas de glucosa para producir energía y replicarse.

Los nutrientes de los superalimentos pueden apagar los oncogenes.

OPORTUNIDADES

Tomando en cuenta las fortalezas y debilidades del cáncer, las **oportunidades** para abatir el cáncer se vuelven más evidentes. Al comprender los rasgos metabólicos del cáncer, tenemos **la oportunidad de golpear al cáncer donde más le duele**. Las oportunidades incluyen apagar los oncogenes a través de los alimentos, privar de azúcar/glucosa a las células malignas y consumir alimentos que promuevan la alcalinidad dentro de los tumores. También podemos utilizar antígenos específicos de tumores del sistema inmune de un paciente como tratamiento dirigido y administrar terapias que aumentan el nivel de oxígeno dentro de las células malignas. Los protocolos de tratamiento de Oasis of Hope se han desarrollado para aprovechar todos los rasgos metabólicos del cáncer en su contra.

AMENAZAS

La recurrencia es la amenaza número uno que presenta el cáncer. Las células malignas son increíblemente resistentes y pueden reagruparse para formar tumores nuevamente después de que un ciclo de tratamiento haya destruido la mayor parte de un tumor. Casi todos los tratamientos convencionales —quimioterapia, radiación y cirugía— son efectivos al principio y con frecuencia llevan al cáncer a una remisión parcial. Las capacidades del cáncer para mutarse y adaptarse son rasgos metabólicos que hacen del cáncer una amenaza

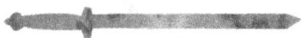

constante incluso después de un tratamiento exitoso. También, con el tiempo, comienza a limitar las opciones de tratamiento.

Otra amenaza que presenta el cáncer es el debilitamiento del sistema inmune como resultado de las terapias convencionales. No es raro que los pacientes de cáncer mueran a causa de una enfermedad no relacionada debido a su sistema inmune debilitado. Es vital estar atentos a todos los problemas de salud cuando se enfrenta el cáncer.

GOLPES PREVENTIVOS

Sabemos cómo el cáncer crece, prolifera, se disemina, se vuelve resistente y reaparece. Este conocimiento es poder. Es como un juego de ajedrez. Los mejores ajedrecistas conocen los comportamientos estratégicos históricos de sus oponentes. Pueden predecir la gran cantidad de movimientos que hará el oponente en el futuro. Nuestro plan estratégico prevé lo que hará el cáncer en función de nuestro conocimiento de los rasgos metabólicos y el comportamiento del cáncer. Con esta información, podemos desarrollar y administrar golpes preventivos. Queremos dañar al cáncer tanto como sea posible antes de que lastime a nuestros pacientes. Nuestro proceso predictivo de terapia aborda inquietudes inmediatas y a mediano y largo plazo. Las preocupaciones inmediatas incluyen lidiar con cualquier problema de salud grave que represente una amenaza inminente para la vida de nuestro paciente. Hacemos intervenciones para destoxificar al paciente de la quimioterapia y la radiación, para que recupere la calidad de vida y para reconstruir su sistema inmune. Estos esfuerzos son necesarios a fin de ganar el tiempo necesario para que el paciente reciba todos los beneficios de las terapias alternativas que utilizamos.

Las preocupaciones inmediatas incluyen digestión, respiración, dolor, pérdida de peso, anemia, posible fractura de huesos, fatiga, debilidad y acumulación de líquidos. Se trata todo aquello que impida a un paciente beneficiarse de nuestras terapias o que represente una amenaza inmediata para su vida.

Las preocupaciones a mediano plazo se centran en retrasar y revertir la progresión del cáncer, inhibir la diseminación, estimular el sistema inmune y ayudar al paciente a sobrevivir a su pronóstico inicial. Nuestro objetivo es ayudar a una persona a vivir más tiempo con una alta calidad de vida.

Las preocupaciones a largo plazo se centran en la recurrencia y un diagnóstico nuevo de otro cáncer primario diferente. Para una victoria a largo plazo, los cambios en el estilo de vida, especialmente en la nutrición y el manejo del estrés, son esenciales. Las estrategias a largo plazo tienen que

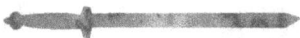

ver con la prevención una vez que una persona ha estado libre de cáncer durante cinco años.

SIN CÓDIGO DE HONOR

Finalmente, no debemos olvidar que el cáncer no tiene código de honor. Golpea donde más duele y pelea sucio. Mientras que la mayoría de las enfermedades avanzan por un camino predecible, el cáncer cambiará su curso de formas inesperadas en momentos impredecibles. Es diferente a otras condiciones en este aspecto.

Con la mayoría de las enfermedades, existe una comprensión clara de cómo se desarrollarán. Tomemos la diabetes, por ejemplo. Un paciente sabe cuáles son sus síntomas actuales, cuáles serán las consecuencias de no recibir tratamiento, qué pasará si recibe tratamiento y qué no sucederá si recibe tratamiento. Existe un patrón bastante sólido en la evolución de la enfermedad. La mayoría de las enfermedades siguen una clásica ruta predecible, por lo que es sencillo comprender el curso de la enfermedad y hacer ajustes con anticipación.

El cáncer, en cambio, no se apega a ninguna ruta clásica. Además, es un transgresor de reglas. Por ejemplo, podemos decir que los tumores cerebrales nunca se diseminan a otros órganos. Como regla general, eso es cierto, y por esta razón, no se clasifican en etapas como otros tipos de cáncer.[8] Sin embargo, tratándose de cáncer convendría seguir la sabiduría popular de "nunca digas nunca".

Los tumores primarios del cerebro, por regla general, no hacen metástasis a órganos distantes. Pero nunca se puede decir 'nunca' porque de vez en cuando eso sucede. Hacer suposiciones no es una opción. Tenemos que prepararnos para lo impredecible. Aunque no podemos predecir con ciento por ciento de certeza, podemos implementar medidas para reducir significativamente los riesgos de evoluciones amenazantes. Por eso, para nosotros, el sistema inmune es el factor crucial.

En nuestra experiencia, optimizar el sistema inmune es mucho más crítico que predecir el comportamiento del cáncer en todo momento. El sistema inmune es el agente más potente que protege de cualquier cuerpo o célula extraños o anormales en cualquier parte del cuerpo humano. De hecho, el sistema inmune en verdad puede asestar un golpe preventivo para atacar al cáncer donde más le duele. En el capítulo once, profundizaremos sobre cómo utilizamos eficazmente la inmunoterapia.

Su sistema inmune es el agente más potente para combatir el cáncer.

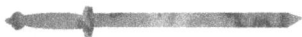

CONCLUSIÓN

En este capítulo, hablamos sobre golpear el cáncer donde le duele. En los próximos capítulos, compartiremos las terapias específicas que usamos para hacer precisamente eso. Siga leyendo para conocer en qué consisten los tratamientos de hipertermia de cuerpo entero, amigdalina, ozonoterapia, vacuna de células dendríticas y nuestra estrategia de **uno-dos-tres golpes** para mantener el cáncer fuera de balance.

Pero antes de pasar al siguiente capítulo, queremos compartir una verdad fundamental. Aunque hemos dicho que el cáncer no es predecible, no todas las sorpresas son malas. A uno de nuestros familiares cercanos le diagnosticaron cáncer de pulmón. El tumor medía menos de dos centímetros, pero se consideró inoperable por otros factores. Tenía un corazón frágil, tenía más de ochenta años y no quería someterse a otro procedimiento médico. En lugar de una cirugía invasiva, los médicos emplearon una estrategia de esperar y observar. El tumor nunca creció lo suficiente como para causarle dificultades y vivió el resto de su vida sin ninguna amenaza de cáncer. El hecho de que la enfermedad no progresara de la forma habitual resultó ser una bendición.

¡Prepárese para recibir bendiciones inesperadas!

HISTORIA DE ESPERANZA

Jenni Beer • Glicoma de Tronco Encefálico •2015

"El 14 de septiembre de 2015, cuando cumplí 39 años, me diagnosticaron glioma del tronco encefálico y me dieron un año de vida. Inmediatamente comencé una dieta cetogénica sin azúcar, además de consultar a un naturópata y comenzar a tomar muchos suplementos naturales conocidos por ayudar en el tratamiento del cáncer. Recibí radiación y tabletas de quimioterapia a fines de 2015 con dos rondas más de tabletas de quimioterapia, pero mis plaquetas seguían bajando. Orábamos e investigábamos diferentes opciones.

Un hombre de la iglesia de mi hermana, llamado Ross Kelly, era capellán voluntario en el Hospital Oasis of Hope en Tijuana, México. Nos llamó y dijo que pensaba que debería ir a Oasis of Hope para recibir tratamiento. Esta recomendación confirmó nuestra investigación y sentimos que era una respuesta a la oración sobre qué camino deberíamos seguir a continuación.

Fui a Oasis of Hope por primera vez en mayo de 2016. Hice cinco visitas más para recibir tratamiento en Oasis of Hope. Mi tumor tuvo una reducción drástica de tamaño y permaneció estable durante cuatro años y sin evidencia de enfermedad progresiva. En noviembre de 2019, tuve una recurrencia de la enfermedad, así que volví para mi séptimo tratamiento a principios de 2020 y sigo nuevamente estable. El Hospital Oasis of Hope ha sido maravilloso para mí. La experiencia del tratamiento no se parece al tratamiento que se recibe en un hospital normal, y las amistades que he hecho en mis visitas de tratamiento han sido muy buenas. Todavía me mantengo en contacto con algunos de los otros pacientes que he conocido en mis diferentes visitas. Este hospital trata a la persona en su totalidad, y los médicos, enfermeras y todo el personal han brindado un gran apoyo y cariño a lo largo del camino. Doy gracias a Dios por haberme llevado al Hospital Oasis of Hope".

—Jenni Beer
Brisbane, Queensland
Australia

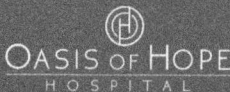

OASIS OF HOPE
HOSPITAL
Stories of Hope

軍爭

CAPÍTULO 9

COMBATA CON FUERZA

La dificultad de la maniobra táctica consiste en convertir lo sinuoso en directo y la desgracia en ganancia.

—Sun Tzu
El arte de la guerra
Cómo maniobrar

Cuando mis hijas eran muy pequeñas, decidí que quería prepararlas para estar seguras en este mundo. Nos inscribimos como familia a clases de Taekwondo. Salíamos de sus clases de ballet, nos poníamos el uniforme y nos preparábamos para dar patadas y puñetazos. La dojang (escuela) nunca había visto tanta gracia en las poomsaes (formas). Ver a mis hijas hacer sus ejercicios fue como ver una producción de ballet con artes marciales.

Si alguna vez tomó Taekwondo, o conoce a alguien que lo haya hecho, una vez que haya dominado algunas técnicas y formas, realizará pruebas para ascender en cintas. El desafío final de cada prueba es romper una tabla con las manos o los pies descalzos. Cuando uno observa a la gente romper tablas, puede suponer que usan tablas blandas especiales. Mis hijas y yo descubrimos que las tablas eran sólidas como una roca y difíciles de romper. En algunas ocasiones, no apliqué la fuerza adecuada a la tabla y el resultado fue justo lo que está imaginando: dolor. Cuando mi hija de cuatro años tuvo que romper una tabla con una patada de hacha, me preocupó que pudiera lastimarse. Lo intentó dos veces y no tuvo éxito. Pude ver una expresión de dolor en su rostro y estaba seguro de que iba a llorar, pero su Sabonim (maestro instructor) estaba seguro de que iba a tener éxito. Él le dio palabras de aliento y le recordó cómo pegarle a la tabla con fuerza. Le dijo que no enfocara su poder en la tabla, sino que lo enfocara unos centímetros detrás de la tabla. También le dijo que la parte de en medio de la tabla era su punto más débil, y si ella apuntaba a eso, seguramente rompería la tabla. Levantó la pierna en el aire, la bajó como una hacha y rompió la tabla como un cuchillo caliente al partir mantequilla. ¡Éxito!

Hay momentos precisos en la lucha contra el cáncer en los que es necesario **combatir con fuerza al enemigo.** Como se mencionó en capítulos anteriores, no estamos de acuerdo con el ataque directo total convencional contra el cáncer porque esas

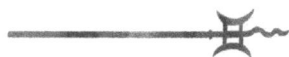

tácticas no protegen la calidad de vida del paciente. La quimioterapia causa un daño colateral devastador a las células sanas de todo el cuerpo. A veces, sus efectos secundarios causan más sufrimiento que la enfermedad. El cáncer tiene fortalezas naturales contra un ataque directo. A veces, tratar de eliminarlo con quimioterapia puede ser como golpear una pared de ladrillos.

A diferencia de la oncología tradicional, nuestra estrategia capitaliza los puntos débiles del cáncer y aplica fuerza donde es más vulnerable. Empleamos terapias que pueden asestar un golpe fatal a las células malignas, sin dañar las células sanas como lo hace la quimioterapia. Este capítulo pondrá en relieve dos de nuestros destructores naturales del cáncer. Pero primero, hablemos de cómo administramos las terapias naturales contra el cáncer para preparar el cuerpo de un paciente y lograr mejores resultados.

Las terapias Oasis of Hope asestan un golpe fatal a las células malignas sin dañar las células sanas.

PREACONDICIONAMIENTO

Sun Tzu enseñó que es un gran desafío convertir las fortalezas y amenazas de un enemigo en una ventaja para el ejército propio. Si puede hacer eso, puede combatir al enemigo con fuerza y ser mucho más efectivo. Según Sun Tzu, convertir los obstáculos en una ventaja requiere maniobrar con el ejército hacia una mejor posición para iniciar el ataque.

Nuestro enfoque para tratar el cáncer es revolucionario en comparación con los métodos de tratamiento convencionales. Con quimioterapia o radiación, el paciente se somete a una terapia agresiva el primer día. En Oasis of Hope, realizamos un preacondicionamiento para ubicar al paciente en una posición más favorable, desde la cual pueda lanzar el ataque. Iniciamos con terapias diseñadas para preparar al paciente para la terapia oxidativa que le administraremos en los días siguientes. Por ejemplo, le administramos Ozono. Los estudios demuestran que el ozono protege a las células sanas de la toxicidad de las terapias oxidativas.[1] También combate la hipoxia dentro de los tumores, haciéndolos más susceptibles al tratamiento.

Sabemos que esta es una táctica eficaz. Hace unos años, nos sentimos animados cuando recibimos una confirmación de cuán efectivo era nuestro preacondicionamiento. Recibimos una visita inesperada de un oncólogo que dirige un centro de radioterapia en el sur de California. Este médico pidió venir para conocer nuestras terapias y conocernos. En la visita, explicó cómo había tratado a cinco pacientes durante los dos

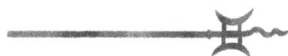

años anteriores que respondían excepcionalmente bien a la radioterapia. Habían respondido tan bien que pudo reducir la dosis de radiación para estos pacientes. Sufrieron efectos secundarios negativos mínimos debido a los rads más bajos. Cuando investigó, encontró un denominador común en los cinco pacientes: Oasis of Hope. Los pacientes habían recibido tratamiento en Oasis of Hope. Vino a Oasis of Hope para averiguar qué estábamos haciendo para que los pacientes pudieran obtener buenos resultados con dosis bajas de radiación. Al ver el protocolo de preacondicionamiento diseñado para aumentar los niveles de oxígeno en el torrente sanguíneo y los tumores, dijo: "Ahora tiene sentido. Cuando me especializaba en oncología en la década de 1970, nos dijeron que si podíamos aumentar los niveles de oxígeno de nuestros pacientes, podríamos reducir las dosis de radiación. No tengo idea de por qué los oncólogos no realizan terapias con oxígeno".

Después de nuestras terapias de preacondicionamiento, el paciente está posicionado y listo para enfrentarse al cáncer con fuerza. Tenemos un protocolo de oxidación que ampliaremos más en los siguientes capítulos. Ahora, hablemos más sobre una terapia que puede atacar el cáncer justo donde le duele. Es como un trabajo interno porque utiliza la falta de una enzima en las células malignas para liberar su fuerza anticancerígena.

QUE SALGA LO NUEVO Y ENTRE LO VIEJO

Contamos con un equipo de investigación fenomenal que trabaja mano a mano con nuestros médicos. Combinar la investigación con la práctica clínica conduce a algunos avances interesantes. Siempre estamos evolucionando y buscando mejores formas de combatir el cáncer con fuerza mientras protegemos la calidad de vida de nuestros pacientes. Pero la expresión "que salga lo viejo y entre lo nuevo", no siempre es la respuesta. A veces, "que salga lo nuevo y entre lo viejo" es más efectivo. No todo lo antiguo es obsoleto. La última vez que lo comprobamos, el aire y el agua siguen siendo muy populares en la raza humana. Todos necesitamos respirar y mantenernos hidratados. ¡Imagínese a un médico diciéndole que el aire y el agua están obsoletos! Los avances en la medicina son útiles, pero algunas medicinas de muchos años atrás, incluso antiguas, han demostrado ser eficaces. No tiramos algo solo porque es viejo.

Comenzamos a usar nuestro primer tratamiento alternativo de cáncer en 1963, y todavía lo usamos hoy. Los estudios realizados tan recientemente como 2019 confirman sus múltiples acciones terapéuticas contra el cáncer. **Sí, estamos hablando de la amigdalina, también conocida como laetrile y vitamina B17.** Estamos orgullosos de que nuestro

fundador, el Dr. Ernesto Contreras, fue el primer médico en usar amigdalina en México. Todas las clínicas en México que lo utilizan tienen que agradecer al Dr. Contreras. El uso de la amigdalina se remonta más allá de 1963. Se utilizó por primera vez como tratamiento de cáncer en 1845 en Rusia y en Estados Unidos en la década de 1920.[2] Cobró importancia en la década de 1950, cuando se llamó por primera vez laetrile. El *establishment* lo descartó por completo en las décadas de 1960 y 1970. Es tan controvertido ahora como lo fue entonces. Los oponentes de la amigdalina señalan la falta de estudios clínicos. Los defensores alegan que los estudios en el pasado fueron manipulados y hechos para probar que la amigdalina es inútil.

Al considerar la validez de la amigdalina, siga la ciencia. Los datos son mejores que la controversia. El resurgimiento del interés de la comunidad científica por la amigdalina ha generado muchos estudios que se han publicado en las principales revistas médicas revisadas por pares. *Cancer Medicine* publicó un estudio en mayo de 2019 que decía: "Se sabe que la amigdalina tiene un efecto antitumoral en tumores sólidos como el cáncer de pulmón, el cáncer de vejiga y el carcinoma de células renales al afectar el ciclo celular, inducir apoptosis y citotoxicidad, y regular la función inmunológica".[3]

Nos complace que la Biblioteca Nacional de Medicina de Estados Unidos haya puesto este estudio a disposición en línea en https://www.ncbi.nlm.nih.gov/pmc/articles/ PMC6558459/. Por el contrario, estamos descontentos con las políticas de Google que prohíben la publicidad de organizaciones que publican información sobre la amigdalina. (¿Se deberá a la gran industria farmacéutica?) Podría haber un libro completo sobre los esfuerzos para suprimir la información sobre la amigdalina y otras terapias alternativas. Sin embargo, este libro comparte la evidencia científica de los tratamientos alternativos de cáncer y las estrategias de Oasis of Hope diseñadas para abatir el cáncer.

ACLAREMOS LA CONFUSIÓN DEL NOMBRE

En Oasis of Hope, usamos amigdalina. La amigdalina es la medicina natural derivada de los huesos de chabacano. Laetrile es el nombre que dio el Dr. Ernest Krebs, Jr., en 1949, al producto creado cuando sometió la amigdalina a un proceso sintético para purificarla. El nombre laetrile combina las palabras *laevorotatory* (laevorrotatorio) y *mandelonitrile* (mandelonitrilo), refiriéndose a su estructura molecular.

La curiosidad de Krebs respecto a la amigdalina se basó en su interés por la longevidad del pueblo Hunza que vive en el Himalaya en la parte más septentrional de Pakistán. Los hunza

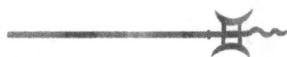

son conocidos por su longevidad. Algunos hunza viven hasta ciento treinta y cinco años.

Krebs señaló que la incidencia de cáncer en Hunza era extremadamente baja. Observó que los pilares de su dieta eran chabacano, la almendra amarga del hueso de chabacano, nueces crudas, habas, sorgo y trébol. Todos estos alimentos son fuentes de amigdalina. Krebs teorizó que la amigdalina en la almendra amarga era una vitamina que faltaba en la dieta de la mayoría de las personas. La estructura de la amigdalina es similar a la de una vitamina B y, por lo tanto, se denomina vitamina B17. No está reconocida como vitamina por el Instituto Americano de Nutrición.[4] Estamos de acuerdo en que la amigdalina no es técnicamente una vitamina. Por definición, una vitamina es algo que el cuerpo necesita para mantener la salud y, en su ausencia, finalmente ocurrirá la muerte. Los humanos pueden sobrevivir sin amigdalina. Ya sea que se le llame amigdalina, laetrile o vitamina B17, lo importante son sus cualidades anticancerígenas.

UN TRABAJO EN EL INTERIOR

La amigdalina puede combatir el cáncer con fuerza. Es fascinante que la lucha de la amigdalina contra los tumores sea un trabajo en el interior porque aprovecha los rasgos metabólicos de las células cancerosas para atacar los tumores. La amigdalina libera cianuro dentro de las células malignas cuando se metaboliza. El radical cianuro de la amigdalina es su principal mecanismo de eliminación del cáncer.[5] El cianuro solo se libera dentro del tumor. Por eso decimos que es un trabajo en el interior. Las células sanas tienen una enzima protectora llamada rodanasa. La rodanasa previene la liberación de cianuro dentro de las células normales. Las células cancerosas no tienen rodanasa. La amigdalina es inocua para las células sanas, pero puede ser letal para las células malignas. En marcado contraste con la quimioterapia que destruye al cáncer y a las células sanas por igual, la amigdalina solo destruye a las células malignas y proporciona beneficios adicionales a los pacientes.[6]

EL USO DE AMIGDALINA ESTÁ BASADO EN EVIDENCIA

Los críticos de la amigdalina señalan la falta de pruebas de su eficacia como tratamiento de cáncer. A menudo argumentan que todos los estudios de casos son anecdóticos y no se han realizado con un método científico. La mejor manera de difundir esta crítica es proporcionar evidencia publicada en revistas médicas revisadas por pares. Antes, compartimos uno de los muchos estudios recientes. Nos complace que se estén

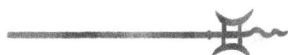

realizando más estudios. Echemos un vistazo a las cualidades de la amigdalina para combatir el cáncer que se han encontrado en los estudios.

LA AMIGDALINA INHIBE LA ANGIOGÉNESIS

Un plan para controlar el cáncer comienza con la comprensión de cómo crecen los tumores. La angiogénesis es la formación de nuevos vasos sanguíneos. Las células cancerosas, al igual que las células sanas, necesitan que la sangre les suministre glucosa para seguir creciendo. A medida que un tumor crece, su centro tiende a cortarse del suministro de sangre. El tumor envía factores angiogénicos que provocan la formación de nuevos vasos sanguíneos. Sin angiogénesis, es difícil que el cáncer progrese. Si un tumor puede estimular la formación de cientos de nuevos capilares, puede crecer sin limitaciones.[7] La inhibición de la angiogénesis es clave para controlar el crecimiento del cáncer o incluso para destruirlo. Un estudio encontró que la amigdalina tiene efectos inhibidores de angiogénesis.[8] Este efecto antitumoral debería ser evidencia suficiente para incluir la amigdalina en el tratamiento del cáncer. Pero la amigdalina posee muchas más cualidades anticancerígenas.

LA AMIGDALINA INDUCE LA APOPTOSIS

La apoptosis -muerte celular programada- es el mecanismo mediante el cual termina la vida de cada célula en el momento adecuado. Luego se hace espacio para una célula de reemplazo. Los tumores tienen genes que suprimen la apoptosis. La ausencia de apoptosis es la razón por la cual las células cancerosas son prácticamente inmortales y mucho más difíciles de destruir. Por fortuna, varios nutrientes pueden inducir la apoptosis en las células cancerosas. En 2012, un estudio en China identificó cómo induce la amigdalina la apoptosis.[9] El estudio se realizó en líneas celulares humanas de cáncer de cuello uterino. Se observó que la amigdalina regula a la baja la proteína anti-apoptótica Bcl-2 y regula a la alza la proteína Bax proapoptótica. Antes de este estudio, se pensaba que la amigdalina funcionaba solo a través de la necrosis, cuando en realidad también funciona a través de la apoptosis.

LA AMIGDALINA DIFICULTA LA METÁSTASIS

El Dr. Sugiura no es el único investigador que descubrió la capacidad de la amigdalina para obstaculizar las metástasis. En 2014, investigadores de Alemania realizaron un estudio in vitro

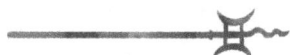

sobre los efectos de la amigdalina en las células cancerosas de vejiga. Observaron que "la amigdalina altera el comportamiento migratorio de las células tumorales". [10] Este hallazgo respalda el uso de la amigdalina porque la mayoría de las muertes por cáncer son el resultado de metástasis, no del tumor primario. Para la supervivencia a largo plazo, es fundamental prevenir o controlar las metástasis.

LA AMIGDALINA PRODUCE UN EFECTO ANTIINFLAMATORIO Y EFECTOS ANALGÉSICOS

En 2013, investigadores de la Segunda Universidad de Nápoles, Italia y el Departamento de Ingeniería Química de la Universidad de Barcelona, España llevaron a cabo un estudio. El estudio encontró que la amigdalina suprime la expresión genética que promueve la respuesta inflamatoria. [11] Otro estudio realizado en Corea en 2007 concluyó que "la amigdalina produce efectos antiinflamatorios y analgésicos". [12] Estos hallazgos son significativos ya que la respuesta inflamatoria puede propiciar un aumento en la disponibilidad de nuevos vasos sanguíneos que pueden alimentar el crecimiento del tumor.

Un efecto secundario favorable de la amigdalina es el control del dolor. El efecto analgésico nos permite alejar a los pacientes de los analgésicos adictivos o reducir la dosis. La amigdalina es tan eficaz en el control del dolor que está registrada como analgésico en México.

INHIBIDOR DE LA PROLIFERACIÓN DE CÉLULAS CANCEROSAS DE PULMÓN

En 2004, investigadores de China realizaron un estudio que demostró que la amigdalina inhibe la proliferación de células cancerosas de pulmón.[13] Esto es digno de mencionarse, ya que treinta y un años antes, el Dr. Sugiura del Memorial Sloan Kettering concluyó que la amigdalina inhibía las metástasis pulmonares. La base de la ciencia es la observación y la capacidad de repetir los resultados cuando se usa el mismo método. Los estudios en curso continúan demostrando el efecto de la amigdalina en la estabilización de tumores y el retraso en su crecimiento, al igual que el estudio publicado en *Cancer Medicine* en mayo de 2019. Teniendo en cuenta el conjunto de pruebas de las acciones anticancerígenas de la amigdalina que presentan estos estudios, hacemos un llamado a la FDA y al NCI para que la acepten.

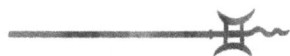

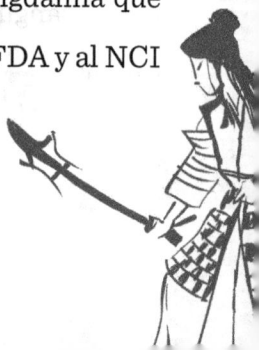

Oasis of Hope ha administrado amigdalina a decenas de miles de pacientes con cáncer desde 1963. Hemos determinado que la amigdalina es completamente segura y eficaz. Tenemos la esperanza de que continúe la investigación sobre el cáncer y el uso de amigdalina y que en el futuro ante el conjunto de pruebas la FDA se vea obligada a aprobarla para el tratamiento de cáncer en Estados Unidos.

LA NECESIDAD DE ALTERNATIVAS A LA QUIMIOTERAPIA

El 23 de diciembre de 1971, el presidente Richard Nixon firmó la "Ley Nacional del Cáncer", el Proyecto de Ley del Senado 1828 (SB1829).[1] Esta legislación fue la declaración de guerra de Estados Unidos contra el cáncer. El SB1829 permitió que los fondos para la investigación de cáncer fueran aprobados directamente por el presidente de los Estados Unidos, sin pasar por los canales y procesos normales para la aprobación del presupuesto. El aumento en el financiamiento fue superado por el aumento en la incidencia y la mortalidad por cáncer. En 1970, el número de muertes anuales por cáncer llegó a 407,000 estadounidenses.[15] Avanzando rápido hasta 2020, cuarenta y nueve años después de que se declaró la guerra contra el cáncer, las muertes anuales por cáncer en Estados Unidos superarán las 607,000.[16]

Sin embargo, hay buenas noticias. Según la Sociedad Estadounidense de Cáncer, las muertes por cáncer tanto en hombres como en mujeres han disminuido en un veintiséis por ciento desde que alcanzó su punto máximo en 1991.[17] Pero esta reducción se atribuye a la disminución del consumo de tabaco y a la detección temprana, no al mejoramiento de los tratamientos de cáncer. Aunque la tasa de mortalidad ha disminuido, el número absoluto de muertes por cáncer sigue aumentando cada año, al igual que la población.

Otro número que sigue aumentando es el gasto en el desarrollo de nuevos medicamentos. El *Centro Tufts para el Estudio del Desarrollo de Medicamentos* ha documentado que el costo de desarrollar, probar y registrar un solo medicamento nuevo de cáncer ha aumentado a más de $ 2.7 mil millones USD (billones estadounidenses).[18] El alto costo del desarrollo de medicamentos explica en parte por qué cada tratamiento con nuevos medicamentos como Opdivo, Keytruda, Kadcyla y Afinitor puede costar entre $10,000.00 USD y $ 100,000.00 USD. Un mes de tratamiento con Kymriah, un medicamento contra la leucemia, cuesta más de $ 475,000.00 USD.

Si bien los nuevos medicamentos para cáncer prometen mejores resultados, al menos en el corto plazo de cuatro a seis meses, muchos pacientes no pueden pagarlos. Las compañías de

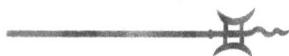

seguros y Medicare frecuentemente niegan el pago de medicamentos tan costosos.

Es un error pensar que Medicare cubre todos los medicamentos. Medicare limita la cobertura. Su política establece: "Su médico u otro proveedor de atención médica pueden recomendarle que obtenga servicios con más frecuencia de la que cubre Medicare. O pueden recomendar servicios que Medicare no cubre. Si esto sucede, es posible que deba pagar algunos o todos los costos. Es importante hacer preguntas para comprender por qué su médico recomienda ciertos servicios y si Medicare los pagará".[20] El costo exorbitante de las nuevas terapias dirigidas sigue haciendo que el tratamiento sea inaccesible para grandes segmentos de la población.

El Sistema Nacional de Salud (NHS, en inglés) del Reino Unido ha publicado una lista de 25 quimioterapias que no cubrirá. El NHS simplemente afirma que para proporcionar nuevos y costosos medicamentos contra el cáncer, tendría que recortar otro tipo de atención médica de su presupuesto.[21] El acceso a dichos medicamentos se obtiene solo mediante el pago personal. Solo los ricos que pueden pagar en efectivo en hospitales privados pueden acceder a las quimioterapias más nuevas y caras. Si los nuevos medicamentos son económicamente, ¿existen opciones de tratamiento asequibles que se comparen con los costosos medicamentos maravillosos?

Ofrecemos una alternativa natural a las costosas quimioterapias: el ascorbato (vitamina C). Es asequible y ha demostrado ser segura y eficaz. Administramos la vitamina C intravenosa en altas dosis (HDIVC). Analicemos la evidencia científica que respalda el uso de HDIVC para tratar pacientes con cáncer.

EL PRIMER USO DE HDIVC

El Instituto Nacional del Cáncer informa que en 1972, el Dr. Ewan Cameron y el Dr. Andrew Campbell fueron los primeros médicos en estudiar el uso de la vitamina C para tratar el cáncer. En 1976, se asociaron con el Dr. Linus Pauling, ganador del Premio Nobel, para realizar ensayos clínicos. Se encontró que el nivel de vitamina C en el suero sanguíneo para producir efectos anticancerígenos podía administrarse oralmente. También se encontró que la administración intravenosa de la vitamina podría alcanzar los niveles en suero sanguíneo necesarios para producir la muerte de las células cancerosas. El NCI declara: "La investigación sugiere que las concentraciones farmacológicas de ascorbato, como las que se logran con la administración intravenosa, pueden provocar la muerte celular

en muchas líneas de células cancerosas".[22]

LA OPOSICIÓN

Todo tratamiento oncológico prometedor encuentra la oposición de quienes no creen en su valor. Algunos investigadores invertirán tiempo en desacreditar la terapia. HDIVC no es una excepción. El primer argumento en contra del uso de vitamina C intravenosa es que la mayoría de los estudios se han realizado in vitro y hay una falta de estudios in vivo. En febrero de 2015, un grupo de investigadores publicó su revisión sistemática de estudios clínicos sobre HDIVC en la prestigiosa revista *The Oncologist*.[23] Reiteraron la información bien establecida de que la vitamina C oral no tiene efecto antitumoral. El grupo continuó diciendo que faltaban estudios doble ciego (in vivo) para proporcionar evidencia de alta calidad sobre que la vitamina C intravenosa posee cualidades antitumorales o que puede mejorar la quimioterapia o reducir su toxicidad. Para resumir su argumento, los investigadores aceptan que HDIVC destruye las células cancerosas in vitro, pero quieren que se realicen más estudios en humanos.

La segunda objeción al uso de HDIVC es que el mecanismo de acción no está bien definido. Un estudio publicado en *Frontiers in Oncology* en 2014 informó que "la mayoría de las investigaciones hasta la fecha concluyeron que el aumento de ascorbato [vitamina C] condujo a una disminución del crecimiento tumoral, pero los datos sobre los mecanismos y la dosis no son concluyentes". [24] Para resumir este argumento, los científicos afirman que HDIVC es eficaz, pero que no debe utilizarse porque se desconoce el mecanismo preciso de cómo destruye el cáncer.

Señalemos que en ambos argumentos en contra de HDIVC, los estudios reconocen que la vitamina C intravenosa destruye las células cancerosas. Los estudios se centran en detalles que no desacreditan al HDIVC como un agente anticáncer viable.

Para abordar estos dos argumentos, revisemos varios casos de pacientes que han sido publicados por el NCI y otros. También compartiremos con usted los resultados de varios estudios sobre el mecanismo de acción de HDIVC.

CASOS CLÍNICOS DE USO DE HDIVC EN HUMANOS

Varios investigadores, incluyendo Mark Levine del Instituto Nacional del Cáncer (NCI), han revisado varios casos de pacientes utilizando las Pautas de la Serie de Mejor Caso del NCI. Después de terminar su revisión, concluyeron: "A la luz de los recientes hallazgos farmacocinéticos clínicos y la evidencia in vitro de los mecanismos antitumorales, estos reportes de

casos indican que se debe reevaluar el papel de la terapia de vitamina C intravenosa en el tratamiento del cáncer". En otras palabras, los investigadores reconocen que HDIVC no debe descartarse, sino que debe considerarse con más cuidado. Veamos tres estudios de caso publicados en el documento oficial mencionado antes por Levine y sus colaboradores.[25]

ESTUDIOS

Paciente 1: Carcinoma de células renales con metástasis

Una mujer diagnosticada con un tumor en el riñón que se había extendido a los pulmones recibió tratamiento con HDIVC. La tomografía computarizada demostró que hubo regresión tumoral en el riñón y en la metástasis pulmonar.

Paciente 2: Cáncer de vejiga

A un paciente masculino con un tumor primario de la vejiga con tumores satélites a su alrededor, se le extirpó parte de la vejiga. Se le administró la terapia HDIVC y suplementos. Nueve años después del diagnóstico, se observó que el paciente se encontraba en buen estado de salud sin recurrencia ni metástasis.

Paciente 3: Linfoma

A una paciente se le diagnosticó linfoma en enero de 1995. La paciente se sometió a un ciclo de radiación de cinco semanas seguido de dos tratamientos de HDIVC por semana durante dos meses. Luego tomó el tratamiento con HDIVC cada dos o tres meses hasta diciembre de 1996, momento en el que no había signos de linfoma o metástasis. En 2006, la paciente continuó en buen estado de salud sin recurrencias. Nunca recibió quimioterapia ni radioterapia adicional.

Caso de paciente con cáncer de mama

Breast Cancer

Otro caso de paciente se publicó en el *Journal of Orthomolecular Medicine* en 2017. Una paciente con cáncer de mama metastásico recibió HDIVC. Después de tres meses de tratamiento, los marcadores tumorales de la paciente mejoraron. Las metástasis a sus huesos y pulmones ya no estaban presentes según una exploración PET. La paciente optó por HDIVC porque la quimioterapia previa ya no era una opción. Ella entró en remisión completa después del tratamiento con HDIVC.[26]

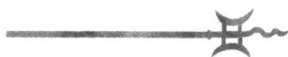

Cáncer de hígado con metástasis pulmonar

Hepatic Cancer with Lung Metastasis

Una paciente con cáncer primario de hígado y metástasis a los pulmones también respondió a HDIVC. En este caso, publicado en el *Yonsei Medical Journal,* la paciente rechazó la quimioterapia después de que no logró reducir la metástasis en los pulmones. Después de tomar HDIVC dos veces por semana durante un periodo prolongado, la metástasis pulmonar mostró una regresión completa.[27]

SEGURA Y EFECTIVA

En los cuatro casos anteriores, está claro que HDIVC es segura y eficaz. Investigadores de la Universidad Estatal de Wichita en Kansas (WSU) publicaron una revisión de casos recopilados durante dieciséis años de pacientes que habían recibido HDIVC. También concluyeron que la vitamina C intravenosa administrada en dosis altas es segura y eficaz. Los investigadores informaron que sus datos representaban "194,054 gramos o 427 libras de vitamina C intravenosa administrada a doscientos setenta y cinco pacientes sin signos de enfermedad renal grave o cualquier otro efecto secundario significativo".[28] Los hallazgos de WSU son congruentes con la experiencia que hemos tenido en el Hospital Oasis of Hope en el tratamiento de miles de pacientes durante las últimas seis décadas.

LOS MECANISMOS TERAPÉUTICOS DE HDIVC

Resulta sorprendente, el mecanismo principal de eliminación del cáncer por HDIVC es el mismo que el de algunos agentes quimioterapéuticos y todos los tipos de radiación: el estrés oxidativo. La Dra. Ananya Mandal define el estrés oxidativo como "Esencialmente un desequilibrio entre la producción de radicales libres y la capacidad del cuerpo para contrarrestar o destoxificar sus efectos nocivos mediante la neutralización por antioxidantes".[29] HDIVC produce un efecto que destruye el cáncer a través de un mecanismo pro-oxidativo.[30] Muchas células cancerosas tienen un contenido muy bajo de la enzima antioxidante catalasa. Como resultado, las células malignas luchan por defenderse del estrés oxidativo inducido por la HDIVC.[31] HDIVC tiene un efecto destructor selectivo.[32] En algunos casos, HDIVC destruye el cáncer tan eficazmente como la quimioterapia y la radiación sin dañar las células sanas como lo hacen los tratamientos convencionales de cáncer.

Los investigadores han identificado un mecanismo por el cual HDIVC promueve un efecto anticancerígeno. HDIVC es un profármaco para la liberación de peróxido de hidrógeno (H_2O_2) a los tumores, lo que induce citotoxicidad y muerte celular.[33] La oxigenación tumoral debe aumentarse para liberar todo el potencial de HDIVC para producir peróxido de hidrógeno. Hacemos esto en Oasis of Hope mediante la administración de ozono la cual se menciono anteriormente como parte del protocolo de preacondicionamiento.

HDIVC Y OZONO: VERDADEROS DESTRUCTORES DEL CÁNCER

Los tumores sólidos son tanto hipóxicos como ácidos.[34] Los tumores que tienen niveles bajos de ascorbato (vitamina C) tienen un mayor nivel de factor inducible por hipoxia (HIF).[35] HIF regula al alza las expresiones génicas que brindan a las células cancerosas ventajas metabólicas y de supervivencia en la mayoría de los ambientes con poco oxígeno de los tumores. Al aumentar el nivel de vitamina C en los tumores, HIF se puede regular a la baja. Esta regulación a la baja abre la puerta a la oxigenación del tumor. Para que la vitamina C promueva el estrés oxidativo, debe recibir oxígeno. Cuando se introduce ozono en el torrente sanguíneo de un paciente, provoca un efecto de cascada. Los estudios han demostrado que la autohemoterapia con ozono (O3-AHT) reduce la hipoxia tumoral y ayuda a inhibir el comportamiento agresivo de un tumor.[36] O3-AHT aumenta el nivel general de oxigenación. La mayor disponibilidad de oxígeno facilita la producción de peróxido de hidrógeno (H_2O_2) de la vitamina C. Cuando se forma H_2O_2 en los fluidos que rodean un tumor, se difunde en las células cancerosas y las destruye al dañar su capacidad para sintetizar ADN.

En años recientes, Mark Levine del Instituto Nacional del Cáncer e investigadores del Centro de Medicina Integrativa de la Universidad de Kansas han abierto el camino hacia una mayor investigación y estudio de la eficacia de HDIVC para el tratamiento de pacientes con cáncer. Sus hallazgos son congruentes con nuestra experiencia de más de cincuenta y siete años administrando HDIVC a miles de pacientes. Los estudios realizados en Bélgica, Brasil, Chile, Canadá, Alemania, Italia, Corea y Nueva Zelanda confirman que la vitamina C intravenosa en dosis altas para el tratamiento del cáncer:

- Es segura [37]
- Es efectiva. En múltipes estudios clínicos, HDIVC aumentó la supervivencia total y sin progresión [de cáncer].[38]
- Produce un efecto anti-inflamatorio al inhibir las citocinas pro-inflamatorias.[39]
- Puede erradicar las células madres del cáncer.[40]
- Aumenta el apetito, mejora los ciclos de sueño, disminuye la fatiga y la depresión en pacientes que toman al mismo tiempo quimioterapia.[41]

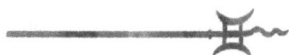

- Destruye células cancerosas selectivamente.[32]
- Ha mostrado resultados objetivos (reducción de tumor) en pacientes que dejaron la quimioterapia y en su lugar optaron por HDIVC.[26]

Teniendo en cuenta las evidencias de la eficacia de HDIVC junto con nuestras décadas de uso exitoso, Oasis of Hope continuará utilizando esta alternativa segura y eficaz a la quimioterapia en el largo plazo.

CONCLUSIÓN

En capítulos anteriores, nos concentramos en terapias específicas que aprovechan los rasgos metabólicos del cáncer contra el mismo sin realizar un ataque directo. En este capítulo, hemos compartido las evidencias científicas de dos terapias, la amigdalina y la HDIVC, que atacan directamente a los tumores. Confiamos plenamente en la seguridad y eficacia de estos dos tratamientos que podrían considerarse alternativas a la quimioterapia, o bien, quimioterapias naturales. La gran ventaja que ofrecen estos destructores del cáncer es que atacan al enemigo con fuerza sin provocar daños colaterales a las células sanas.

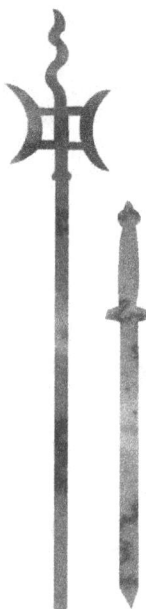

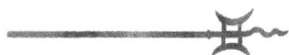

HISTORIA DE ESPERANZA

Michelle Tucker • Cáncer de mama y páncreas • 1990

"Soy tres veces guerrera contra el cáncer de mama y el cáncer de páncreas. He tenido la suerte de ser madre de tres hijos increíbles, enfermera titulada por mi trayectoria profesional; he dominado el arte del tatuaje y soy una artista que cree en compensar a mis hermanos y hermanas que han soportado una mastectomía tatuándoles la areola.

Soy sobreviviente tres veces de cáncer de mama IDC, también conocido como carcinoma ductal invasivo etapa 3, BRCA +. Mi primer susto fue cuando tenía 19 años. Sí, solo 19 años. Mi pezón se invirtió y comenzó a drenar una sustancia negra del centro. Me sometí a una lumpectomía y en ese tiempo recibí solo unas pocas semanas de quimioterapia oral. Seguí con mi vida, carrera y tuve hijos. Ustedes saben como es. Estás en la mitad de la vida y luego ¡bum!, tienes una sensación extraña en el estómago, y sigues y haces una cita con el médico. Creo que tenemos que defendernos a nosotros mismos.

Avanzo rápido hasta mediados de mis 30. Me acababa de mudar a Arizona. Fue una época muy ocupada en mi vida. Estaba haciendo un acto de equilibrio cuando recibí una llamada temprano en la mañana de que tenía cáncer de mama en etapa 3. Me sometí a una mastectomía parcial y comencé el tratamiento que consistía en sesiones de radiación cinco días a la semana, seguidas por dos años de quimioterapia intravenosa intensa. Se me cayó el cabello, perdí el sentido del gusto y aumentó mi sentido del olfato. Tuve la suerte de vencer esa batalla y me recetaron tamoxifen. Me dijeron que permaneciera con éste durante cinco años. Llegué a 3.5 años con este medicamento hasta que me hice una prueba de seguimiento: una tomografía PET. Luego, a finales de mis 30, me encontré nuevamente en el campo de la quimioterapia. Opté por una mastectomía bilateral completa según la recomendación de mi cirujano y oncólogo porque el cáncer estaba en mi otro seno. Unos meses después, tuve una histerectomía, nuevamente por la seria recomendación de mi oncólogo. Es por la gracia de DIOS y su voluntad que lo superé. Estuve en remisión durante casi tres años a partir de ese momento.

Avanzo rápido hasta diciembre de 2016, una vez más, el cáncer regresó. Esta vez fue cáncer de páncreas debido a una metástasis de mi cáncer anterior. Seguí el régimen de quimioterapia para cáncer de mi médico. Recibí quimioterapia intravenosa cada veintiún días o algo así, dependiendo de mi análisis de sangre. En julio de 2018, mi oncólogo me llamó a su consultorio después de mi tratamiento de quimioterapia, y me dijo que no podían hacer nada más por mí. Mis estudios y análisis de sangre mostraron evidencia de que no estaba mejorando. Me miró a los ojos y dijo: "Michelle, te doy 30 días como máximo. Ve a tu casa, pon tus asuntos en orden y vive tus últimos días". Ordenó una evaluación del hospital para enfermos terminales y me envió al mismo. Mientras salía de su consultorio, me volví hacia él y le dije: "NOS VEMOS EN 30". Regresé a casa devastada, por decir lo mínimo, sin saber cómo decírselo a mis hijos. Decidí tomar un baño caliente y orar a Dios para que me diera una idea. Pedí a DIOS un mensaje.

Mientras me bañaba, escuché una voz en mi cabeza que me decía que buscara opciones de tratamiento alternativo en México. Seguí ese mensaje y salté de la bañera inmediatamente y busqué en Google tratamientos alternativos para cáncer. Recuerdo que la información tardó más de lo habitual en aparecer en mi computadora. Cuando se cargó, mi computadora aterrizó en OASIS OF HOPE. Llené el formulario con un párrafo describiendo mi travesía hasta esa fecha y, 15 minutos después, sonó mi teléfono y se me pidió que enviara más información.

Volé a México unos días después. Mientras entraba por la puerta, sentí una paz abrumadora que se apoderó de mi espíritu de inmediato. Es como si una inundación se desbordara sobre mí. En ese mismo momento, supe que ya no estaba sola en esto, aunque había entrado a Oasis of Hope sola. Es muy difícil expresar con palabras cómo Oasis of Hope te hace sentir en el momento en que entras por la puerta. ¡TODO el personal te hace sentir como si fueras su familia! Los pacientes vienen de todo el mundo para buscar tratamiento en Oasis of Hope y se convierten en familia.

El tratamiento en Oasis of Hope no es el mejor del mundo. El Dr. Contreras y sus colegas te hablan como persona, no como paciente de cáncer. Aquí no hay síndrome de bata blanca. Quiero decir, ¿quién más corre hacia su equipo de oncología y los ABRAZA? La sala de tratamiento en sí tiene grandes ventanas de vidrio y es hermosa, dejando entrar mucha luz natural. Es acogedora y convierte el recuerdo de las aterradoras salas de tratamiento de otras clínicas en una serenidad pacífica. Te enseñan cómo comer correctamente, cocinar, comprar alimentos, descifrar los ingredientes y vivir una vida larga y saludable con cáncer.

En la sala de tratamiento, te recuerdan que te apoyes en DIOS, abras tu corazón y lo alabes incluso en la oscuridad. Soy prueba de eso. Han pasado DOS años en agosto de 2020, desde que me dieron 30 días de vida. Al igual que en un maratón, debes mantener la mente concentrada y ser fuerte. El cáncer no es un esprint... es un maratón".

—Michelle Tucker, Cancer Warrior
Queen Creek, Arizona
Estados Unidos

九變

CAPÍTULO 10

CAMBIOS

*El general que comprende a fondo las ventajas
que acompañan a la variación de tácticas sabe
cómo manejar a sus tropas.*

—Sun Tzu
El arte de la guerra
Variación en las tácticas

Nolan Ryan es uno de los mejores lanzadores que se haya visto jamás en el béisbol. Su carrera de veintisiete años está plagada de récords empezando por ser el jugador que tuvo la carrera más larga. Ningún otro lanzador en la historia ha igualado su récord de strike-outs de 5,714[1] bateadores y siete juegos sin hits.[2] ¡Lanzaba una potente bola rápida que se destacó como la más veloz de la historia, y salió disparada por el aire a 108 millas por hora![3] Pero no fue su bola rápida la que hizo ganar el juego el 1 de junio de 1973.

Ryan estaba lanzando para los Angelinos de Anaheim y necesitaba un out final para ganar y establecer un récord personal de cuatro juegos sin hits. Se enfrentó al segunda base de los Orioles, Bobby Grich, quien no se quedó atrás con los 224 jonrones en su carrera.[4] Grich era un gran bateador de bolas rápidas, pero todos estaban al borde de su asiento, y la cuenta era de tres bolas y dos strikes. ¿Podría manejar Grich la bola rápida de Ryan? ¿Jonronearía Grich el lanzamiento más rápido que jamás se hubiera realizado o se dejaría aplastar? Lo que vino después estuvo más allá de la capacidad de cálculo de Grich y resultó en un swing, un error, un ponche, la victoria número 100 para Ryan y su cuarto juego sin hits igualando el récord de Sandy Koufax. Ryan varió sus tácticas. No envió su bola rápida casi imposible de golpear. Lanzó un cambio, un lanzamiento fuera de velocidad que cruza el plato a una velocidad mucho más lenta. Era un maestro de los cambios.[5] Enfrentarse a Ryan fue difícil porque alternaría entre su bola rápida, el cambio y un slider increíble. Ryan sabía que para ganar, no podía seguir haciendo lo mismo una y otra vez. Para ganar, necesitaba mantener a su oponente adivinando.

En este capítulo, cubriremos algunos temas diferentes. El hilo conductor que los unirá será cómo mantener el cáncer fuera de balance cambiando los tratamientos. Comenzaremos explicando qué cambios se han realizado en cirugía, radiación y quimioterapia y los cambios que aún deben realizarse. Terminaremos el capítulo con las estrategias más efectivas que usamos para cambiar el tratamiento de cáncer y mantener a éste adivinando y vulnerable a nuestros ataques.

LOCURA EN ONCOLOGÍA

Albert Einstein pudo haber sido el genio que declaró: "La locura es hacer lo mismo una y otra vez y esperar un resultado diferente".[6] El diccionario Oxford define la locura como una estupidez o irracionalidad extremas.[7] En Oasis of Hope, definimos la locura como insistir en ponerse agresivo con la quimioterapia, la radiación o la cirugía cuando el tratamiento ya no ayuda al paciente y está destruyendo su sistema inmune y su calidad de vida. Cuando un tratamiento ya no funciona, lo más sensato es cambiarlo. Los pacientes se beneficiarían enormemente si los oncólogos clínicos y las empresas farmacéuticas aplicaran esa lógica a los tratamientos convencionales. El momento de hacer cambios en el tratamiento del cáncer es ahora.

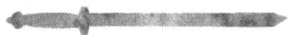

SE NECESITAN CAMBIOS POSTIVOS

El presidente Franklin D. Roosevelt firmó la Ley Nacional del Cáncer el 5 de agosto de 1937 para establecer el Instituto Nacional del Cáncer como la principal organización de investigación del cáncer en los Estados Unidos.[8] Durante los siguientes treinta años, las tasas de cáncer aumentaron a un ritmo alarmante. En respuesta al clamor del público estadounidense, el presidente Richard Nixon firmó la Ley Nacional del Cáncer el 23 de diciembre de 1971 para aumentar significativamente el financiamiento de la investigación del cáncer y declaró la guerra al cáncer. ¿Cuál ha sido el resultado de los esfuerzos concertados de investigación y tratamiento del cáncer durante los últimos cincuenta años? Es fácil perderse en los datos y la interpretación que hacen los grupos con intereses especiales, pero consideremos los datos publicados. A principios de la década de 1970, al comienzo de la guerra contra el cáncer, se estimaba que 665,000 estadounidenses serían diagnosticados con cáncer y 350,000 personas morirían de cáncer cada año en los Estados Unidos.[9] Aproximadamente tres millones de personas estaban lidiando con el cáncer en 1973.[10] Casi cinco décadas después, en 2019, el Instituto Nacional del Cáncer estimó que 1,762,450 estadounidenses serían diagnosticados de cáncer, 606,880 morirían, y habría un total de

15,338,988 personas viviendo o luchando contra el cáncer en Estados Unidos.[11]

Deben realizarse cambios en las intervenciones contra el cáncer, en el enfoque del tratamiento, en los medicamentos y en la tecnología.

Una cosa que muchas organizaciones de investigación señalan cuando se recaudan fondos es que ahora se puede sobrevivir más al cáncer que nunca. La capacidad de supervivencia ha aumentado por una razón: un incremento en la detección temprana. El hecho de que las muertes por cáncer hayan aumentado de 350,000 en 1971 a 606,880 en 2019 conducen a una simple verdad: es necesario realizar cambios positivos en los métodos convencionales de tratamiento oncológico, los medicamentos y los dispositivos médicos. Continuar tratando el cáncer de la misma manera que lo han hecho los oncólogos durante los últimos noventa años y esperar resultados diferentes, es realmente la definición de locura. Ya es hora de cambiar esto.

Algunos tratamientos de cáncer han evolucionado para bien en las últimas tres o cuatro décadas. La principal razón que impulsa un cambio positivo en el tratamiento del cáncer es la

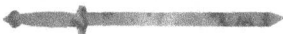

triste realidad de que las terapias se han vuelto tan agresivas que los pacientes no pueden tolerarlas. Un tratamiento, incluso si es el mejor destructor del cáncer de todos los tiempos, no es viable si destruye la calidad de vida del paciente o da por resultado la muerte del paciente. En el caso de muchos tratamientos oncológicos convencionales, los pacientes no pueden tolerar físicamente la agresividad o son conscientes de que la pérdida de calidad de vida supera por mucho a los beneficios, y en consecuencia optan por alternativas. Examinemos algunos cambios positivos que se están realizando en radioterapia, cirugía y quimioterapia.

RADIOTERAPIA

La radioterapia pudo haber sido la más agresiva en las décadas de 1950 y 1960, cuando se practicaba la radiación de cuerpo entero con tecnología como la teleterapia con cobalto. Pero, en la década de 1970, se empezaron a ver cambios positivos a medida que las prácticas anteriores se interrumpieron debido al riesgo de radiación excesiva al tejido circundante y la dificultad de contener la fuente de radiación.[12]

Cuando se quema tejido sano en el proceso de eliminar a un tumor, el daño de tales quemaduras puede ser irreversible. Tomemos por ejemplo, la radiación del cuello uterino. La radioterapia es excepcionalmente eficaz en el cáncer de cuello uterino, pero generalmente provoca quemaduras en el recto, el intestino delgado o la vejiga. Debido a eso, las pacientes sufrirán proctitis, inflamación del recto y el ano, de por vida. Sin embargo, aclaramos una vez más, la nueva tecnología ha reducido significativamente la quemadura de los tejidos circundantes.

EFECTOS NEGATIVOS DE LA RADIACIÓN

Debido a las quemaduras y la producción de muchas sustancias químicas liberadas por las células moribundas a causa de la radioterapia, habrá efectos secundarios como náuseas y vómitos. La toxicidad del tejido necrótico causa estos síntomas. Incluso si un paciente no recibe quimioterapia, la toxicidad de las células moribundas con frecuencia induce náuseas y vómitos. Los efectos secundarios adversos pueden ser más intensos por la toxicidad del tejido necrótico que por la radiación y la quimioterapia.

La radiación de cuerpo entero, como solía administrarse, ocasionalmente daría como resultado la muerte de un paciente porque sus pulmones o intestino delgado se quemarían sin posibilidad de reparación. Debido a los terribles efectos secundarios, el daño colateral a los tejidos sanos y la

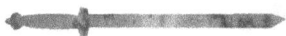

imprecisión de la radioterapia como los aceleradores de electrones, los fabricantes se comprometieron a desarrollar una mejor tecnología. Los primeros aceleradores de protones se propusieron a mediados de la década de 1940. Comenzaron a usarse en la década de 1970 porque podían apuntar a tumores específicos. Según estudios clínicos, "la terapia con haz de protones puede mejorar la tasa de supervivencia de los pacientes al mejorar la tasa de tratamiento del tumor local, al tiempo que reduce las lesiones en los órganos normales, lo que da por resultado menos efectos adversos inducidos por la radiación. En comparación con la radioterapia de fotones convencional, las partículas subatómicas más pesadas pueden liberar su energía con mayor precisión al tumor, con menos dispersión a los tejidos circundantes".[13]

La Radioterapia de Intensidad Modulada (IMRT, en inglés) es otro acelerador lineal de alta precisión controlado por computadora que emite la radiación precisa a áreas específicas del tumor. La Radioterapia Conformada Tridimensional (3d-CRT) utiliza la tomografía computarizada o la resonancia magnética para definir la forma, el tamaño y la ubicación de los tumores para administrar radiación con precisión y evitar los órganos circundantes. Estas nuevas tecnologías han sido eficaces para reducir el daño colateral causado por las radioterapias. **El cambio positivo en la radioterapia ha sido el desarrollo de la precisión al atacar solo las células cancerosas y dañar menos a los tejidos sanos.** Pero hay un factor importante que la mayoría de los oncólogos clínicos que practican la radioterapia pasan por alto

Oasis of Hope ha cambiado la radioterapia para cáncer. En primer lugar, solo recomendamos radioterapia en muy pocos casos. Por ejemplo, lo recomendamos a pacientes que tienen metástasis óseas. La radioterapia es la mejor manera de endurecer las áreas débiles del hueso para prevenir fracturas. También es muy eficaz para controlar el dolor en los huesos. Pero compartamos una historia fascinante que ilustra cómo nuestros cambios terapéuticos marcan la diferencia en el campo del tratamiento del cáncer con radiación. Hace unos seis años, recibimos una llamada telefónica del Dr. Tokita, un oncólogo clínico de Irvine, California. Siempre que nuestros pacientes necesitaban radioterapia, les recomendábamos al Dr. Tokita porque era el mejor de la ciudad. El Dr. Tokita llamó para establecer un Oasis of Hope porque había escuchado mucho al respecto de las personas a quienes le enviábamos. Estuvimos de acuerdo y él vino la semana siguiente y observó nuestros diferentes tratamientos. Cuando vio cómo estábamos usando la oxigenoterapia, quedó impresionado. En ese momento, explicó

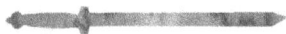

el motivo de su visita. Dijo que en cinco de sus pacientes observó que podía administrar dosis más bajas de radiación y obtener un buen resultado. Leyó los expedientes de los pacientes y descubrió que lo que todos tenían en común era que estaban recibiendo tratamiento en Oasis of Hope.

Aclaró que esto solo se aplicaba a nuestros pacientes y quería saber por qué era así. Según él, allá por la década de 1960, cuando estaba haciendo su especialidad en oncología clínica, era una norma utilizar la oxigenoterapia antes que la radiación. El método que utilizaban era el oxígeno hiperbárico, pero en ese entonces era costoso porque las cámaras hiperbáricas eran del tamaño de una habitación. Se descartó oxigenar a los pacientes antes de la radioterapia por falta de acceso a cámaras hiperbáricas. Pero incluso cuando las máquinas se hicieron más pequeñas y económicas (o en nuestro caso, se introdujo el ozono intravenoso, que también es muy económico), la terapia convencional no logró retomar esa práctica nuevamente. El Dr. Tokita dijo que siempre había sabido que oxigenar a los pacientes ayudaría a reducir las dosis de radiación. Lo más notable es que un oncólogo y radiólogo convencional hizo tal afirmación, no un especialista en medicina alternativa.

La autohemoterapia con ozono es el estándar de atención en Oasis of Hope.

Surge la pregunta de por qué el ozono o la Terapia de Oxígeno Hiperbárico (HBOT) no es el estándar de atención antes de la radioterapia. En Oasis of Hope, la oxigenoterapia es el estándar de atención. Se sabe que muchas cosas son prácticas efectivas para el tratamiento de cáncer, pero no se hacen por presión económica o de los pares. Muchos oncólogos juzgan la medicina alternativa como no científica. Afortunadamente, los datos no están del lado de los oncólogos de la vieja escuela. Desechamos la falsa creencia de que las terapias alternativas no son científicas por no estar respaldadas con estudios clínicos publicados en revistas médicas revisadas por pares. Hay todo un cuerpo de evidencias científicas significativas para cada tratamiento que administramos en Oasis of Hope. Los estudios clínicos en los que se basan nuestras modalidades de tratamiento están publicados en las referencias bibliográficas al final del libro. Le animamos a revisarlas pero le advertimos, si se adentra en ellas, le tomará meses leer todos los estudios. Existe una vasta cantidad de datos científicos que sustentan el uso de la medicina alternativa.

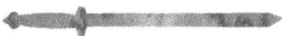

CIRUGÍA

Gracias a Dios, las técnicas y los criterios quirúrgicos están cambiando significativamente. Si supiera lo agresivas que fueron las cirugías en el pasado, se sorprendería. Hace cuarenta años, muchas cirugías de cáncer eran masivas y agresivas. En algunos casos, se siguen realizando algunos procedimientos que consideramos inhumanos, pero rara vez se realizan. La cirugía más radical es la *amputación translumbar*, más comúnmente conocida como hemicorporectomía. ¿Qué es eso? Analicemos la palabra:

Hemi: **Mitad**. Del griego *hemi—mitad*.

Corpo: **Cuerpo**. Del latín *corpus—cuerpo*.

Ectomía: **Extirpación quirúrgica**. Del griego *ektomía—corte de*.

Todo junto: hemicorporectomía: extirpación quirúrgica de la mitad del cuerpo.

Una hemicorporectomía (HC) es una amputación de la mitad inferior del cuerpo de una persona. La HC se propuso por primera vez en 1950 como una medida curativa para el cáncer de pelvis. La primera se intentó en 1960. El paciente sobrevivió once días después de la trágica cirugía y luego murió.[14] Se realizaron más procedimientos hasta que se mejoró la técnica y los pacientes sobrevivieron durante años. En 2009, se habían realizado sesenta y seis HC, lo que dio por resultado que el cincuenta y tres por ciento de los pacientes tuvieran una supervivencia a largo plazo.[15] Desafortunadamente, someterse a una HC es emocionalmente devastador ya que los pacientes lamentan perder la mitad de su cuerpo. Son comunes los sentimientos de aislamiento social, vulnerabilidad, mala imagen corporal y una disminución significativa de la autoestima.[16] Considerando que el pronóstico de una HC es solo cincuenta y tres por ciento de probabilidad de supervivencia a largo plazo y un ciento por ciento de probabilidad de trauma emocional, apoyamos la tendencia que abandona este procedimiento.

En la cirugía de mama, era común extirpar los senos, los músculos del pecho y parte de la caja torácica. Estas prácticas perjudican la calidad de vida. En la cirugía de cuello, a veces, se quita la laringe. No poder volver a hablar perjudica la calidad de vida. En el cáncer de colon, a veces es necesario extirpar el recto y el paciente terminará con una colostomía de por vida. Una colostomía conecta el colon a la pared del abdomen a través de una ostomía. Esta abertura es donde se excretan las heces a una bolsa. Cuando está llena, la bolsa debe descargarse. La calidad de vida, obviamente, está disminuida, pero algunos pacientes aprenden a controlar su descarga y no tienen que usar la bolsa en todo momento.

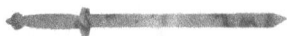

A veces, la muerte es inminente si no se realiza una cirugía agresiva. Sin embargo, la negativa de los pacientes a someterse a prácticas quirúrgicas radicales es un catalizador para desarrollar mejores técnicas y herramientas quirúrgicas para realizar procedimientos mucho menos invasivos. En Oasis of Hope, evitamos las cirugías de cáncer agresivas por dos razones: 1) Valoramos la calidad de vida de nuestros pacientes; 2) los estudios clínicos muestran que las cirugías menos invasivas son a menudo tan efectivas o más efectivas que las cirugías agresivas. En otras palabras, nuestro cambio es que adoptamos un enfoque conservador de la cirugía en lugar de una postura agresiva.

Por ejemplo, los estudios clínicos indican que una lumpectomía en el cáncer de mama en etapa inicial tiene una tasa de curación igual a la de una mastectomía. Una lumpectomía preserva la calidad de vida porque la paciente no experimenta la pérdida de un seno completo. Un estudio muy reciente de 2019 lo confirmó una vez más y explicó que la razón por la que una mastectomía no es más efectiva es que el cáncer de mama es un problema sistémico, no localizado.[17]

El cambio quirúrgico en Oasis of Hope consiste en que realizamos cirugías mínimamente invasivas que preservan los órganos para proteger la calidad de vida. En el cáncer en etapa avanzada, a veces, es necesaria una mastectomía. Incluso en esos casos, nos preocupamos de no eliminar del cuerpo más de lo necesario. También hacemos todo lo posible por realizar la reconstrucción mamaria como un medio para promover la calidad de vida.

CIRUGÍA CONSERVADORA EN COMPARACIÓN CON CIRUGÍA AGRESIVA

Hace unos años tuvimos una paciente joven con un tumor en la parte posterior de la pierna del tamaño de un balón de fútbol. Ella había consultado a varios oncólogos cirujanos y todos recomendaron la amputación de la pierna hasta la pelvis. Luego, la paciente acudió a nosotros y le hicimos una evaluación médica completa que tuvo en cuenta la calidad de vida de la paciente después de la cirugía.

Realizamos estudios diagnósticos preoperatorios. Las angiografías nos mostraron dónde estaban los principales vasos sanguíneos y cómo se verían afectados por la cirugía. Determinamos que la arteria femoral podría desprenderse del tumor, lo que nos permitió extirparlo y salvar su pierna. A través de nuestros análisis, encontramos que el tumor muy agresivo estaba encapsulado. Afortunadamente no hubo metástasis. Desprendimos la arteria femoral del tumor y extirpamos con éxito el tumor grande. Luego reconstruimos su pierna. Se

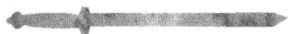

recuperó bien de la cirugía y, unos días después, pudo salir del hospital por sí misma.

Fue una cirugía complicada y delicada. No se trataba simplemente de extirpar el tumor. Había que tener cuidado de preservar cada nervio, tendón, arteria y vena. El tejido se colocó y se cosió para la adecuada cicatrización después de la extirpación de un tumor tan grande. La cirugía duró trece horas. Ver a la joven caminar de nuevo hizo que valiera la pena todo el esfuerzo. Cinco años después, nos envió una tarjeta de agradecimiento con una foto de ella caminando por la playa con su hijo de cuatro años.

EL VALOR DE LA CAPACITACIÓN QUIRÚRGICA

Mucho de lo que he podido hacer como cirujano puede atribuirse a la formación de alta calidad que recibí en el gran hospital universitario de la Universidad de Viena en Viena, Austria. Tuve que aprender alemán al mismo tiempo que aprendía los métodos de cirugía del cáncer. Como los instructores notaron que mi alemán era mínimo en los primeros meses, me colocaron en el quirófano en lugar del aula. Hice muchas cirugías, unas seiscientas por año en mi residencia de cinco años. Durante ese periodo de realizar aproximadamente tres mil cirugías, adquirí bastante fluidez en los métodos de cirugía oncológica y también en el idioma alemán.

El aprendizaje de las habilidades tradicionales, en cualquier disciplina, es necesario antes de que se puedan desarrollar técnicas alternativas e innovadoras. Piense en Picasso. Es ampliamente venerado como un genio artístico, aunque creo que sus pinturas abstractas son, bueno, digamos que prefiero muchos dibujos que mis hijos hicieron cuando estaban en preprimaria. Antes de dedicarse al arte abstracto alternativo, Picasso se formó en la técnica del arte clásico. Tenía talento y podía recrear pinturas convencionales, clásicas y realistas. Comenzó el cubismo abstracto solo después de dominar las habilidades y convenciones tradicionales. Era un pintor competente y, una vez que había consolidado sus habilidades fundamentales, tenía el potencial de experimentar y explorar enfoques alternativos del arte. Picasso realizó un cambio en la escena del arte y su cubismo se convirtió en una revolución artística.

Para nosotros, los cirujanos, una preparación formal de calidad, como la que recibí en Viena, nos da la base necesaria para explorar y desarrollar nuevas técnicas. Se requiere una filosofía única para provocar una revolución médica. Mi filosofía se basó en las enseñanzas de mi padre. Primero me

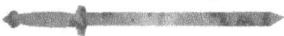

enseñó a *"no hacer daño"* y luego a *"amar a mi paciente como a mí mismo"*, que se reduce a las enseñanzas de Jesús de "traten ustedes a los demás tal y como quieren que ellos los traten a ustedes" *(Mateo 7:12, Nueva Versión Internacional)*[18] y "Ama a tu prójimo como a ti mismo" *(Mateo 22:39, Nueva Versión Internacional).* [19]

Para mostrar cómo se aplican estos principios, tomemos el ejemplo de una operación comando. Esta operación se realiza en pacientes con carcinomas de células escamosas de cabeza y cuello, que pueden incluir tumores en lengua, amígdalas, encía, mucosa bucal y faringe.[20]

Una operación comando generalmente implica la extirpación de una gran parte del cuello y la mandíbula inferior. Es alarmante observar que el procedimiento lleva el nombre de comandos militares entrenados para acercarse sigilosamente a los enemigos y degollarlos en silencio para no alertar a otros de la operación encubierta. Es una cirugía agresiva y difícil de realizar. Si bien soy capaz de emprender una operación de este tipo, no se la haría a mi peor enemigo. Existe una tasa de supervivencia a cinco años del cincuenta y cinco por ciento después de la operación, pero el impacto negativo en la calidad de vida supera los beneficios potenciales.[21] Según nuestros principios, no recomendaríamos una operación comando debido a las repercusiones a largo plazo. Optar por una cirugía conservadora en lugar de una agresiva refleja nuestra filosofía de no hacer daño y centrarnos sobre todo en la calidad de vida del paciente.

La práctica de la cirugía conservadora refleja nuestra filosofía de enfocarnos sobre todo en la calidad de vida del paciente.

Por otro lado, la joven madre cuya pierna operamos y salvamos fue un ejemplo de cómo tratar a los demás como quisiéramos que nos trataran. Aunque el estándar de atención hubiera sido extirpar toda la pierna, que es una cirugía relativamente fácil, asumimos la tarea complicada de extirpar el tumor y reconstruir la pierna para que recuperara la funcionalidad completa una vez más. Otros cirujanos habrían amputado la pierna. No la amputamos porque nuestra filosofía es tratar a otros como quisiéramos que nos trataran. Nuestra filosofía médica ha cambiado la cirugía en Oasis of Hope.

QUIMIOTERAPIA

El tratamiento más común de cáncer es la quimioterapia. La quimioterapia no discrimina. Da oportunidades de destrucción

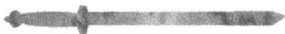

por igual a las células malignas y las células sanas. Es tan tóxica que se utilizan salas de aislamiento para prepararla, y las personas que la preparan deben usar equipo de protección para no resultar perjudicadas. Muchas quimioterapias provocan efectos secundarios terribles debido a la toxicidad. Los efectos secundarios comunes incluyen náuseas, vómitos intensos, diarrea, diarrea incontrolable y caída del cabello. A veces, los pacientes incluso sufren insuficiencia renal o hepática debido a la quimioterapia.

La quimioterapia es un destructor que da igual oportunidad a las células cancerosas y a las células sanas.

Los medicamentos de quimioterapia causan gastritis grave, que es otro factor que contribuye a las náuseas. La gastritis asociada a la quimioterapia es una irritación grave de la mucosa en todo el tracto gastrointestinal (GI). La irritación se puede sentir desde la boca hasta el ano, lo que resulta en náuseas y diarrea. Debido a que la quimioterapia es inmunosupresora, los pacientes son vulnerables a las infecciones a lo largo del tracto GI.

La caída del cabello se debe a que la quimioterapia destruye los folículos pilosos. Puede ocurrir una sequedad increíblemente incómoda en la boca porque la quimioterapia también destruye las células sanas, y las glándulas salivales a menudo son parte del daño colateral. Las glándulas salivales tienen células de crecimiento rápido, por lo que generalmente se ven afectadas primero.

Otro órgano de rápido crecimiento afectado por la quimioterapia es la médula ósea. Debido a esto, la quimioterapia reduce el recuento sanguíneo y la anemia es un efecto secundario negativo común. La médula ósea es el órgano linfoide primario que genera linfocitos. El ataque a la médula ósea explica por qué la quimioterapia destruye el sistema inmune. Ataca la médula ósea, la fábrica de células sanguíneas, incluidos los glóbulos blancos que forman el sistema inmune. Un sistema inmune inhibido aumenta la susceptibilidad a las infecciones y la progresión del cáncer. ¿Alguna vez se preguntó por qué la quimioterapia es tan tóxica? Siga leyendo.

RAÍCES DE LA GUERRA QUÍMICA DE LA SEGUNDA GUERRA MUNDIAL

La quimioterapia nació del programa de guerra química en la Segunda Guerra Mundial. Los científicos observaron que los soldados expuestos al gas mostaza experimentaban depleción de la médula ósea y los ganglios linfáticos. Aclaremos, Estados Unidos nunca utilizó gas mostaza porque determinó que era

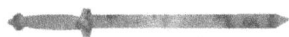

demasiado cruel. La observación ocurrió después de un derrame accidental de gas mostaza de azufre.[22] Al ver lo que sucedió a los soldados expuestos a él, los científicos de la Universidad de Yale comenzaron a experimentar con gas mostaza para tratar tumores en ratas. El director científico fue Milton Winternitz, el químico principal que trabajó con gas mostaza como arma en la Primera Guerra Mundial.

Alejarse de la quimioterapia sistémica sería revolucionario.

EL FRACASO DE LA QUIMIOTERAPIA

La quimioterapia ha evolucionado significativamente desde su origen como arma de destrucción masiva. Aunque se ha vuelto mucho más sofisticada, los resultados muestran en una revisión exhaustiva de las tasas de supervivencia a cinco años en veintidós tipos de neoplasias malignas en adultos que la quimioterapia podría calificarse como un fracaso total. Los datos se obtuvieron del Programa Estadounidense de Vigilancia, Epidemiología y Resultados Finales (SEER) y del registro de cáncer de Australia. Los resultados son desalentadores. Los investigadores escribieron: "Se estimó que la contribución general de la quimioterapia citotóxica curativa y adyuvante a la supervivencia a 5 años en adultos es del 2.3% en Australia y del 2.1% en Estados Unidos".[23] El hecho de que la quimioterapia sea un contribuyente tan pequeño para aumentar la tasa de supervivencia a cinco años en la mayoría de los cánceres hace imperativo que los oncólogos cambien la forma en que se usa la quimioterapia.

MEDICAMENTOS DIRIGIDOS

Medicamentos más nuevos, conocidos como medicamentos *dirigidos*, tienen el potencial de hacer obsoleta la quimioterapia sistémica. La era de la quimioterapia tóxica, tal como la conocemos, podría llegar a su fin en los próximos cinco a diez años. Los únicos cánceres que responden con certeza a la quimioterapia son los linfomas y la leucemia. Los regímenes de quimioterapia de alta intensidad para estos cánceres logran una tasa de supervivencia a largo plazo del setenta por ciento.[24] Un cambio bienvenido sería dejar las quimioterapias tóxicas en el pasado. El cambio de paradigma de la quimioterapia sistémica sería revolucionario en el campo de la medicina. Instamos a la comunidad oncológica a cambiar el uso de la quimioterapia.

Se están estudiando los efectos secundarios y la eficacia de los medicamentos dirigidos. Aunque los mecanismos de acción de las terapias dirigidas son muy diferentes a los de la

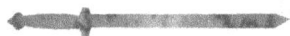

quimioterapia, muchos producen efectos secundarios graves como náuseas, vómitos y caída del cabello. Afortunadamente, los investigadores están abordando estos problemas. El inconveniente de los medicamentos dirigidos es el costo. Como se explicó en los capítulos dos y nueve, un solo tratamiento puede costar de $10,000.00 USD hasta $475,000.00 USD. Otro inconveniente es que a menudo solo son efectivos de cuatro a seis meses. Tenemos la esperanza de que los costos se reduzcan con el tiempo.

MANEJO DE EFECTOS SECUNDARIOS

Los tratamientos alternativos de cáncer nacieron de la necesidad de minimizar los efectos secundarios adversos asociados con la oncología convencional. Los tratamientos alternativos pueden incluso ayudar a los pacientes a controlar los efectos secundarios durante la quimioterapia. La nutrición y los suplementos a base de plantas pueden aumentar la tolerancia del paciente a la quimioterapia. Los oncólogos no recomiendan fácilmente el apoyo dietético a sus pacientes porque no comprenden el mecanismo de acción. No es lógico que los oncólogos no se sumerjan en el estudio de los beneficios de la nutrición cuando muchos pacientes informan a sus médicos sobre los beneficios positivos de las terapias alternativas. De hecho, no hay duda de que los pacientes que toman terapias alternativas, siguen una mejor dieta y hacen ejercicio, tolerarán mejor la quimioterapia. Los estudios han demostrado que la respuesta de la quimioterapia mejoraría si se complementara con ejercicio.[25] Hemos observado que nuestros resultados han mejorado gracias al ejercicio, las vitaminas, los minerales y una dieta saludable.

UN USO ALTERNATIVO DE LA QUIMIOTERAPIA

La forma en que la quimioterapia se usa ampliamente es algo que no recomendamos. Pero la quimioterapia se puede utilizar de formas alternativas para destruir las células cancerosas sin producir graves efectos secundarios negativos. En Oasis of Hope, si prescribimos quimioterapia, usamos la dosis más baja que seguirá siendo efectiva.

La quimioterapia metronómica de dosis baja es eficaz y se tolera bien durante un periodo prolongado.

Todos los medicamentos tienen un rango de dosis eficaz que puede abarcar cientos de miligramos. Expliquemos qué es una dosis de rango eficaz. ¿Alguna vez ha escuchado la frase "Tome dos aspirinas y llámeme por la mañana"? Si un médico siempre

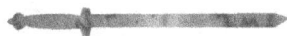

receta dos aspirinas, ¿por qué los fabricantes de medicamentos no hacen simplemente una aspirina más grande en lugar de dos más pequeñas? La respuesta es que el rango de acción efectivo para deshacerse de un dolor de cabeza está entre una y dos aspirinas. Por lo tanto, lo más sensato es tomar una sola aspirina y, si el dolor no desaparece, tomar la segunda. Los médicos recetan dos para evitar que un paciente se queje de que una sola aspirina no funcionó. Eso puede estar bien para la aspirina, pero cuando se trata de quimioterapia, cuanto mayor sea la dosis, más graves serán los efectos secundarios.

La quimioterapia tiene rangos de dosis efectivos, pero los oncólogos tienden a comenzar con el extremo superior. Sin embargo, podría haber una gran diferencia entre el rango efectivo más bajo y el rango efectivo más alto. El cambio de Oasis of Hope en quimioterapia es que hemos aprendido que menos es más. Siempre comenzamos con un rango efectivo más bajo y luego, si es necesario, aumentamos la dosis lenta y gradualmente hasta encontrar lo que funciona mejor para el paciente en lo individual. De esta forma, no provocamos efectos secundarios negativos insoportables prescribiendo una dosis superior a la necesaria. Con la quimioterapia, empleamos un enfoque alternativo a la dosificación para minimizar los efectos secundarios negativos insoportables. Comenzamos por debajo del extremo inferior del rango. La quimioterapia de dosis baja puede ser eficaz y usarse durante un periodo prolongado.

Existen varios métodos para administrar quimioterapia de dosis baja. El principal que utilizamos es un protocolo metronómico de dosis baja. La palabra metronómica se refiere a tener momentos específicos en los que se administra el medicamento. Lo que hacemos es administrar quimioterapia de dosis baja en momentos específicos. La dosis baja evita los efectos secundarios adversos. La administración de dosis varias veces en momentos específicos mantiene al paciente en el rango terapéutico durante un periodo más prolongado. El periodo de uso prolongado es lo que la hace efectiva.

Inundar al cuerpo con quimioterapia hace que el paciente sufra efectos secundarios graves. El beneficio terapéutico de la dosis normal se limita a la cantidad de tiempo en que un paciente puede tolerar la terapia. En cambio, la quimioterapia metronómica de dosis baja es muy tolerable, aumenta la duración del beneficio terapéutico. Los estudios clínicos sobre quimioterapia metronómica de dosis baja concluyen que puede inducir el control de cáncer en etapa avanzada al tiempo que reduce los efectos adversos asociados con las dosis estándar de quimioterapia.[26] También se ha demostrado que es bastante eficaz cuando se combina con inhibidores de COX-2,

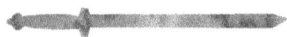

inhibidores de VEGF, inhibidores de angiogénesis y medicamentos proapoptóticos. Estudios como estos proporcionan evidencia irrefutable de nuestro enfoque de terapia combinada.[27] La acción proapoptótica de la amigdalina contribuye a la eficacia de nuestro protocolo de capecitabina metronómica en dosis bajas.

Las terapias combinadas mejoran los resultados del tratamiento.

No esperamos que la quimioterapia de dosis baja funcione por sí sola. La combinamos con terapias naturales y alternativas que potencian la actividad de la quimioterapia o la complementan combatiendo el tumor. Un ataque integrativo al tumor es más eficaz que la quimioterapia tradicional. Al combinar terapias alternativas con quimioterapia, simplemente necesitamos menos de esta última.

Las terapias combinadas mejoran los resultados del tratamiento. Por ejemplo, los estudios muestran que la radioterapia mejora con la hipertermia y en consecuencia el paciente necesita menos radiación. Las dos terapias se combinan o potencian entre sí. En un capítulo anterior, mencionamos cómo la hipertermia también mejora la efectividad de HDIVC.

Los profármacos representan un gran cambio en la quimioterapia.

PROFÁRMACOS

La capecitabina, también conocida como Xeloda, es un profármaco alternativo a la quimioterapia. Los científicos definen un profármaco como: "Una sustancia farmacológica que es inactiva en las acciones farmacológicas previstas y se convierte en el agente farmacológicamente activo mediante la transformación metabólica o fisicoquímica". [28] Genial, pero ¿qué significa eso?

Definamos un profármaco con un lenguaje claro. Un profármaco es un compuesto biológicamente inactivo que se activa al ser metabolizado por un órgano. Cuando el cuerpo metaboliza el profármaco, se produce un fármaco. La capecitabina es un profármaco convertido en quimioterapia 5FU cuando se metaboliza en el hígado o en los propios tumores. La conversión a 5FU ocurre debido a una enzima llamada citidina desaminasa que está muy concentrada en el

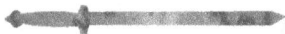

hígado y los tejidos tumorales. La citidina desaminasa convierte la capecitabina en el compuesto 5′-DFUR. Varios tipos de tumores sólidos tienen hasta diez veces la cantidad de timidina fosforilasa que metaboliza el 5′-DFUR en el fármaco activo 5FU. [28]

El uso de capecitabina aporta múltiples ventajas en comparación con la infusión estándar de 5FU. La primera es que se puede tomar por vía oral. La segunda es que atraviesa el cuerpo, no como quimioterapia, y se convierte en quimioterapia cuando llega al tumor. Debido a esos dos factores, los efectos secundarios son extremadamente leves. Algunos de nuestros pacientes no tienen ningún efecto secundario. Los que sí tienen dicen que se toleran fácilmente.

El 5FU se desarrolló en la década de 1950 y ha demostrado su eficacia en los adenocarcinomas, más específicamente en el cáncer colorrectal. También es extremadamente eficaz para eliminar las metástasis hepáticas. Su baja tasa de toxicidad lo convierte en uno de los mejor tolerados. Por ejemplo, el 5FU no provoca náuseas y vómitos, a diferencia de sus pares, ni induce la caída del cabello, excepto en dosis muy elevadas.

Antes de que la capecitabina estuviera disponible, desarrollamos un procedimiento quirúrgico para tratar las metástasis hepáticas localmente con 5FU de manera eficaz.

Colocábamos catéteres directamente en el hígado para administrar el 5FU de manera local y destruir con eficacia las metástasis sin efectos secundarios. En comparación, una dosis sistémica de 5FU para destruir las metástasis hepáticas necesitaría ser bastante alta y el paciente sufriría efectos adversos. La administración local de 5FU fue una alternativa de alta calidad, pero luego se introdujo la capecitabina. Ahora, no tenemos que someter al paciente a ninguna cirugía para administrar 5FU localmente a las metástasis hepáticas. La capecitabina va directamente a los tumores hepáticos, se convierte en 5FU y se obtienen excelentes resultados en la mayoría de los pacientes. Los profármacos, como la capecitabina, han producido un cambio favorable en la quimioterapia.

MEDICAMENTOS PARA USOS DISTINTOS A LOS APROBADOS

Otro cambio prometedor en la medicina es utilizar medicamentos para usos distintos a los aprobados. Cuando un medicamento se prueba inicialmente, la aprobación de la Administración de Alimentos y Medicamentos (FDA) se otorga solo para el beneficio terapéutico demostrado durante los ensayos iniciales. A medida que el medicamento comienza a utilizarse ampliamente, se realizan observaciones clínicas. A

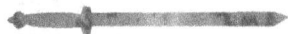

menudo se descubre que un medicamento puede ser eficaz y seguro para tratar otras enfermedades para las que no se realizaron pruebas en el estudio clínico inicial presentado a la FDA. La utilización de medicamentos para usos distintos a los aprobados es una práctica ampliamente aceptada porque es la forma en que ocurre la experiencia clínica. Si un médico observa que una dosis diferente a la dosis recomendada y aprobada por la FDA es más efectiva, recetar esa dosis diferente califica como uso de medicamento distinto al aprobado. El uso de un medicamento para cualquier efecto terapéutico que no sea para el que se indicó inicialmente es un uso distinto al aprobado.[27] Nuestro uso de metformina es el ejemplo perfecto. Es un medicamento aprobado para el manejo de diabetes. Pero múltiples estudios clínicos han demostrado que es válido para el tratamiento del cáncer porque destruye las células madre del cáncer.

Aclaremos un hecho importante. La FDA no regula a los médicos ni a las prácticas médicas. Por lo tanto, no hay nada ilegal en la utilización de medicamentos para usos distintos a los aprobados. Oasis of Hope no está solo en el uso de medicamentos distinto al aprobado para la metformina y la capecitabina. El centro de tratamiento de cáncer MD Anderson ha realizado estudios sobre el uso distinto al aprobado de la capecitabina y ha publicado dosis recomendadas que difieren de las pautas de la FDA.

En el caso de la capecitabina, aunque la FDA la aprobó inicialmente para el cáncer colorrectal, hemos observado que es eficaz en otros tumores sólidos. Por este motivo la usamos para la mayoría de nuestros pacientes. Muchos estudios confirman que el uso de capecitabina distinto al aprobado funciona con otros tipos de cáncer. El estudio de MD Anderson demostró que es una terapia eficaz para el cáncer de mama metastásico.[29] Esto está en línea con nuestra experiencia clínica. Nuevamente, la utilización de medicamentos para usos distintos a los aprobados es otra excelente manera de cambiar la forma en que se realiza el tratamiento del cáncer.

TRATEN USTEDES A LOS DEMÁS...

Hablando en el terreno de lo personal, mi padre me inspiró a cambiar la forma en que trataría a mis pacientes. Me brindó una experiencia práctica de aprendizaje en la que otro médico me impondría las manos y me sometería a un procedimiento médico que yo había estado realizando en cada paciente. ¡Así es como mi padre me enseñó a tratar a los demás como deseaba que me trataran a mí!

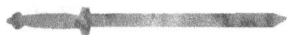

Después de regresar de mi formación quirúrgica en Viena, comencé a modernizar nuestro departamento de cirugía. En Viena, me había formado extensamente en endoscopía. Me había vuelto competente en la endoscopia GI superior e inferior. A principios de la década de 1980, no teníamos equipo para colonoscopía ni gastroscopía en Oasis of Hope, así que compré ambos aparatos. Los pacientes comenzaron a acudir a nosotros porque fuimos de los primeros en Tijuana en brindar procedimientos endoscópicos. Pronto, comenzamos a hacer los diagnósticos apropiados de carcinoma de colon. Para los pacientes con carcinoma de colon, fue un medio para determinar el estado de un tumor porque se podía tomar una biopsia fácilmente durante una colonoscopía. Se estaba desarrollando la tendencia a utilizar la colonoscopía como herramienta de detección. Me adelanté a la curva y comencé a creer demasiado en sus capacidades. Por lo tanto, comencé a hacer colonoscopías con mucha frecuencia. Todo el que viniera al hospital se haría una colonoscopía. Esa fue una de las primeras políticas que establecí e impuse a todos los pacientes.

Después de un par de meses de hacer cientos de colonoscopías, mi padre me llamó a su consultorio. Dijo: *"Francisco, el otro día me di cuenta de que estás haciendo muchas colonoscopías"*. Le respondí: *"Sí, tienes que venir a ver. Es maravilloso. Insertas una sonda que tiene una cámara y puedes ver el interior del colon. Puedes ver el interior del cuerpo para saber si algo anda mal, y si hay un tumor, procedes en consecuencia".* Mientras le explicaba esta tecnología "emocionante" a mi padre, él comenzó a escribir una receta. Pensé que mi padre no estaba interesado en lo que estaba explicando, así que le pregunté: *"¿Qué estás escribiendo?"* Él respondió: *"Una receta para una colonoscopía".* Me sorprendió y le pregunté: *"¿Una colonoscopia? ¿Para quién?"* Me miró y respondió: *"Para ti, Francisco".* Por lo tanto, tuve que conseguir que alguien me hiciera la colonoscopía, y como no había demasiadas personas capacitadas en colonoscopía, tuve dificultades para encontrar a alguien. Afortunadamente, encontré un amigo que me la hizo. De este modo, tuve mi primera colonoscopía, y la única hasta la fecha. Esta experiencia me abrió los ojos. No fue nada divertido.

Aprendí lo que se siente al tener una sonda de un metro de largo insertada en el recto para insuflar el colon, explorar y evaluar. Después de eso, debes lavarlo con líquidos. Por supuesto, mi padre no me hizo pasar por el procedimiento como una especie de castigo. Aquí hubo una lección fundamental. Tenía que entender por lo que pasa un paciente con las cosas que hacemos, y fue una lección perfecta e inolvidable para mí.

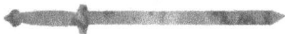

No estoy diciendo que una colonoscopía no sea tan efectiva como pensé, porque sin duda es una gran herramienta. Sin embargo, el punto era que el procedimiento solo debe usarse en pacientes cuando sea necesario. Con demasiada frecuencia, los médicos abusamos de los procedimientos solo porque están ahí para que los usemos. La lección de mi padre me ayudó a aprender eso bastante bien.

Mi padre hizo que me sometiera a una colonoscopía para ayudarme a profundizar mi empatía con los pacientes a quienes realizaba el procedimiento.

Mi padre estaba haciendo estrictamente oncología en ese momento. Siempre eligió permanecer concentrado en la tarea que tenía en ese momento. Él fue quien desarrolló la filosofía de no prescribir innecesariamente, en exceso, no ser demasiado agresivo, dar un paso a la vez y sobre todo preservar la calidad de vida del paciente. Esta metodología puede parecer obvia, pero muchos médicos se dejan llevar por los avances de la medicina y los dispositivos médicos y se olvidan del bienestar y la experiencia del tratamiento del paciente. Mi padre me enseñó a ser siempre fiel a mis ideales médicos y a cuidar a los pacientes lo mejor que pudiera. Me enseñó a ir más allá de lo esperado.

UNO-DOS-TRES GOLPES DE OASIS OF HOPE

Una de las formas más potentes de cambiar el tratamiento de cáncer en Oasis of Hope es mediante terapias moduladoras. Nuestro enfoque es similar al pitcheo de Nolan Ryan. Lanzamos una bola rápida, seguida de una curva y luego un lanzamiento más lento de lo usual. El bateador (cáncer) nunca sabe lo que vendrá.

Nuestra estrategia de Uno-Dos-Tres-Golpes tiene como objetivo evitar que el cáncer desarrolle resistencia al tratamiento.

Incluso podríamos golpear al bateador con un lanzamiento intencionalmente. Llamamos a nuestra estrategia de cambio "uno-dos-tres golpes". Es como un boxeador que da un golpe al cuerpo seguido de un gancho en la mandíbula y, con suerte, el tercer golpe noqueará al cáncer. El oponente nunca aprende a defenderse porque nunca sabe lo que vendrá después. Durante casi seis décadas, hemos estado refinando esta estrategia porque las células cancerosas son increíblemente resilientes y capaces de desarrollar resistencia a los tratamientos. La amenaza de recurrencia está siempre presente cuando el cáncer solo se trata con terapias agresivas como quimioterapia y

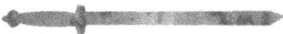

radiación. Nuestro enfoque uno-dos-tres golpes tiene como objetivo evitar que el cáncer desarrolle resistencia a un tratamiento específico. Nuestro objetivo es mantener el cáncer fuera de balance mediante la modulación de terapias oxidativas con antioxidantes. Los tratamientos oxidativos como la quimioterapia, la radiación e incluso nuestra HDIVC natural son eficaces para hacer caer el cáncer. Pero nuestro segundo golpe se compone de tratamientos que incluyen antioxidantes. La terapia para el hogar que prescribimos a nuestros pacientes suele ser un régimen antioxidante. Cuando los pacientes regresan para un tratamiento de seguimiento y refuerzo, atacamos al cáncer con el tercer golpe, las terapias oxidativas. Luego, reevaluamos y hacemos los cambios necesarios para mantener el cáncer fuera de balance, lo que hará más difícil que gane el impulso necesario para una recurrencia completa. Esta estrategia de cambio con frecuencia ayuda a un paciente a sobrevivir al pronóstico original dado por un oncólogo antes de llegar a Oasis of Hope. La estrategia de uno-dos-tres golpes es vital, incluso con terapias alternativas de cáncer, debido a la capacidad del cáncer para mutarse y desarrollar resistencia a cualquier tipo de terapia.

SOMOS HOLÍSTICOS

Otro cambio valioso que hemos realizado en la atención del cáncer es brindar un tratamiento integral para el cuerpo, la mente y el espíritu. Los protocolos oncológicos actuales se desarrollan con mentalidad reduccionista. La búsqueda de una sola molécula que elimine el cáncer es el foco del desarrollo de fármacos contra el cáncer. El objetivo es tener quimioterapias especializadas que se dirijan a un tipo específico de tumor. Otra estrategia reduccionista es apuntar a un oncogén específico con un fármaco o virus. En marcado contraste, **el enfoque de Oasis of Hope es holístico.**

El compromiso de Oasis of Hope con el holismo frente al reduccionismo se hace evidente cuando usted conoce y recibe el tratamiento por parte de nuestro equipo multidisciplinario.

En los seres humanos, una sola molécula no puede explicar ni siquiera una sola función del cuerpo. Cada función requiere una multiplicidad de proteínas, enzimas, nutrientes y elementos para interactuar. Nuestras terapias combinadas funcionan en muchos niveles diferentes en el ataque contra el cáncer. El cáncer tiene diversos rasgos metabólicos que

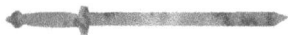

podemos explotar con varios tratamientos que socavan los baluartes del cáncer. En cualquier momento, en nuestros protocolos podemos emplear hasta veinte agentes diferentes para combatir el cáncer.

Nuestro compromiso con el holismo versus el reduccionismo es evidente porque hemos formado un equipo multidisciplinario. Un programa de oncología reduccionista sería hiperespecializado, donde las personas con cáncer solo verían a los oncólogos porque lo único que se trataría es el cáncer.

Porque con ingenio harás la guerra, y en la multitud de consejeros está la victoria
—Proverbios 24: 6 RVR1960

EL EQUIPO MULTIDISCIPLINARIO DE OASIS OF HOPE

Cualquier persona que padezca cáncer también tendrá algunos problemas de salud no relacionados. No examinamos a nuestro paciente solo a través de la lente del oncólogo. Hemos reunido un destacado grupo de especialistas que pueden brindar perspectivas desde diferentes ángulos. El equipo multidisciplinario de Oasis of Hope está compuesto por un oncólogo clínico, oncólogos cirujanos, hematólogo, internista, médico oncólogo psicosocial, radiólogo, especialista en medicina familiar, nutricionistas e investigadores.

Cada semana, nuestro equipo multidisciplinario se reúne durante horas para analizar el caso de cada paciente. Cada integrante hace observaciones a partir de lo que ve a través de la lente de su especialidad. De esta forma, obtenemos una ventaja para nuestros pacientes que otros centros oncológicos no pueden ofrecer. El oncólogo puede monitorear la evolución del tumor y evaluar cómo responde el tumor a nuestras terapias naturales y asesorar sobre cualquier beneficio potencial de la quimioterapia o radiación en dosis bajas. Los oncólogos cirujanos pueden evaluar si habría alguna ventaja al reducir el tamaño de un tumor, realizar una biopsia, eliminar cualquier obstrucción intestinal, facilitar tratamientos intratumorales u otros procedimientos quirúrgicos. El hematólogo detecta cualquier anomalía en la sangre, evalúa el daño a la médula ósea por quimioterapia o radiación, mide el sistema inmune y coordina inmunoterapias. El internista monitorea la función de cada órgano, supervisa la hipertermia y realiza procedimientos como la instalación de catéteres o el drenaje de los pulmones o el peritoneo. El médico capacitado en cuidados paliativos puede evaluar la angustia emocional del paciente y brindar

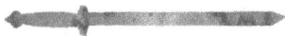

asesoramiento e intervenciones para ayudarlo a sobrellevar la situación. El radiólogo interpreta las imágenes de estudios y proporciona información que nos ayuda a evaluar la evolución de un paciente comparando la condición en la que llega con su progreso durante el tratamiento y la atención de seguimiento. El especialista en medicina familiar aborda problemas de salud que pueden ser atendidos por un médico de atención primaria en lugar de un oncólogo. Los nutricionistas coordinan los regímenes alimenticios y de jugos y desarrollan protocolos cuando los médicos identifican la necesidad dietética específica de un paciente. Los investigadores nos mantienen actualizados sobre los últimos hallazgos y miden los cambios en las condiciones y los resultados de nuestros pacientes a fin de proporcionarnos los datos que necesitamos para realizar mejoras. Todos estos diferentes profesionales trabajan en conjunto a beneficio de nuestros pacientes. Tener un equipo multidisciplinario es clave para cambiar cosas según sea necesario para continuar socavando el cáncer.

Tratamos al paciente, no a la enfermedad.

CENTRADOS EN EL PACIENTE

Nuestro fundador, el Dr. Ernesto Contreras, dijo: "No estamos tratando el tumor, estamos tratando al paciente". Este principio de tratamiento impulsa nuestro objetivo de mejorar la calidad de vida de nuestros pacientes. Puesto que no nos enfocamos en el tumor, podemos analizar el estado general de un paciente. Algo que no tiene nada que ver con el cáncer puede estar haciendo miserable la vida de un paciente. Imagínese si el paciente tiene una uña encarnada y no puede caminar. Como no está relacionada con el cáncer, es posible que un oncólogo no trate el problema. En Oasis of Hope, resolveremos lo de la uña encarnada, porque estamos enfocados en el paciente y sabemos que es un problema de calidad de vida.

El Dr. Ernesto Contreras se dio cuenta de la importancia de eso. Nos enseñó que nuestra finalidad no debía ser la erradicación del cáncer, sino alargar la vida y aumentar la calidad de vida de nuestros pacientes. La corrección de los problemas de salud que afectan la calidad de vida de un paciente, aunque no estén directamente relacionados con el cáncer, proporcionará al paciente un gran alivio y liberará energía para combatir mejor el cáncer.

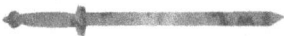

Centrarse en el paciente es un cambio compasivo en el tratamiento del cáncer.

NO DÉ POR SENTADO QUE ES EL CÁNCER

Centrarnos en el paciente nos ayuda a estar más conscientes de todo lo que un paciente puede estar experimentando. También nos permite ayudar a nuestros pacientes a lidiar con sus miedos. Algo que es normal y ocurre a muchos pacientes es la suposición de que cada pequeño dolor significa que el cáncer está empeorando. Si un paciente de repente tiene una articulación adolorida en la rodilla, instantáneamente piensa: "Dios mío, el cáncer se ha extendido a mi rodilla". La posibilidad de que se desarrolle artritis después de una vida de jugar tenis, o que pueda haber una distensión o un esguince no les pasa por la mente. El cáncer produce bastante miedo, por lo que es fácil sacar conclusiones precipitadas de que todo cambio negativo en la salud es causado por el cáncer. Examinamos a un paciente cada vez que se presenta un nuevo problema de salud para aclarar que no todos los dolores, molestias o enfermedades están relacionados con el cáncer.

TODO BAJO EL MISMO TECHO

Al tener un equipo multidisciplinario, podemos abordar, y a menudo resolver, problemas de salud secundarios. Además, no tenemos que referir a los pacientes a otra parte para que reciban apoyo emocional, asesoría nutricional, educación y clases. Suplimos la mayoría de las necesidades de un paciente directamente en el hospital. La ansiedad es menor cuando un paciente no tiene que coordinar múltiples consultas con diferentes especialistas en distintos lugares.

El tema de este capítulo es cambiar las cosas. No solo cambiamos las cosas relativas al cáncer. También cambiamos los tratamientos para abordar lo que los oncólogos pueden considerar problemas de salud secundarios y terciarios. No es raro que un oncólogo descarte cuestiones no relacionadas con el cáncer y aconseje a los pacientes que se olviden de otros problemas porque sobre todo necesitan atenderse del cáncer. Está mal descartar cualquier problema de salud que disminuya la calidad de vida de un paciente, y esta actitud desdeñosa de los oncólogos se suma a la sensación de pesimismo que los pacientes pueden experimentar en presencia de un oncólogo típico.

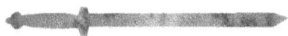

EL FENÓMENO DE LA SONRISA

Hace unos años, tuvimos la oportunidad de hacer un recorrido por los centros de tratamiento integrativo de cáncer más destacados, cuyo presupuesto publicitario es tan grande que han tenido anuncios en el Súper Bowl. Compartimos esta historia no como una crítica, sino como una ilustración de lo diferente que es Oasis of Hope. Fuimos allí para aprender todo lo que pudiéramos de este enorme sistema de tratamiento oncológico construido con varios hospitales de cientos de millones de dólares. Nos desalentamos cuando observamos a los pacientes en tratamiento. Aunque el mensaje de marketing hizo que pareciera que en ese hospital la experiencia del paciente sería extraordinaria, era la misma que en otros centros de oncología tradicionales que habíamos visitado. Los pacientes estaban aislados y no había sonrisas. Comenzamos el recorrido en el primer piso y esperamos un elevador. Cuando se abrieron las puertas, nos entristeció ver a una paciente en silla de ruedas con un pequeño bote de basura atado a un lado. Lo necesitaba porque estaba vomitando debido a la quimioterapia que acababa de recibir. No hubo sonrisas.

En Oasis of Hope, hemos cambiado la experiencia del tratamiento del cáncer. Existe una sala de tratamiento comunitaria donde los pacientes pueden visitarse mientras reciben el tratamiento. Brindamos educación y tiempos de adoración en la sala de tratamiento de la comunidad. Los alimentos se sirven en el comedor común, donde hay mesas redondas para que los pacientes puedan tener un tiempo de compañerismo a la hora de las comidas. Nadie está aislado. En Oasis of Hope se siente una comunidad de apoyo. Supongo que deberíamos llamarla una comunidad de esperanza. También organizamos noches de cine, bingo y otras actividades que promueven la amistad y la alegría. ¿Cuál es el resultado de nuestro cambio a la experiencia típica de tratamiento de cáncer? Verá más sonrisas en los rostros de los pacientes, acompañantes y personal de Oasis of Hope que en cualquier otro centro de oncología.

SONRISAS = CALIDAD DE VIDA

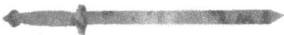

CONCLUSIÓN

Comenzamos este capítulo con la cita de Sun Tzu que afirma que saber cómo variar las tácticas militares le da a un general una ventaja significativa. A lo largo de este capítulo, nos hemos referido a la variación de tácticas como un cambio. Así es como Oasis of Hope ha cambiado el tratamiento de los centros tradicionales de tratamiento del cáncer:

- Atendemos al paciente como a un todo: cuerpo, mente y espíritu.
- Compartimos el poder curativo de la fe, la esperanza y el amor.
- Avanzamos en la ciencia médica para poner fin al cáncer en un paciente a la vez.
- Nos centramos en el paciente, no en la enfermedad.
- Nos enfocamos en la calidad de vida, no en la erradicación de tumores.
- Realizamos cirugías conservadoras orientadas a la preservación de órganos.
- Ofrecemos oxigenoterapia a pacientes que se tratan con radioterapia.
- Administramos quimioterapia metronómica en dosis bajas.
- Prescribimos nutrición de alimentos integrales provenientes de plantas y ejercicio para controlar los efectos secundarios negativos.
- Usamos profármacos como alternativas a la quimioterapia.
- Empleamos medicamentos para usos distintos a los aprobados, basados en evidencias.
- Tratamos a nuestros pacientes como nos gustaría que nos trataran.
- Modulamos las terapias oxidativas con terapias antioxidantes para evitar que el cáncer desarrolle resistencia.
- Somos holísticos, no reduccionistas.

- Fortalecemos el espíritu y cuidamos el alma para promover la curación en el cuerpo.

- Nuestro equipo multidisciplinario se ocupa de la salud general de nuestros pacientes, incluyendo la salud emocional y espiritual.

- Contamos con múltiples servicios, tales como oncología, nutrición y asesoramiento psicológico/consejería, todo bajo un mismo techo.

- Empoderamos a los pacientes a través de la educación.

- Defendemos el derecho del paciente a elegir tratamientos.

- La oración es la primera línea de defensa, no el último recurso.

Es sorprendente lo tranquilo que es Oasis of Hope. No se imagina todo lo que se necesita para crear la experiencia de curación que beneficia a nuestros pacientes de una manera que los centros oncológicos convencionales no pueden hacerlo. Hay un factor de motivación detrás de todo lo que hacemos. Es usted.

Kristen James • Cáncer de mama triple negativo • 2015

"En enero de 2015, me diagnosticaron cáncer de mama triple negativo. Hablé con muchos médicos y sentí que no había esperanza. Fue entonces cuando encontré el libro *Beating Cancer* del Dr. Contreras. Después de leer el libro en una noche, y luego de hacer mucha oración, sentí que Oasis of Hope era el camino que Dios tenía para mí. Decidí no recibir ningún tratamiento en Estados Unidos y me dirigí directamente a Tijuana. Me operaron para extirpar el tumor, que usaron para programar mi vacuna de células dendríticas. Después seguí los tratamientos programados de Oasis of Hope.

El ambiente era muy espiritual y edificante. El personal fue amable y siempre dispuesto a responder preguntas. Hablé con otros pacientes, escuché sus historias y encontré aliento al responder a las historias de los pacientes. Todos nos apoyamos y animamos mutuamente, ya que todos estábamos juntos en esto. Recibíamos tratamientos por la mañana y solíamos pasear juntos por la playa en la tarde.

Dejé Oasis of Hope sin cáncer y todavía estoy en remisión completa. Hice amigos que recordaré por siempre. La gente suele llamar y preguntar sobre mi experiencia y si volvería a tomar la misma decisión. Mi respuesta siempre es 100% sí. Estoy muy contenta de que Dios me haya provisto el libro del Dr. Contreras, que me llevó a México. Nunca podré agradecer lo suficiente al Dr. Contreras y su personal por todo lo que han hecho por mí"

—Kristen James
Winston Salem, North Carolina
Estados Unidos

HISTORIA DE ESPERANZA

Jim Barry • Cáncer de Próstata • 2015

"Me diagnosticaron cáncer de próstata, tumor adenocarcinoma, en octubre de 2015. El urólogo, aquí en Cody, recomendó cirugía después de hacer pruebas y biopsias. No pensé muy bien de la recomendación. Comencé a investigar por mi cuenta y a obtener información de pacientes con cáncer. Conocí a dos personas que habían sido tratadas en Oasis of Hope. Estaban encantadas con el tratamiento y habían obtenido excelentes resultados. Empecé a inclinarme hacia eso.

Otro paciente con cáncer que había estado en Oasis of Hope me preguntó: "¿Qué necesito para convencerte de que vayas al hospital a recibir el tratamiento?" Eso es lo que me llevó a Oasis of Hope. Cuando me enteré de que era un ministerio de base cristiana, le dije a mi esposa que iría a Oasis of Hope para recibir tratamiento. Empezamos a hacer los planes de viaje.

Proporcionan tratamientos para el cuerpo, como la vacuna, la hipertermia y otras terapias que se administran en combinación para combatir el cáncer. Pero tratan a la persona en su totalidad: cuerpo, mente y alma. El tratamiento emocional da esperanza de que el tratamiento ayudará y de que las cosas van a estar bien. La dieta, el apoyo emocional y el tratamiento espiritual, combinados con el tratamiento físico, hacen que el tratamiento sea muy diferente al de muchos otros lugares. Si vas a muchos hospitales en los Estados Unidos, te harán tratamientos físicos, ya sea cirugía, quimioterapia o radiación, pero no brindan apoyo emocional para la persona, mientras que Oasis of Hope sí aborda eso.

Se ha convertido en lo que yo llamo "mi familia de tratamiento". La atmósfera en el comedor de estilo familiar donde te sientas con otros pacientes y el personal facilita la conversación sobre la esperanza y los tratamientos.

Puedes hablar abiertamente sobre el cáncer y también sobre otras cosas. Es muy alentador y alegra las cosas cuando visitas a diario a otros pacientes que han tenido tratamientos exitosos. Las horas de adoración en la mañana fueron algo realmente importante para mí. Eso realmente alegró mis días, y me dio mucha esperanza, y volvió a enfocar mi mente en algo distinto a la enfermedad. Me ayudó a dejar de preocuparme tanto por el cáncer. Me ayudó mucho.

Estoy bien ahora. Me hicieron dos tomografías por emisión de positrones y dos resonancias magnéticas que no muestran actividad del cáncer. Estoy muy agradecido. Alabado sea el Señor por eso. Me siento agradecido y bendecido por eso. Estoy muy agradecido por el trato que he recibido del hospital y tengo en gran estima a las enfermeras, los médicos y el personal. Espero volver de nuevo para un chequeo y volver a ver a mi familia de tratamiento".

—Jim Barry
Cody, Wyoming
Estados Unidos

行軍

CAPÍTULO 11

MOVILIZAR

Si tiene cuidado de sus soldados, esto significará la victoria.
—Sun Tzu
El arte de la guerra
El ejercito en marcha

O z, la tierra al final de la carretera de ladrillos amarillos, tenía la promesa de devolver a Dorothy a casa, dándole al Hombre de Hojalata un corazón, al Espantapájaros un cerebro y al León valor.[1] El camino dorado era emocionante y atractivo, pero por supuesto, estaba lleno de desafíos. Dorothy, Totó y sus nuevos amigos tuvieron que cruzar el Bosque Oscuro, donde temían encontrarse con leones, tigres y osos, ¡oh Dios!

Bajo el liderazgo de la heroína de zapatos rubí, este pequeño ejército tuvo que movilizarse y marchar a través de la oscuridad con múltiples amenazas acechando detrás de cada árbol del misterioso bosque. Los camaradas no estaban seguros de cuál era el camino correcto a seguir. No sabían si tenían el corazón para avanzar, el cerebro para superar obstáculos o el valor para marchar a pesar del miedo.

La peligrosa caminata por el bosque reveló que cada uno ya poseía lo que pensaba que le faltaba. Dorothy descubrió que el hogar es donde está el corazón. La lealtad inquebrantable del Hombre de Hojalata a Dorothy y a los demás reveló que tenía corazón. El Espantapájaros aprendió mucho en el camino, lo que demostró que tenía cerebro ¡porque se necesita cerebro para aprender! Más tarde fue nombrado el hombre más sabio de Oz. El león cobarde pensó que el valor era la ausencia de miedo. Pero el valor surge ante el miedo. Mostró un inmenso valor cuando mantuvo a raya a los monstruos Kalidah en el bosque mientras el Hombre de Hojalata cortaba un árbol para hacer un puente y escapar por un barranco. Tuvieron éxito porque se movilizaron a pesar de los desafíos que se les presentaron.

El salmista señaló la fuente última de fuerza para marchar a través del territorio enemigo:

Aunque ande en valle de sombra de muerte,
No temeré mal alguno, porque tú estarás conmigo;
Tu vara y tu cayado me infundirán aliento.[2]
—Salmo 23:4 (Versión Reina-Valera 1960)

No obstante la amenaza, debe movilizar sus tropas si quiere superar el desafío. Tal vez se pregunte: "¿Qué tropas? No tengo tropas". Pero ¡sí las tiene! Tiene una poderosa fuerza militar viviendo en su interior y luchando cada milisegundo del día por usted.

Su sistema inmune es la fuerza de lucha contra el cáncer más feroz del mundo.

SU PODER MILITAR

Sus increíbles fuerzas armadas endógenas son las defensas dadas por Dios: el sistema inmune. **El sistema inmune es el agente anticancerígeno más potente y eficaz que conoce la humanidad.** Cuando funciona perfectamente, la probabilidad de que se forme un tumor es casi nula. En la mayoría de los casos, los pacientes que luchan contra el cáncer tienen un sistema inmune debilitado. Es posible que haya sido dañado gravemente con la quimioterapia o la radiación. Ponemos a su alcance terapias para cuidar y reconstruir sus defensas naturales. Es un objetivo terapéutico importante porque cada célula que forma parte de su sistema inmune es un soldado que luchará por usted.

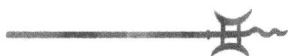

El maestro estratega militar Sun Tzu sabía que era fundamental cuidar de sus soldados. Dijo: "Si tienes cuidado de tus hombres y acampas en terreno duro, el ejército estará libre de enfermedades de todo tipo, y esto significará la victoria". [3]

Su sistema inmune es verdaderamente una fuerza que debe tenerse en cuenta.

CÓMO FUNCIONA SU SISTEMA INMUNE

Su sistema inmune verdaderamente es una fuerza militar a tener en cuenta. Es el poder militar que defiende su cuerpo de los patógenos que pueden causar infecciones y enfermedades, incluyendo el cáncer.[4] Los patógenos son cuerpos extraños que pueden ser virus, bacterias y microorganismos.[5]

El sistema inmune consta de:

- Piel, barrera exterior y primera línea de defensa
- Los cilios, que recubren el tracto respiratorio y trabajan para expulsar cuerpos extraños.
- Ácido clorhídrico, producido por el estómago y que puede destruir microorganismos.
- Flora intestinal, que inhibe el crecimiento de patógenos.
- Los ganglios linfáticos, que secretan linfa para eliminar los patógenos que serán expulsados por el cuerpo.
- Glóbulos blancos, producidos dentro de la médula ósea para buscar, destruir y disolver patógenos, infecciones y enfermedades.

El sistema inmune está bien equipado con linfocitos anticancerígenos (glóbulos blancos), incluidos los linfocitos T (células T)[6] y las células asesinas naturales (células NK). Las células NK tienen enzimas que destruyen las células cancerosas y los virus.[7]

FACTORES ESTRESANTES DEL SISTEMA INMUNE

A veces, el sistema inmune puede fallar cuando una persona se expone a factores estresantes, que pueden ser físicos o emocionales. Ejemplos de factores de estrés físico son las toxinas ambientales, como pesticidas y limpiadores domésticos, infecciones crónicas, quimioterapia y radiación. Los factores de estrés emocional pueden ser el duelo prolongado, miedo o ansiedad crónicos, problemas de relación y cualquier otra cosa que promueva sentimientos de miedo, ira, dolor, pérdida o resentimiento.

La respuesta inmune a los factores estresantes y patógenos es la inflamación. La inflamación crónica es perjudicial para el cuerpo, porque el sistema inmune produce células T reguladoras (células T reg) para inhibir la respuesta inmunitaria y mantenerla bajo control.[8] Es común que el sistema inmune de un paciente ya no pueda combatir el cáncer debido a la inhibición de células T reg. El sistema inmune

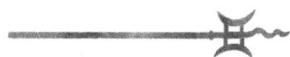

también puede volverse incapaz de combatir el cáncer debido al daño causado por la quimioterapia y la radioterapia.

MECANISMO DE DEFENSA DEL CÁNCER

Una de las razones por las que el cáncer es difícil de vencer son sus rasgos metabólicos, que forman parte de sus mecanismos de defensa. El microambiente de un tumor es capaz de inhibir la respuesta inmune contra el cáncer.[7]

El microambiente de un tumor inhibe la respuesta inmune contra el cáncer del cuerpo.

En esto radica el desafío: ¿cómo se puede pedir una respuesta inmunitaria contra el cáncer cuando el microambiente del tumor y otros factores, como la quimioterapia, están inhibiendo el sistema inmune? Tenemos una respuesta a una pregunta tan importante y una terapia que puede abatir el baluarte microambiental del cáncer. Hemos desarrollado una vacuna que se dirige al cáncer mediante la codificación de células dendríticas con un antígeno de cáncer asociado a tumores. Activamos las células T y NK del paciente. Luego usamos las células dendríticas codificadas para apuntar al tumor y atacarlo con las células activadas.

UNA VACUNA CONTRA EL CÁNCER: SANTO GRIAL MÉDICO

La vacuna contra la poliomielitis ha sido eficaz para combatir el virus que la origina. Casi ha sido erradicada. En 2018, solo se notificaron ocho casos de poliomielitis.[10] Las vacunas han sido increíblemente efectivas contra muchas enfermedades. El santo grial médico sería una vacuna que pudiera erradicar del mundo el cáncer.

Una vacuna se define como "cualquier preparación utilizada como inoculación preventiva para conferir inmunidad contra una enfermedad específica, generalmente empleando una forma inocua del agente patógeno, como bacterias o virus muertos o debilitados, para estimular la producción de anticuerpos".[11] Tradicionalmente, las vacunas son protectoras y se dan a una persona para prevenir una enfermedad específica. Hasta la fecha, existen vacunas protectoras solo para dos tipos de cáncer: cáncer de cuello uterino y cáncer de hígado. Estas vacunas no apuntan directamente al cáncer. Las vacunas contra el cáncer de cuello uterino, Gardasil® y Cervarix®, están diseñadas para proteger contra las cadenas del virus de papiloma humano (VPH).[12] La eficacia de estas vacunas es discutible. Se necesitan más datos para determinar si la respuesta inmune contra el VPH se traduce en una disminución del cáncer de cuello uterino.

La vacuna contra el cáncer de hígado tampoco se dirige al cáncer. En cambio, se dirige al virus de la hepatitis B, que está asociado con el desarrollo del cáncer de hígado.[13] Hasta hace poco, las vacunas contra el cáncer se usaban para la prevención de enfermedades, no para el tratamiento. Existe un avance relativamente nuevo en la preparación de una vacuna que puede usarse en el tratamiento de cáncer. El Instituto Nacional del Cáncer describe este tipo de vacuna como "Una sustancia o grupo de sustancias destinadas a hacer que el sistema inmune responda a un tumor o a microorganismos, como bacterias o virus. Una vacuna puede ayudar al cuerpo a reconocer y destruir las células cancerosas o los microorganismos".[14]

VACUNA DE CÉLULAS DENDRÍTICAS

Existe una vacuna terapéutica diseñada para administrarse a personas que ya tienen cáncer. Su propósito es inducir una respuesta inmune capaz de atacar células cancerosas específicas, destruirlas, retrasar o revertir el crecimiento tumoral, inhibir las metástasis y, en consecuencia, aumentar las tasas de supervivencia.[15] Este tipo de vacuna de inmunoterapia se clasifica como una vacuna de células dendríticas (DCV),[16] que es una vacuna de células presentadoras de antígeno.[17] La eficacia y seguridad de las DCV se ha demostrado en múltiples ensayos clínicos in vitro e in vivo en animales y seres humanos. De hecho, la FDA aprobó la primera DCV en 2010 después de que los estudios de fase tres en pacientes con cáncer de próstata metastásico mostraron una tasa de supervivencia a tres años del treinta y cuatro por ciento en comparación con once por ciento.[18]

Antes de explicar cómo funciona la DCV, permítanos decirle qué es una célula dendrítica (DC). Una DC es una "célula presentadora de antígenos".[19] Las DC tienen la capacidad de captar antígenos de patógenos, cuerpos extraños y células cancerosas. Concentrémonos en el cáncer. Cada tumor tiene un antígeno asociado al tumor, también conocido como antígeno específico de tumor (TSA). Un TSA es una proteína exclusiva del tumor y se encuentra en la superficie de la célula maligna. La DC capta el TSA y luego lo convierte en una proteína que puede ser reconocida por las células T. La DC presenta el TSA a la célula T para inducir la respuesta inmune y enviar a los soldados (células inmunes) a que luchen contra el enemigo (tumor). Las células dendríticas también se denominan células presentadoras de antígeno. Los antígenos son clave para inducir una respuesta inmunitaria.[20] Las células cancerosas producen antígenos, que son proteínas asociadas a tumores en la superficie de las células malignas. Los antígenos también

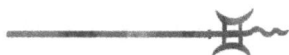

circulan en la sangre. Cada antígeno asociado al tumor es único. Es por eso que los patólogos y oncólogos usan los recuentos de antígenos como marcadores tumorales para evaluar la actividad de cánceres específicos. Probablemente esté familiarizado con el término "PSA" porque es la prueba más común para detectar el cáncer de próstata. PSA significa antígeno prostático específico.[21]

La acción destructora de tumores del sistema inmune es de alta calidad.

CÓMO FUNCIONA UNA DCV

Las células dendríticas (DC) se utilizan en las vacunas porque se especializan en capturar antígenos asociados a tumores. Luego, las DC convierten los antígenos de una proteína a péptidos que atraerán células T y células NK.[22,23] Pueden inducir una respuesta inmune que destruirá las células tumorales mientras conservan un recuerdo de esta respuesta por si el antígeno se detecta nuevamente en el futuro. [24,25]

Es notable cómo interactúan las diversas células inmunitarias para destruir el cáncer. Piense en un misil de búsqueda de calor que se envía para destruir un avión de combate. La emisión de luz infrarroja emitida por los motores a reacción sería el antígeno. La DC sería el sensor que detecta la emisión infrarroja, apunta a ella y luego guía el misil hacia la fuente de calor. Las células T y las células NK serían los dispositivos explosivos del misil que destruirían al avión de combate enemigo. Esta simple analogía ilustra la sofisticada función destructora de tumores del sistema inmune.

Para resumir por qué las DC están en el centro del desarrollo de vacunas contra el cáncer: pueden presentar células T y células NK a las células tumorales. Una vez que se codifican con un antígeno asociado al tumor, conservan un recuerdo de la operación. La memoria de la DC protege contra la recurrencia de tumores.

CÓMO PREPARAMOS SU DCV PERSONAL

Las células cancerosas circulan en la sangre. Todas las células malignas tienen antígenos en sus superficies llamados "antígenos específicos de tumores (TSA)". [26] Podemos recolectar TSA mediante una extracción de sangre. En algunos casos, el tumor es accesible y podemos tomar una muestra de tejido, que es una rica fuente de TSA. Las células precursoras de DC están presentes en la muestra de sangre o tejido. Se cultivan y maduran con citocinas como la interleucina 4 (IL-4),[27] que

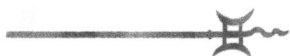

activará las células T e IL-15 para activar las células NK.[28] Las células T que se estimulan en un laboratorio para destruir células tumorales se denominan células asesinas activadas por linfocinas o células T-LAK. Es interesante observar que las células NK también ayudan a las DC a madurar.[29] El TSA se usa para pulsar la DC y activarla. Existen numerosos métodos de cultivo que se utilizan para aislar los TSA de las muestras de sangre o tejido. Uno implica congelar y descongelar repetidamente las células. Se imita la necrosis (destrucción celular) y se aísla el TSA. Otro método consiste en exponer las células tumorales a la luz ultravioleta, o irradiación gamma, que imitará la apoptosis (muerte celular) y aislará el TSA. Otro método consiste en oxidar las células tumorales con ácido hipocloroso (HOCL), que provocará una rápida necrosis.[30]

Una vez que las DC se cultivan, se codifican con el TSA y se activan junto con las células T-LAK y las células NK; la vacuna está lista para inyectarse en el mismo paciente que proporcionó el antígeno y las células inmunitarias. Por lo general, la vacuna se administra mediante una serie de inyecciones con periodos entre inyecciones. El periodo de descanso da tiempo para que las DC, las células T-LAK y las células NK maduren más y se multipliquen en fuerza y en número porque la vacuna está compuesta de células vivas.

ABUNDANCIA DE PRUEBAS CIENTÍFICAS

Las DCV se están estudiando in vitro con líneas de células cancerosas e in vivo en animales y pacientes humanos. Se están publicando resultados de ensayos clínicos que se están llevando a cabo en todo el mundo. Son preponderantes las evidencias científicas de que las DCV son seguras y efectivas. Examinemos algunas publicaciones revisadas por pares.

Se realizó un ensayo clínico en Corea con pacientes con cáncer de mama y pacientes con cáncer de riñón. Todos los pacientes toleraron bien la vacuna. Se indujo actividad de NK en el sesenta por ciento de los pacientes.[31] Otro ensayo clínico en China administró DCV a pacientes con cáncer colorrectal. Los resultados fueron que la DCV extendió el periodo sin enfermedad y generó tasas de supervivencia más largas. Se observó una mayor respuesta citotóxica (destrucción de células cancerosas) en el cincuenta y siete por ciento de los pacientes.[32]

Otro estudio con cien pacientes de cáncer colorrectal demostró que más del setenta por ciento de los pacientes experimentaron una mejoría en la fuerza, el sueño, el apetito y el peso. El treinta y tres por ciento de los pacientes experimentaron efectos adversos, como fiebre, pérdida de apetito, dolor en las articulaciones y erupción cutánea. Los

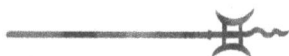

efectos secundarios fueron leves y la vacuna se toleró bien.[33] Otro estudio realizado en China mostró que las DCV tienen efectos antitumorales en las células cancerosas de la vejiga.[34]

Un grupo de investigadores en Israel probó una DCV en pacientes con mieloma. Observaron que la enfermedad dejó de progresar en sesenta y seis por ciento de los pacientes durante periodos de varios meses hasta dos años después de la vacunación.[35]

LAS DCV OFRECEN ESPERANZA

Permítanos llamar su atención sobre tres ensayos clínicos muy alentadores. Los estudios se realizaron con pacientes que presentaban cáncer de páncreas, cáncer de pulmón y melanoma metastásico. Estos tipos de cáncer tienen bajas tasas de supervivencia a cinco años, por lo que el ensayo clínico fue crucial. La tasa de supervivencia a cinco años en etapa IV de cáncer de páncreas es dos por ciento, en cáncer de pulmón es inferior al dos por ciento y en melanoma es quince por ciento.[36]

Comencemos con el estudio del cáncer de páncreas. Fue un estudio de gran magnitud que utilizó datos de siete centros de tratamiento en Japón de doscientos cincuenta y cinco pacientes con cáncer de páncreas inoperable. El estudio multicéntrico concluyó que las DCV fueron toleradas bien, las reacciones adversas fueron leves y los resultados pueden mejorar en pacientes que reciben simultáneamente quimioterapia o radioterapia.[37] El estudio sobre el cáncer de pulmón fue interesante porque el cáncer de pulmón generalmente no se considera inmunosensible. En el estudio realizado en un pequeño número de pacientes con cáncer de pulmón de células no pequeñas que recibieron DCV, se observó una potente respuesta inmune.[38]

El ensayo de melanoma metastásico se realizó en el Reino Unido. Todos los pacientes toleraron bien la vacuna. La mayoría de los pacientes experimentaron efectos adversos leves, incluyendo irritación de la piel en el lugar de la inyección y síntomas similares a los de la gripe. Todos los pacientes experimentaron una buena respuesta inmune. Hubo una reducción medible del tumor en doce por ciento de los pacientes y estabilización del tumor en dieciséis por ciento de los pacientes.[39]

Un ensayo clínico realizado en Lituania incluyó a pacientes con cáncer de próstata, riñón y vejiga. Hubo una respuesta inmune mejorada en setenta por ciento de los

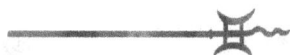

pacientes y una remisión parcial o completa en veinte por ciento de los pacientes.[40] Este estudio, como los demás, confirmó que las DCV son esenciales hoy en día en el tratamiento del cáncer.

Algunos estudios han demostrado cómo mejorar los resultados de las DCV con otros protocolos de tratamiento. El Instituto de Investigación Baylor realizó un estudio donde se concluyó que el uso de quimioterapias leves, como la ciclofosfamida (Cytoxan®), pueden inhibir las células T reg antes de inyectar la DCV, lo que da como resultado una respuesta inmunitaria anticancerígena mucho más potente.[41]

CICLOFOSFAMIDA

La ciclofosfamida es una quimioterapia que se ha demostrado se dirige específicamente a las células T reg y las destruye. Dirigirse a las células T reg es eficaz porque sus niveles son más altos de lo normal en pacientes con cáncer.

Si un paciente tiene un alto nivel de células T reg inmunodepresoras, podemos reducir el recuento con una dosis baja de ciclofosfamida por vía intravenosa. Afortunadamente, nuestros pacientes experimentan efectos secundarios leves o nulos. No todos nuestros pacientes tienen niveles altos de células T reg. Para aquellos que tienen niveles normales, les recetamos ciclofosfamida oral, que es aún más fácil de tolerar pero incluso así destruye las células T reg.

NO DESPERDICIEMOS NUESTROS ESFUERZOS

¿Cuál es la ventaja de destruir las células T reg? Aunque nuestra DCV produce una gran respuesta inmunitaria contra el cáncer, las células T reg trabajarán para suprimirla. Es como tener un Mustang Iacocca del 45 aniversario, edición limitada y perfeccionado, con 700 caballos de fuerza, y pisar el acelerador a todo lo que da mientras pisa los frenos. Tendrá todo el poder del mundo, pero las llantas patinarán y saldrá humo de ellas hasta que suelte los frenos. La DCV es como una terapia inmunológica perfeccionada y las células T reg son los frenos. Una pequeña dosis de ciclofosfamida desactivará los frenos e iremos a las carreras.

Queremos aclarar que las células T reg no son perjudiciales para nuestra salud. Son una parte vital de nuestro sistema inmune porque lo modulan y protegen de enfermedades autoinmunes como la artritis, la enfermedad de Crohn y el asma. Por tanto, necesitamos células T reg, pero no queremos que actúen como los frenos de alta potencia que utilizan los carros deportivos italianos cuando se trata de cáncer. Al reducir

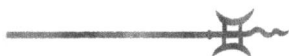

el recuento de células T reg, el sistema inmune no se inhibe y puede combatir mejor el cáncer.

CONCLUSIÓN

Oasis of Hope ha estado desarrollando y mejorando inmunoterapias durante las últimas seis décadas. En el pasado, realizamos un estudio utilizando inmunoterapias alogénicas. Las células fueron donadas de una persona a un paciente. Eso fue bastante exitoso y emotivo porque los miembros del equipo de Oasis of Hope dieron un paso al frente y donaron sangre para satisfacer las necesidades de nuestros pacientes. Los miembros de nuestro personal estaban donando sus células para brindar terapia a nuestros pacientes. La gratitud inundaba a nuestros pacientes y pudieron agradecer personalmente al donante. Los resultados fueron prometedores, pero nuestra DCV es muy superior.

Nuestra DCV es inmunoterapia autóloga. Las células inmunes se recolectan del paciente, se cultivan y luego se infunden o inyectan nuevamente al paciente. La inmunoterapia autóloga es mucho más eficaz que la inmunoterapia alogénica. Se utilizan TSA, DC, linfocitos T y linfocitos NK del paciente. Ninguna terapia es más personalizada que nuestra DCV. Las CD del paciente se codifican con el TSA extraído del tumor o de las células cancerosas circulantes. Las CD presentan el tumor a las células T maduras y las células NK del paciente para que hagan lo que están diseñadas para hacer: buscar y destruir el cáncer. No consideramos que la DCV sea una terapia independiente. Consideramos que mejora nuestra terapia central Oasis of Hope. Es una excelente terapia adyuvante porque es eficaz para inducir una respuesta inmunitaria contra el cáncer y, en muchos casos, una reducción medible del tamaño del tumor. De todos los ensayos clínicos sobre DCV que se llevan a cabo en los centros, se informa que las DCV:

- Se dirigen a las células malignas[42]
- Activan la inmunidad antitumoral[43]
- Inducen la actividad citotóxica antitumoral de los linfocitos T [44]
- Inhiben metástasis[45]

Estos estudios nos animan porque confirman nuestra experiencia y observaciones clínicas con la DCV en Oasis of Hope. Numerosos estudios nos brindan datos adicionales para que avancemos continuamente en nuestra lucha contra el cáncer, lo cual es esencial porque en esencia Oasis of Hope practica la medicina basada en datos centrados en el paciente.

Estamos seguros de que más ensayos clínicos mostrarán formas de mejorar aún más los resultados con las DCV. Estos estudios conducirán a avances en el desarrollo de DCV y estamos listos para ello. Nuestra DCV es efectiva. Planeamos

aumentar su potencia continuando la investigación, implementando nuevos métodos para inhibir las células T reg y encontrando mejores métodos para activar las células NK. Una nueva intervención que estamos considerando es recolectar TSA de los fibroblastos (tejido conectivo) de un tumor.[46]

La investigación sugiere que la utilización de productos farmacéuticos, como la colchicina, durante el cultivo de las CD puede mejorar su eficacia.[47] Los fitoquímicos, como la shikonina, también pueden mejorar la inmunogenicidad tumoral de las DCV.[48]

Cada año revisamos los resultados de los ensayos clínicos nuevos, a fin de redoblar nuestros esfuerzos de investigación y aprovechar nuestro laboratorio de inmunohematología. Nos beneficiamos del conocimiento y la experiencia de nuestros oncólogos, hematólogos e investigadores dedicados. Creemos que nuestra DCV es y seguirá siendo una de las vacunas contra el cáncer más eficaces del mundo.

Oasis of Hope practica una medicina centrada en el paciente y basada en datos.

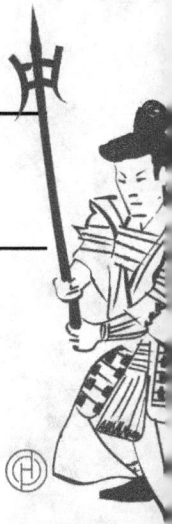

HISTORIA DE ESPERANZA

Susan Novak • Cáncer de mama HR+ • 2003

"El diagnóstico de un tumor de cinco centímetros, que era un cáncer de mama receptor de hormonas en etapa intermedia, me sorprendió mucho. Yo era una mujer de 50 años sin antecedentes de cáncer en la familia. El tumor fue removido en el hospital local en Soldotna, Alaska. La cirujana dijo que "no lo entendió todo", pero sintió que sería lo suficientemente bueno porque no creía que fuera cáncer. La biopsia demostró que estaba equivocada y, de hecho, fue cáncer.

Conocía varias historias de éxito del Hospital Oasis of Hope, a través de mi suegro. Quería probar Oasis of Hope primero antes de intentar cualquier otra cosa. El tratamiento fue exitoso y comencé a ver signos de reducción del tumor incluso antes de dejar Oasis of Hope. La mejoría continuó en casa hasta que todas mis pruebas dejaron de mostrar signos de cáncer. Disfruté de una recuperación total y retomé un estilo de vida normal.

En 2010, me diagnosticaron cáncer de mama recurrente. Se extirpó un tumor más pequeño, junto con unos cuatro o cinco ganglios linfáticos. Regresé a Oasis of Hope para recibir tratamiento. Una vez más, después del tratamiento, he estado libre de cáncer durante diez años y disfruto de una buena salud y del estilo de vida activo diario de una mujer que ahora tiene 70 años.

Oasis of Hope cambió mi vida. He permanecido libre de cáncer y saludable, y gracias a la educación en el hospital, soy más consciente de cómo comer bien para mantener mi salud. También aprendí qué suplementos funcionan mejor para combatir el cáncer. Los tratamientos fortalecen tu cuerpo y tu sistema inmune en lugar de destruirlo. Es una idea novedosa para gran parte de la medicina occidental. ¡Qué concepto! También hice esa conexión cuerpo-mente-espíritu, a menudo mencionada en Oasis of Hope, abrazando mi fe como parte de mi recuperación y aprendiendo cómo mis emociones están ligadas a mi salud.

El enfoque proactivo de Oasis of Hope le brinda el conocimiento que necesita para tener éxito: ciencia sólida e investigación bien explicada durante las conferencias, un personal profesional y compasivo, clases de cocina, buena comida, buena música y buenos mensajes. ¡Y debo decir que el Dr. Contreras es un genio y un médico asombroso con el amor de Dios en él! Y el Dr. Ceceña es un médico muy sabio y afectuoso que trabaja incansablemente para sus pacientes.

—Un anexo a mi historia: En 2017, a mi esposo le diagnosticaron cáncer colorrectal en etapa 3B. Fue a Oasis of Hope, por supuesto. En junio de 2020, su resonancia magnética muestra que continúa sin metástasis. ¡No se puede encontrar ningún tumor medible!"

—Susan Novak
Kasilof, Alaska
Estados Unidos

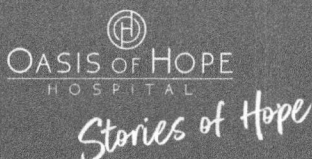

九地

CAPÍTULO 12

DERRIBE LA RESISTENCIA

Es la disposición del soldado ofrecer
una resistencia obstinada cuando está rodeado.

—Sun Tzu
El arte de la guerra
Las nueve situaciones

—Dunkerque, Francia, 26 de mayo de 1940.

La derrota era inevitable. Las fuerzas nazis emplearon la estrategia de la *Guerra del Rayo* movilizando tanques e infantería con tanta rapidez que cientos de miles de soldados británicos fueron empujados contra el mar.[1] Sin salida, la muerte era segura. Las tropas necesitaban un milagro, pero no había esperanza de caminar sobre el agua para escapar. Cavaron trincheras en las dunas. Los soldados británicos resistieron lo mejor que pudieron al ataque violento de los nazis. Pero fue el valor de los ciudadanos comunes lo que llevó a un giro milagroso de los acontecimientos.[2] El labio superior proverbial de Gran Bretaña se hizo evidente cuando su ejército se enfrentaba a la derrota. Winston Churchill declaró desafiante: "No flaquearemos ni fallaremos. Continuaremos hasta el final. Lucharemos en Francia y en los mares y océanos; lucharemos con una creciente confianza y una creciente fuerza en el aire... "[3]

Las palabras de Churchill lanzaron la *Operación Dinamo* en la imposible misión de rescatar a los soldados británicos. La esperanza, en el mejor de los casos, era evacuar a 45,000 soldados del puerto de Dunkerque. La Real Fuerza Aérea fue muy eficaz y contuvo los ataques de la Luftwaffe, la fuerza aérea alemana. Aún así, la armada británica no tenía suficientes barcos para evacuar a las decenas de miles de soldados. El Almirantazgo británico pidió a todos los buenos ciudadanos de la Corona que tomaran cualquier embarcación en condiciones de navegar y partieran hacia Dunkerque para traer a los muchachos a casa. Una flota de setecientos transbordadores, botes salvavidas, yates privados y barcos de pesca desafiaron las amenazas de los torpedos en el agua mientras balas y bombas llovían del cielo. Los ciudadanos británicos no evacuaron a 45,000 soldados, sino llevaron a 300,000 soldados a un lugar seguro.[4] Este rescate de soldados sin precedentes se convirtió en un punto de inflexión de la Segunda Guerra Mundial.

Gracias a Dios que Hitler pasó por alto las *Nueve situaciones* de batalla de Sun Tzu.[5] Si hubiera estudiado la estrategia, habría ideado algo mejor que seguir persiguiendo al ejército británico una vez que llegaran a Dunkerque. Una de las nueve situaciones de Sun Tzu incluye hacer retroceder a un enemigo arrinconándolo en una esquina sin salida, pero observó que era mejor no llevar a un enemigo a un lugar sin salida porque lucharían más ferozmente una vez que se dieran cuenta de que habían perdido todas las posibilidades de escapar. Cuanto más avanzara el ejército agresor contra el enemigo, más resistente se volvería el enemigo. Así, el espíritu de los ciudadanos británicos se volvió inquebrantable ante la agresión alemana. Debido a Dunkerque, la determinación de reagruparse y enviar de nuevo las tropas a la guerra llevó finalmente a la victoria con la ayuda de las fuerzas aliadas.

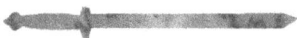

EL CANCER SE VUELVE RESISTENTE

Algo parecido ocurre en la lucha contra el cáncer. Cuanto más se ataca un tumor, más resistente se vuelve. Los tumores resisten intrínsecamente los ataques de medicamentos citotóxicos. Pero también adquieren resistencia durante los ciclos de tratamiento. Esta combinación de resistencia intrínseca y resistencia adquirida hace que vencer el cáncer sea un desafío excepcional.

Es esencial variar las tácticas para abatir la resistencia del cáncer. Hemos explicado cómo cambiamos el tratamiento de cáncer en el capítulo diez. Es necesario atender la resistencia que opone el tumor a los medicamentos, para reducir el riesgo de recurrencia y diseminación. En este capítulo, comenzaremos con una descripción general de los diversos mecanismos que utilizan los tumores para resistirse al tratamiento. Terminaremos con una revisión de las terapias que empleamos para abatir la resistencia del cáncer.

La resistencia intrínseca del cáncer y la resistencia adquirida lo hacen excepcionalmente difícil de vencer.

LA LEY DE LOS RENDIMIENTOS DECRECIENTES

En economía, existe una ley llamada rendimientos decrecientes. Según un artículo publicado en *The Economic Journal* en 1892, "La 'ley' afirma que, bajo ciertas circunstancias, los rendimientos de la cantidad adicional de trabajo deben disminuir necesariamente".[6] Esta ley se remonta al padre de la economía estadounidense, Adam Smith, y otros. Explica cómo en la agricultura hay un punto óptimo de producción. Más allá de eso, agregar más trabajo y tiempo comienza a producir resultados cada vez más pequeños.

Algunos investigadores médicos han aplicado la ley de los rendimientos decrecientes al tratamiento del cáncer. El valor decreciente de la quimioterapia en ciclos repetidos se manifiesta de varias formas. Primero, los pacientes no pueden tolerar la toxicidad asociada con el aumento de la dosis.[7] En segundo lugar, cuanto más se expone el cáncer a la quimioterapia, más resistente se vuelve.

Como explicamos anteriormente, la quimioterapia es muy eficaz inicialmente en muchos cánceres.Sin embargo, la mayoría de los cánceres se recuperan y regresan más fuertes. Entonces, el medicamento que funcionó inicialmente no produce los mismos resultados en el tratamiento posterior.

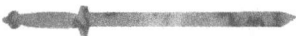

Como se describe en el capítulo ocho, una de las fortalezas del cáncer es que puede volverse resistente al tratamiento. Se necesitarían varios libros para explicar los múltiples mecanismos moleculares involucrados en la resistencia al tratamiento citotóxico. Por lo tanto, solo presentaremos una explicación básica.

La resistencia de un tumor al tratamiento es la razón por la cual la quimioterapia termina por fracasar. También es un problema que puede ocurrir con las terapias naturales, pero no tan pronunciado como sucede con las terapias convencionales. En cierto modo, un tumor que se vuelve resistente al tratamiento es como la selección natural. Las células cancerosas que tienen un mecanismo que las protege de la quimioterapia son las que sobreviven y se reproducen. Un mecanismo diferente es genético: las células simplemente sufren mutaciones que las vuelven resistentes a los medicamentos. La creciente resistencia del cáncer es responsable de los rendimientos decrecientes que produce la quimioterapia cuando se aumentan las dosis.

CÓMO OPONE RESISTENCIA EL CÁNCER AL TRATAMIENTO

Hay diferentes formas en que las células malignas se vuelven resistentes al tratamiento. La amenaza subyacente proviene de las células cancerosas que sobreviven a una quimioterapia en particular. Después del tratamiento, solo las células resistentes a la quimioterapia sobreviven y reproducen más células resistentes a la quimioterapia. Pero incluso las células que no tienen una naturaleza resistente a los medicamentos pueden protegerse.

BOMBAS CELULARES

Las células que funcionan de manera saludable intercambian, comparten y se traspasan entre sí iones, minerales y otras moléculas.[8] Las células tienen proteínas específicas que funcionan como bombas para realizar estas tareas. Algunas células cancerosas tienen proteínas que funcionan como una bomba de desintoxicación. De esta manera, la célula puede protegerse de la quimioterapia y otros agentes citotóxicos bombeándolos. Varias proteínas aumentan la resistencia al cáncer. Se ha descubierto que la Proteína de la Bóveda Principal (MVP) ayuda a muchos tipos de cáncer a oponer resistencia a quimioterapia, incluyendo el carcinoma de

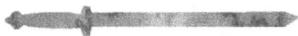

pulmón de células no pequeñas (NSCLC), el linfoma de células B, el glioma, la leucemia y el cáncer de ovario. MXR1 es la proteína que ayuda a destoxificar las células del cáncer de mama de los medicamentos citotóxicos.[9]

ONCOGENES

Los oncogenes pueden ayudar a que las células cancerosas se vuelvan resistentes a los medicamentos de forma directa e indirecta. Es importante señalar que no solo estamos hablando de "genes del cáncer" como BRCA. Los genes normales pueden volverse oncogénicos (promotores del cáncer). Aunque no se sabe completamente cómo pueden mutarse los genes y volverse oncogénicos, se conocen algunos mecanismos moleculares. La inhibición de apoptosis, la señalización celular y la codificación de los receptores del factor de crecimiento están involucrados en la mutación genética.[10] Las comorbilidades, como la obesidad, contribuyen a que los genes muten a oncogenes. Así es como la obesidad es un factor. Las adipocinas son citocinas que se liberan del tejido conectivo graso llamado tejido adiposo. La regulación al alza de adipocinas, como adiponectina, leptina y resistina, puede hacer que el microARN se vuelva oncogénico.[11] Los microARN aumentan la quimiorresistencia a través de las vías de transducción en cánceres de pulmón, mama, colon, próstata y ovarios.[12]

El receptor del factor de crecimiento epidérmico (EGFR) también puede convertirse en un oncogén. El EGFR es un gen codificador de proteínas que es necesario para que las células proliferen y sobrevivan en la fisiología normal.[13] En muchos tipos de cáncer, el EGFR se sobreexpresa.[14] El EGFR puede inducir la vasculatura angiogénica intratumoral. La progeneración de nuevos vasos sanguíneos es necesaria para que los tumores se desarrollen y avancen. También promueve la intravasación de células, lo que es fundamental en la propagación del cáncer y la formación de metástasis.[15]

TRANSICIÓN EPITELIAL A MESENQUIMAL (EMT)

La transición epitelial a mesenquimal (EMT) aumenta la supervivencia celular en respuesta a los medicamentos citotóxicos porque regula a la baja el Receptor 4 Activado por Proteasa (PAR-4). El gen PAR-4 normalmente codifica una proteína supresora de tumores que se dirige a las células cancerosas e induce la apoptosis en las células malignas. PAR-4 a menudo está ausente o mutado en cánceres como resultado de la EMT. La EMT aumenta la resistencia a los medicamentos en

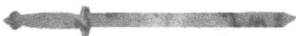

múltiples tipos de cáncer, incluyendo el cáncer de mama y el cáncer de páncreas.[16]

REPARACIÓN DEL ADN

El ADN tiene una gran capacidad de repararse a sí mismo. La reparación del ADN ayuda a las células cancerosas a sobrevivir después del tratamiento con quimioterapia. Comprenda que la quimioterapia puede dañar el ADN y el ARN de las células cancerosas, lo que puede detener su reproducción. A medida que las células malignas reparan su ADN después del daño inducido por la quimioterapia, se vuelven cada vez más resistentes a la quimioterapia. Las dos vías principales implicadas en la reparación del ADN son la reparación por escisión de nucleótidos y la reparación de errores de apareamiento. Ambas vías reconocen el daño y luego extirpan, resintetizan y reemplazan el ADN dañado con la cadena recién sintetizada.[17]

AUTOFAGIA

La autofagia es una capacidad fundamental de la célula para mantener su equilibrio energético. La autofagia puede aumentar la supervivencia de una célula o inducir su destrucción (muerte celular programada autofágica). La autofagia aumenta la resistencia a los medicamentos contra el cáncer al liberar exosomas y regular a la baja los microARN.[18]

CÉLULAS MADRE CANCEROSAS

Las células madre han estado en las noticias durante los últimos diez años. Son las notorias células que pueden convertirse en cualquier tipo de célula que el cuerpo necesite. Una célula cerebral o una célula sanguínea podrían desarrollarse a partir de la misma célula madre. Imagínese un tallo que pudiera dar cualquier tipo de flor que necesite un jardín. Desafortunadamente, también existen células madre cancerosas (CSC). Son las principales responsables de la recurrencia del cáncer después de que la terapia ha destruido un tumor.

Las CSC se encuentran en la mayoría de los tejidos y se utilizan para todos los tipos de cáncer, incluyendo el de mama, pulmón, ovario, próstata, colon y leucemia. Para que la quimioterapia y la radiación sean eficaces, el microambiente de un tumor debe tener un nivel de oxígeno suficiente. Los tumores son generalmente hipóxicos. Las CSC sobreviven en niveles deficientes de oxígeno. Las CSC son tan resistentes a las terapias oxidativas que son casi intocables. Otra razón por la que las CSC son resistentes al tratamiento es que la

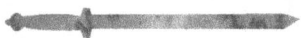

quimioterapia actúa sobre las células que se dividen rápido sintetizando activamente el ADN. Las CSC son inactivas y no sintetizan el ADN. Por lo tanto, están protegidas contra la quimioterapia.[19] Después de que se completa un ciclo de quimioterapia o radiación, las CSC pueden reagruparse y convertirse en células malignas nuevas más resistentes que pueden formar tumores y hacer metástasis.

EXOSOMAS

Los exosomas son vasos de tamaño nanométrico que median la comunicación entre células. En la tumorigénesis, los exosomas transfieren proteínas que pueden causar resistencia a la terapia extrínseca. Según un estudio reciente publicado en *Molecular Cancer*, los exosomas están involucrados en muchos mecanismos de resistencia al cáncer. Los exosomas transfieren proteínas que promueven la reparación del ADN de las células malignas, generan CSC a través de EMT, bombean concentraciones de medicamentos intracelulares y eliminan las proteínas proapoptóticas.[20] Los exosomas también transfieren mensajes que pueden disminuir la vigilancia inmunitaria de las células malignas al suprimir las células T, las células NK y células dendríticas.[21]

AFRONTAR LA RESISTENCIA SOCAVÁNDOLA

Al comienzo de este capítulo, compartimos una de las *nueve situaciones* sobre las que escribe Sun Tzu en *El arte de la guerra*. La situación específica de la que estamos hablando es atrapar a un enemigo y no dejarle ninguna vía de escape. Nos advierte de cómo el enemigo luchará aún más duro cuando se dé cuenta de su destino. La quimioterapia y la radiación atacan a los tumores de forma directa y agresiva. Llevan el cáncer a un rincón e intentan destruirlo con un ataque frontal. En Oasis of Hope, la experiencia nos ha demostrado que los ataques directos tienen rendimientos decrecientes e inducen la resistencia del cáncer. En cambio, nuestro enfoque es abatir el cáncer. Nuestras terapias y nuestro enfoque tienen el objetivo de eliminar los cimientos de las fortalezas del cáncer. En lugar de arrinconar el cáncer en una esquina, excavamos debajo de él, lo que hace que pierda el equilibrio y se caiga. Uno de los baluartes del cáncer es su capacidad para volverse resistente. Aprovechamos los rasgos metabólicos del cáncer y desarmamos su capacidad de reagruparse variando nuestras tácticas que han sido eficaces en muchos casos. Este método es lo que llamamos *el arte y la ciencia de abatir el cáncer*.

Muchas de las terapias que empleamos en Oasis of Hope sirven en parte para reducir la resistencia a los medicamentos

del cáncer. Concluyamos este capítulo sobre cómo abatir la resistencia al cáncer con tres M y tres N: modulación, metformina, dosificación metronómica, y nutrición, nanocéuticos e inhibidores de NF-κB.

MODULACIÓN

Una estrategia fundamental es modular las terapias. Nunca administramos un tipo de tratamiento una y otra vez sin cambiarlo. En lugar de eso, modulamos varios tipos de tratamientos. Usamos nuestra estrategia *uno-dos-tres* golpes que modula el estrés oxidativo y desde éste, y la terapia antioxidante. El foco principal de los tratamientos moduladores son las especies reactivas de oxígeno (ROS). La modulación ROS es el corazón de nuestro tratamiento. Las ROS son moléculas de radicales libres que contienen oxígeno. Los tumores típicamente tienen niveles de ROS que pueden ser dañinos y causan un desequilibrio entre las condiciones de oxidación-reducción celular (redox). Redox es favorable para la proliferación de células cancerosas, angiogénesis, metástasis y un sistema antioxidante defectuoso dentro de las células cancerosas que las protege.[22] Aunque generalmente se acepta que los radicales libres, como las ROS, están asociados con enfermedades crónicas, el aumento de los niveles de ROS pueden destruir selectivamente las células cancerosas. Oasis of Hope emplea terapias, como el ozono y HDIVC para elevar los niveles de ROS y romper la homeostasis redox.

Luego, cambiamos para modular redox. Antes de que las células cancerosas se vuelvan resistentes a nuestros tratamientos oxidativos, las atacamos con antioxidantes específicos que ayudan a inhibir la activación de NF-κB estimulada por células con niveles más altos de ROS.[23]

METFORMINA

La metformina, desarrollada inicialmente para ayudar a controlar la diabetes tipo II, ha sido ampliamente estudiada por su capacidad para inhibir la oncogénesis y la actividad de las células madre del cáncer. Las células madre cancerosas se asocian con metástasis, resistencia a los medicamentos y recurrencia del cáncer.[24] En el capítulo quince vamos a dar una explicación completa de cómo funciona la metformina.

DOSIFICACIÓN METRONÓMICA

En estudios se ha demostrado que los tumores se ven más afectados por la densidad de la quimioterapia que por la concentración. La quimioterapia metronómica de dosis baja es una forma de administrar dosis mucho menos tóxicas con una

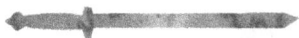

frecuencia más alta durante un periodo prolongado. El efecto anticancerígeno no es evidente inicialmente debido a las dosis bajas (entre 1/10 y 1/3 de la dosis máxima tolerable). Pero con el tiempo, es más eficaz para la destrucción de tumores. Administrar pequeñas cantidades con frecuencia a lo largo del tiempo da como resultado una mayor densidad de tratamiento y éste no es tan tóxico como la quimioterapia estándar.

Otra ventaja de la quimioterapia de dosis baja es que las tabletas orales son eficaces. Las tabletas son menos costosas, no implican un gasto por aplicación de tratamiento y se pueden tomar en casa. En lo que respecta al tema de la resistencia, el beneficio principal de la quimioterapia metronómica de dosis baja es que se puede administrar durante un periodo prolongado.

NUTRICIÓN

A lo largo de este libro leerá que la nutrición es la base de nuestro tratamiento de cáncer. Después de un tratamiento exitoso, la nutrición y el estilo de vida son las únicas formas de mantener una vida sin cáncer a largo plazo. Será necesario comprometerse plenamente a mantener una dieta saludable, hacer ejercicio y controlar el estrés.

Los nutrientes de una dieta de alimentos integrales

provenientes de plantas contribuyen a disminuir la resistencia a los medicamentos de cáncer. Los estudios demuestran que una dieta rica en polifenoles tiene cualidades anticancerígenas.[26] Nuestra dieta basada en plantas incluye alimentos ricos en polifenoles, como verduras, frutas, cereales integrales, nueces, aceite de oliva y té. Los polifenoles combaten la resistencia a los medicamentos para cáncer al destoxificar los carcinógenos, promover la apoptosis y modular las ROS. Recomendamos alimentos ricos en polifenoles específicos EGCG, genisteína, licopeno, curcumina, quercetina y resveratrol. Cada uno de estos polifenoles tiene diferentes efectos anticancerígenos, que incluyen antiinflamación, modulación de miARN, regulación al alza de los genes inhibidores de tumores p53 y Rb y la inhibición de la actividad de autorrenovación de las células madre cancerosas.[27]

Los polifenoles, como el sulforafano, son potentes inhibidores de la actividad de las CSC. El sulforafano se encuentra en concentraciones más altas en verduras crucíferas como el brócoli, la col rizada, el repollo y el bok choy.[28] También es importante señalar que la dieta Oasis of Hope se basa en alimentos de bajo índice glucémico. Evitar los alimentos con un IG alto ayuda a interrumpir el metabolismo de las CSC, que es predominantemente glucolítico; aunque las CSC también

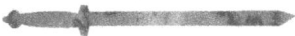

pueden obtener energía a través de la fosforilación oxidativa.[29]

La dieta de Oasis of Hope rica en polifenoles de plantas apoya el metabolismo celular saludable y altera el metabolismo de las células malignas. Los nutrientes que provienen de alimentos integrales son los más biodisponibles para nuestro cuerpo. Para la prevención, promovemos la nutrición por encima de los suplementos. Para el tratamiento del cáncer, los estudios confirman que no todos los nutrientes se pueden absorber en los niveles necesarios para el efecto anticancerígeno completo. Disponemos de nanocéuticos patentados para proporcionar dosis terapéuticas que se pueden absorber.

NANOCÉUTICOS

Hay más de cinco mil nutrientes que pueden activar o desactivar los oncogenes. Hay varios desafíos que superar al utilizar nutrientes para abatir el cáncer de manera efectiva, tales como identificar los nutrientes adecuados, determinar la dosificación eficaz y facilitar la absorción. En cuanto al primer desafío, contamos con un equipo de investigadores liderado por nuestro especialista en nutrición aplicada, Mark McCarty. Él y sus colaboradores revisan todos los hallazgos más recientes publicados en revistas médicas revisadas por pares para mantenernos a la vanguardia del tratamiento y los nutrientes contra el cáncer.

Cuando se trata de los desafíos de la dosificación y la absorción, a menudo es difícil que una persona consuma nutrientes suficientes en cápsulas para lograr una dosis efectiva. Es común que los pacientes tomen entre treinta y sesenta cápsulas de nutracéuticos al día. La forma en que superamos este desafío en Oasis of Hope es a través de la nanotecnología. Los nanocéuticos son alimentos que se han transformado en nanopartículas. Un nanómetro es una mil millonésima parte de un metro. Nuestros nutrientes tienen un tamaño menor a cien nanómetros. Una hoja de papel tiene un grosor de cien mil nanómetros. Nuestros nutrientes son mil veces más pequeños que el grosor de una hoja de papel o un mechón de cabello humano.

Hemos formulado cuidadosamente nanocéuticos en forma de emulsiones liposomales. ¿Cómo ayuda esto con la absorción? La evidencia clínica muestra que las nanofórmulas mejoran la biodisponibilidad, protegen contra la degradación de los nutrientes y disminuyen los efectos secundarios negativos como las náuseas.[30] Aportan los nutrientes en dosis terapéuticas con mejor absorción. En lugar de tomar sesenta cápsulas, podemos administrar   nutrientes contra cáncer en

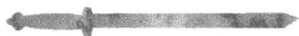

menos de una cucharada de líquido mezclado con jugo o agua.

Veamos brevemente varios de los nanocéuticos específicos que proporcionamos para reducir la resistencia del cáncer:

•**Curcumina,** reduce la resistencia del cáncer a la capecitabina (Xeloda), un profármaco que se convierte en 5FU en el hígado y en las células malignas. La curcumina también es muy eficaz para destruir las células madre del cáncer, que son esenciales para la recurrencia de la enfermedad.[31]

•*Silybum marianum,* inhibe las proteínas asociadas con la resistencia a múltiples fármacos. También potencia los medicamentos de quimioterapia y protege al hígado de esta última.[32]

•**Té verde,** reduce el riesgo de cáncer de estómago, esófago y pulmón. También reduce la resistencia a los medicamentos porque tiene una alta concentración del polifenol EGCG. La EGCG produce fuertes efectos quimiopreventivos al regular o inhibir VEGF, EGFR, MMP y NF-кB.[33]

•**Extracto de semilla de uva,** contiene el polifenol proantocianidina que disminuye la resistencia a los medicamentos, induce la apoptosis e inhibe las actividades carcinogénicas al modular la expresión de miARN y citocinas.[34]

•**Resveratrol,** es el polifenol más conocido que promueve la salud del corazón. El resveratrol es anticancerígeno y disminuye la resistencia del cáncer mediante la modulación de la glucólisis.[35]

•*Boswellia serrata,* ejerce acciones terapéuticas antiinflamatorias, induce apoptosis e inhibe la síntesis de ADN en las células cancerosas.[36]

•**Selenio**, la principal cualidad quimiopreventiva del selenio es que induce la apoptosis en las células malignas.[37] Tiene cualidades anticancerígenas adicionales que incluyen la regulación de redox, la modulación inmunitaria y la destoxificación celular.[38]

•**Zinc,** inhibe la reparación del ADN en las células malignas, lo que inhibe el desarrollo del cáncer causado por el daño del ADN.[39]

•**Glicina,** su mecanismo de disminución de la resistencia no se conoce con precisión. Sin embargo, los estudios indican que ayuda a mantener la homeostasis de redox, que se asocia con la sensibilidad al tratamiento.[40]

•Omega 3, es vital en el tratamiento del cáncer. Es un potente antiinflamatorio, un excelente coadyuvante de las terapias oxidativas y reduce la resistencia a los medicamentos al inhibir la expresión de genes proinflamatorios.[41]

•Coenzima Q10, no exhibe cualidades quimiopreventivas pero protege a las células sanas del daño causado por la quimioterapia y la radiación, y se ha demostrado que ayuda con la fatiga producida por el tratamiento.[42]

•Vitamina D3, es quimiopreventiva porque disminuye la autofagia e inhibe NF-κB.[43]

INHIBIDORES DE NF-κB

La inhibición de NF-κB es un elemento muy importante en el tratamiento del cáncer. Dedicamos una parte importante del capítulo siete a esa estrategia. No repetiremos lo que ya presentamos ahí. Sin embargo, mencionaremos un par de puntos importantes adicionales sobre la disminución de la resistencia a los medicamentos de cáncer mediante la inhibición de NF-κB. Uno de los rasgos metabólicos del cáncer es que su microambiente es hipóxico. El factor 1 inducible por hipoxia (HIF-1) promueve la EMT, que aumenta la proliferación del cáncer, la angiogénesis y la quimiorresistencia. La regulación al alza de NF-κB también se asocia con la resistencia a medicamentos citotóxicos. Los estudios respaldan nuestra estrategia de tres por uno de usar salicilatos para inhibir NF-κB, que inhibe HIF-1, el cual a su vez regula a la baja la EMT. Los

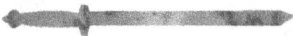

salicilatos ayudan a disminuir la resistencia a los medicamentos y promueven la apoptosis en las células malignas.

Celebrex y Alin son bastante eficaces para inhibir la activación de NF-κB.[44] Inhibimos aún más la activación de NF-κB con nuestros nanocéuticos que contienen curcumina, EGCG, silibinina y resveratrol.[44-48].

CONCLUSIÓN

En este capítulo, expusimos que cuanto más se ataca el cáncer, más resistente se vuelve. Describimos un buen número de mecanismos mediante los cuales el cáncer se vuelve resistente al tratamiento. También explicamos seis de las principales estrategias con las que intentamos disminuir la resistencia de un tumor al tratamiento. En el próximo capítulo, hablaremos de las diferentes etapas del cáncer y cómo hacemos ajustes a nuestros protocolos de tratamiento según la etapa del cáncer y la condición del paciente.

Merry Trujillo • Cáncer de mama • 2001

"Mi nombre es Merry Trujillo. En junio de 2001, mi médico de atención primaria me refirió al Centro Médico Universitario, Las Vegas, porque se encontró una masa maligna en mi seno izquierdo. Las pruebas me dieron el diagnóstico de la siguiente manera: Carcinoma ductal invasivo, asociado con carcinoma intraductal extenso de comedocarcinoma y tipo cribiforme. Tamaño del tumor 2.0 x 1.5 x 1.3 cm. Todos los márgenes negativos. Calcificaciones extensas dentro del componente intraductal. Se identifica invasión vascular.

Me dieron solo seis meses de vida. Decidí ir al Hospital Oasis of Hope porque mi yerno en Nicaragua tenía un familiar que había recibido tratamiento allí. Desde el primer momento en que llegué al hospital, sentí que podía confiar en los médicos. Recibí una atención profesional en todo momento.

En mi primer año de tratamiento, nunca recibí radiación ni quimioterapia. Después de quince meses, entré en remisión. Regresaría a Oasis of Hope cada tres meses para un examen de seguimiento. Diecinueve años después, gracias a Dios sigo libre de cáncer ".

—Mery Trujillo
Henderson, Nevada
Estados Unidos

OASIS OF HOPE
HOSPITAL
Stories of Hope

地形

CAPÍTULO 13

TRATAMIENTO POR ETAPAS

Si conoces al enemigo y te conoces a ti mismo,
no hay duda de tu victoria ;
si conoces el Cielo y la Tierra,
puedes lograr que tu victoria sea completa.

—Sun Tzu
El arte de la guerra
Terreno

El rey Leónidas dirigió a 300 guerreros espartanos contra decenas de miles de soldados del rey Jerges en la Batalla de las Termópilas. ¿Cómo retrasaron los espartanos el avance de los persas durante tres días contra todo pronóstico? Aprovecharon el terreno. Las Termópilas eran un desfiladero, un cuello de botella, por donde sólo podían pasar unos cuantos cientos de soldados a la vez. Jerjes envió una ola tras otra de soldados contra los espartanos, pero debido al cuello de botella, Leónidas y sus hombres solo tuvieron que luchar contra unos cuantos cientos de tropas enemigas en un momento dado. Esta batalla tuvo lugar cuatrocientos ocho años antes de Cristo.[1] Lo más probable es que usted haya tenido conocimiento de esta batalla cuando Legendary Films y Warner Brothers lanzaron la película *300* en 2007.[2] La película, visualmente violenta, mostró con claridad cómo el terreno es un factor determinante en la guerra. Lo mismo ocurre en la batalla contra el cáncer.

El general Sun Tzu tenía una estrategia para los pasos estrechos, así como el rey Leónidas usó el desfiladero a su favor en las Termópilas. Sun Tzu declaró: "Con respecto a los pasos estrechos, si puedes ocuparlos primero, que estén fuertemente guarnecidos y esperen el advenimiento del enemigo".[3] Leónidas utilizó una estrategia que demostró funcionar en Esparta como había funcionado para Sun Tzu en China. Las estrategias de guerra efectivas probadas en el campo de batalla se pueden adaptar y adoptar para otros tipos de desafíos como los negocios y la atención médica.

¿Cómo se podría aplicar en oncología el concepto de adecuar la lucha a las condiciones topográficas de distintos terrenos? Imagínese que en la lucha contra el cáncer, observamos las diferentes etapas del cáncer y la agresividad

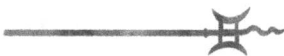

como variaciones de terreno. El plan de ataque debe cambiarse dependiendo de la etapa del cáncer, es decir, la variable. Se producen cambios importantes a medida que avanza el cáncer y por lo tanto deben realizarse ajustes.

Sun Tzu reconoció que las tácticas de guerra debían adaptarse al tipo de terreno al que se enfrentaría su ejército. Escribió que algunas tierras son muy accesibles y se pueden atravesar libremente. El cáncer en etapa uno es como ese tipo de tierra. Es accesible y bastante fácil de tratar con una alta tasa de curación. Parte del terreno puede ser difícil de recuperar si se pierde. En el cáncer, la metástasis sería un terreno difícil de recuperar. Es mejor dejar algunas áreas en paz porque no representan ninguna ventaja para ninguno de los lados.

El terreno que sería mejor dejar en paz solo podrían ser los cánceres de progresión lenta que no representan una amenaza real. Por ejemplo, no tratamos el cáncer de próstata de grado bajo (Gleason 3 + 3) de manera agresiva porque la tasa de curación es alta y muy rara vez progresa hasta el punto de que le quita la vida al paciente.

Establezcamos las bases para este capítulo. Hablaremos de la detección temprana, los métodos de detección, la diferencia entre cánceres operables e inoperables y las etapas del cáncer. Terminaremos el capítulo explicando cómo variamos nuestros protocolos de tratamiento según la etapa y la agresividad de los diferentes tipos de cáncer.

LA DETECCIÓN Y EL DIAGNÓSTICO TEMPRANOS SON CLAVE

La supervivencia de personas con cáncer ha aumentado. Durante los últimos veinte años, las tasas de supervivencia han aumentado en once de los dieciséis tipos de cáncer más comunes en los hombres y en trece de los dieciocho tipos de cáncer más comunes en las mujeres.[4] Aunque es una gran noticia, los logros se han alcanzado en los cánceres en etapa temprana.

El aumento en la supervivencia de cáncer se debe principalmente a la detección y al diagnóstico tempranos, no a mejoras en los tratamientos. Según estudios, el diagnóstico temprano es el factor principal para la supervivencia. Como se publicó en el *British Journal of Cancer:* "El tratamiento óptimo y 'curativo' solo se puede ofrecer a los pacientes diagnosticados en una etapa lo suficientemente temprana para beneficiarse de él".[5]

La detección y el diagnóstico tempranos no siempre son posibles. El cáncer es a menudo una enfermedad silenciosa y

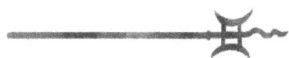

muchas personas son diagnosticadas cuando el cáncer ya se encuentra en una etapa avanzada. Dediquemos un momento a hablar sobre la detección. Si está leyendo esto y tiene cáncer, ¡querrá esta información para sus seres queridos!

Los exámenes médicos no son preventivos. Los exámenes médicos se utilizan para la detección. En otras palabras, los exámenes médicos le dirán si se decta cáncer -con suerte, en una etapa temprana- o no. Una mamografía nunca evitará el cáncer de mama y puede aumentar ligeramente el riesgo de cáncer, ya que se utiliza radiación para crear la imagen. El riesgo se puede reducir casi a cero si se realiza una cada dos años, en lugar de anualmente.[6]

El autoexamen de las mamas es una importante herramienta de detección temprana.

Para los miembros de su familia que no tienen cáncer, la detección es importante, porque si -Dios no lo quiera- el cáncer se detecta y diagnostica en una etapa temprana, la probabilidad de curación es alta. Los exámenes médicos se vuelven cada vez más importantes a medida que envejecemos porque la incidencia de cáncer aumenta a medida que envejecemos.

Cuando se trata de prevenir cáncer, los cambios en el estilo de vida son su mejor opción. La nutrición sana, el ejercicio y el manejo del estrés son medidas preventivas eficaces.

AUTOEXAMEN DE MAMA, ULTRASONIDO Y MAMOGRAFÍA

Para la detección del cáncer de mama, el autoexamen de mama es un método eficaz que está completamente libre de radiación.[7] Aunque el autoexamen de mama no se correlaciona con un aumento en las tasas de supervivencia, lleva a que las mujeres que descubren un bulto busquen una evaluación médica antes.[8] En otras palabras, el autoexamen de mamas es una importante herramienta de detección temprana.

El ultrasonido es otra herramienta de detección sin radiación para el cáncer de mama. Según el *Journal of Global Oncology,* el ultrasonido detecta eficazmente anomalías palpables y distingue entre quistes y masas sólidas.[9] Recomendamos enfáticamente que las mujeres menores de cincuenta años utilicen el autoexamen de mama y el ultrasonido (también llamado ecografía) en lugar de una mamografía para reducir la exposición a la radiación. Otra ventaja del ultrasonido es que funciona mejor en tejido mamario denso que la

mamografía.[10] Esta opción es especialmente adecuada para mujeres más jóvenes, ya que tienden a tener tejido mamario denso. Recomendamos la detección mediante autoexamen y ultrasonido a partir de los veinte años. Para evitar exponer los senos a la radiación, solo recomendamos las mamografías cuando un ultrasonido detecta algo sospechoso. Para las mujeres mayores de cincuenta años, una mamografía cada dos años es suficiente.

RESONANCIA MAGNÉTICA

Para la detección del cáncer de mama, el autoexamen de mama es un método eficaz que está completamente libre de radiación.[7] Aunque el autoexamen de mama no se correlaciona con un aumento en las tasas de supervivencia, lleva a que las mujeres que descubren un bulto busquen una evaluación médica antes.[8] En otras palabras, el autoexamen de mamas es una importante herramienta de detección temprana.

El mejor estudio para detectar tumores, ya sean benignos o malignos, es la resonancia magnética (MRI) de cuerpo entero. Esta tecnología utiliza un imán de alta potencia para crear la imagen en lugar de radiación. Ha demostrado ser tan eficaz como una tomografía computarizada en muchos tumores, excepto en los cánceres de la glándula pituitaria, el colon y el pulmón.[11] La resonancia magnética de la mama a menudo da como resultado falsos positivos, y muchos centros no tienen los imanes o antenas especializados requeridos para un estudio de mama. El principal inconvenient de utilizar una resonancia magnética anualmente es el costo.

EXAMEN RECTAL DIGITAL (DRE)

Recomendamos un chequeo anual, incluyendo un examen rectal digital para hombres mayores de cuarenta años. Un DRE funciona bien para detectar anomalías en la próstata y el recto.[12] Si un médico de atención primaria detecta algo fuera de lo normal, referirá al paciente para que se realicen pruebas adicionales.

COLONOSCOPÍA

Una colonoscopía es el mejor método de detección del cáncer colorrectal. Se realiza una inspección del colon insertando una cámara endoscópica a través del recto hasta el colon. Si se encuentran pólipos precancerosos, pueden extraerse como parte del examen y enviarse a patología para una evaluación adicional.[13] Estos pólipos, por ejemplo, pueden

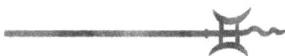

volverse malignos con el tiempo. Debería realizarse su primera colonoscopía a los cuarenta y cinco años. Se recomienda someterse a una colonoscopía una vez cada diez años entre las edades de cuarenta y cinco y setenta y cinco años.[14] Los beneficios deben sopesarse considerando los riesgos de la colonoscopía en el caso de personas mayores de setenta y cinco años, ya que las complicaciones resultantes del procedimiento son más comunes en personas de edad avanzada.[15]

RADIOGRAFÍA Y TOMOGRAFÍA COMPUTARIZADA DE TÓRAX

Una radiografía simple de tórax es económica y puede detectar anomalías en los pulmones.[16] No obstante que una radiografía no es suficiente para diagnosticar el cáncer de pulmón, puede ser un excelente método de detección para determinar si se deben realizar más estudios. Una tomografía computarizada (TC) es más efectiva pero más costosa y aumenta la exposición a la radiación. Aunque es bastante eficaz para identificar tumores en los que hay cáncer, no recomendamos las tomografías computarizadas con fines de detección debido a los riesgos de exposición a la radiación. Se recomienda una tomografía computarizada para las personas que presentan síntomas del síndrome de cáncer de pulmón, y para los pacientes de alto riesgo -como la personas que fuman mucho- y experimentan síntomas de enfermedad pulmonar.[17]

TOMOGRAFÍA POR EMISIÓN DE POSITRONES CON FLUORODEOXIGLUCOSA (PET-FDG) Y TOMOGRAFÍA COMPUTARIZADA

La herramienta de imagen más útil disponible para la detección y evaluación del cáncer es una tomografía por emisión de positrones, con un análogo de glucosa 2-fluoro-2-desoxi-d-glucosa, combinada con tomografía computarizada (FDG-PET/CT). Es muy precisa para identificar la ubicación anatómica de los tumores.[18] La CT crea la imagen de los órganos de todo el cuerpo, y la PET, utilizando la solución de glucosa radiactiva denominada FDG, crea imágenes de actividad bioquímica y fisiológica. Esta tecnología a menudo es capaz de distinguir entre tejidos benignos y malignos que las CT por sí solas no pueden.[19] Dos desventajas de una FDG-PET/CT son la exposición a la radiación y el alto costo. Algunas personas optarán por utilizar una exploración FDG-PET/CT como una herramienta para la detección temprana porque los estudios concluyen que es catorce veces más eficaz para detectar neoplasias que cualquier otra tecnología de imágenes.[20] Si bien nuestra finalidad no es promover la FDG-PET/CT debido a sus

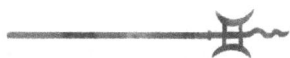

altos costos, reconocemos que es una tecnología vital para fines de diagnóstico y para monitorear la progresión de la enfermedad.

MARCADORES TUMORALES

Las técnicas de detección no pueden identificar todos los tipos de cáncer. En el caso del cáncer de ovario, ninguna prueba de detección ha demostrado ser eficaz en una etapa temprana, aunque sí aparecerá en las exploraciones PET.[21] En estos tipos de cáncer, recurrimos a los análisis de sangre conocidos como marcadores tumorales. Los marcadores tumorales se definen como "bioquímicos medibles que se asocian a una neoplasia maligna. Estos marcadores son producidos por células tumorales (derivadas de tumores) o por el cuerpo en respuesta al crecimiento de células tumorales (asociadas a tumores)".[22] La mayoría de los marcadores tumorales detectan la presencia de antígenos u hormonas asociados al cáncer. Pero estos bioquímicos también pueden estar relacionados con otras enfermedades además del cáncer. Por esta razón, los marcadores tumorales generalmente no se utilizan para el diagnóstico definitivo de cáncer. Tomemos por ejemplo el antígeno prostático específico (PSA). Un nivel elevado no significa que una persona tenga cáncer de próstata. Un PSA elevado también puede indicar una infección de la próstata, una infección en el tracto urinario o una hiperplasia prostática benigna (BPH) extremadamente común. Esta es la razón por la cual existe un problema importante: se diagnostican en exceso a personas con cáncer de próstata basándose en valores de PSA más altos de lo normal, cuando en realidad pueden deberse a otras enfermedades.[23]

Los marcadores tumorales son los más adecuados para monitorear la progresión del cáncer en función de los cambios en sus niveles a lo largo del tiempo. A continuación, encontrará los tipos de marcadores tumorales que usamos comúnmente.

Marcador tumoral	Abreviatura	Tipo de cáncer
Antígeno de cáncer 125	CA125	Ovario
Antígeno de cáncer 15-3	CA15-3	Mama
Antígeno de cáncer 19-9	CA19-9	Pancreático
Antígeno carcinoembrionario	CEA	Colorrectal, pancreático, mama y gástrico
Antígeno prostático específico	PSA	Próstata
Gonadotropina coriónica humana	HCG	Testicular
Alfafetoproteína	AFP	Hígado

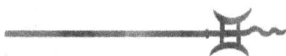

BIOPSIA

Las biopsias nunca se utilizan como herramienta de detección porque son invasivas. Algunos estudios indican que pueden tener cierto riesgo de liberar células cancerosas al torrente sanguíneo, lo que podría conducir a metástasis.[24] Cuando los estudios por imágenes muestran un tumor o una masa sospechosa, una biopsia es la única herramienta de diagnóstico definitiva para confirmar una malignidad y un tipo de cáncer.[25] Los dos métodos más comunes de biopsia son la extirpación quirúrgica de tejido o la aspiración con aguja fina (FNA) de tejido. El cirujano elegirá el método según la ubicación y la accesibilidad del tumor.

CÁNCER OPERABLE VERSUS CÁNCER INOPERABLE

Cuando a un paciente se le diagnostica cáncer por primera vez, el primer instinto es querer que un oncólogo quirúrgico lo elimine. Si la extirpación quirúrgica de un tumor da como resultado una cura, eso sería lo lógico, moral y ético. Si el tumor es inoperable, la cirugía no es una opción viable. Entonces, ¿qué determina si un tumor es operable o inoperable?

La buena práctica quirúrgica comienza con una evaluación del tamaño, la ubicación y la afectación anatómica del tumor. Lo primero que hay que determinar es si el paciente sobrevivirá a la cirugía. El siguiente paso es determinar cómo afectará la cirugía la calidad de vida del paciente. Luego, se deben sopesar los beneficios y riesgos que la cirugía presentará al paciente al evaluar la operabilidad o extirpación de un tumor.[26]

En el capítulo diez, profundizamos en cómo preservar la calidad de vida de un paciente y evitar cirugías agresivas como la comando y la hemicorporectomía. Aquí solo queremos exponer algunas definiciones de cáncer operable e inoperable.

El cáncer se considera operable cuando la cirugía presenta una alta probabilidad de curación. Por ejemplo, el cáncer de riñón localizado se considera operable. El cáncer de riñón está localizado si el tumor está encapsulado en el riñón y no se ha diseminado al tejido circundante ni a órganos distantes. El procedimiento recomendado es una nefrectomía radical que consiste en extirpar el riñón afectado, la glándula suprarrenal adherida, los ganglios linfáticos cercanos y el tejido graso alrededor del riñón. La tasa de supervivencia a cinco años después de esta cirugía para el cáncer de riñón localizado es del noventa y tres por ciento.[27] Considerando la calidad de vida, un paciente puede llevar una vida completamente saludable con un solo riñón. Los riesgos son mínimos y la probabilidad de

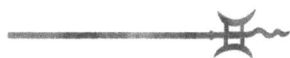

curación es alta, lo que es un ejemplo perfecto de cáncer operable.

Existen dos razones por las cuales un tumor se consideraría inoperable. La primera es obvia. Si un tumor no se puede extirpar sin quitar la vida al paciente, entonces es inoperable. Un ejemplo de esto serían los gliomas del tronco encefálico.[28] Es imposible realizar la cirugía con éxito. El paciente no sobrevivirá.

La otra razón por la cual el cáncer se clasificaría como inoperable es menos evidente. Hay muchos casos en los que se puede realizar una cirugía y el paciente sobreviviría, pero el tumor seguiría siendo inoperable. ¿Por qué? En la cirugía de cáncer, "inoperable" no solo significa que no se puede realizar, como en los gliomas del tronco encefálico. También puede significar que la cirugía no generaría una alta probabilidad de curación.

Un ejemplo de esto sería el cáncer de mama en etapa IV en la que el cáncer ha hecho metástasis al hueso u otro órgano. La extirpación del tumor primario de la mama no aumentaría la probabilidad de supervivencia. Un tumor es inoperable si la cirugía no aumenta la probabilidad de curación, incluso si la cirugía se realizara. En el cáncer de mama en etapa avanzada, se recomendaría la terapia combinada de quimioterapia, radioterapia y hormonoterapia antes que la cirugía.[29]

OPERANDO LO INOPERABLE

A menudo hay casos en los que se programará la cirugía incluso si el tumor no se puede operar. Las dos razones principales por las que se llevaría a cabo un procedimiento de este tipo serían para salvar al paciente de una condición potencial de muerte inminente o para mejorar la calidad de vida del paciente. Por ejemplo, si el cáncer está causando una obstrucción intestinal que podría provocar isquemia o perforación, se debe realizar una cirugía de emergencia o el paciente probablemente moriría.[30] La resección del colon no aumentará la probabilidad de curación del cáncer; por lo tanto, el cáncer es inoperable, pero la cirugía es necesaria para salvar la vida del paciente. Se requieren algunas cirugías para ayudar a un paciente a vivir para luchar en otros días. En este mismo ejemplo, la cirugía mejorará significativamente la calidad de vida del paciente al aliviar el dolor insoportable asociado con la obstrucción intestinal. Este tipo de cirugía se conoce como paliativa porque alivia el dolor y mejora la calidad de vida sin tratar la enfermedad.

La reducción de un tumor inoperable puede presentar ventajas para el paciente. Por ejemplo, en el caso del cáncer de ovario, es posible que la reducción de volumen no mejore la probabilidad de curación. Sin embargo, los estudios indican que

aumenta el intervalo libre de enfermedad en la mayoría de las pacientes antes de que experimenten una recurrencia.[31] Es vital aumentar el intervalo libre de enfermedad porque el cáncer de ovario tiene una tasa de recurrencia del setenta por ciento. Si se puede realizar una cirugía de reducción de volumen, es muy beneficioso aumentar el tiempo que una persona puede vivir antes de la recurrencia. En Oasis of Hope, podemos aprovechar el tiempo adicional para brindar varias de nuestras terapias que podrían ayudar a controlar el cáncer. La reducción puede mejorar el pronóstico al ganar tiempo para que funcionen otras terapias, aliviando el dolor y aliviando la angustia emocional. Déjeme contarle sobre Bob.

BOB EL TUMOR

Tuvimos una paciente con carcinoma avanzado de ovario. Había venido a la clínica después de haber sido tratada con quimioterapia durante un periodo prolongado. Después de que fallaron cuatro líneas de quimioterapia, la enviaron a casa a morir porque no había nada más que se pudiera hacer. Su tumor era tan grande que la gente pensó erróneamente que estaba embarazada y le preguntaban cuándo nacería. Cuando llegó a Oasis of Hope, su condición era muy mala, al igual que su pronóstico. La iniciamos en nuestra terapia ProVital. Fue bastante eficaz y el tamaño del tumor se redujo casi en cincuenta por ciento. Se redujo al punto en que podía considerarse llevar a cabo una cirugía de reducción.

La paciente estaba muy emocionada y me dijo: "Bueno, creo que ahora es el momento de que nazca Bob". Le pregunté: "¿Bob? ¿De qué está hablando?" "Bueno, la gente me ha preguntado tan a menudo si estoy embarazada, que decidí llamar 'Bob' al tumor". Después de cuatro meses de la terapia ProVital y terapia en el hogar, el tumor bajó a un punto en el que era posible la reducción. La llevamos a cirugía y le extirpamos el enorme tumor. Pesaba cinco kilos. Bob nació por cesárea.

Para aquellos de ustedes que se perdieron, ¡no se realizó una cesárea para sacar al bebé Bob! Hicimos una cirugía de reducción y extirpamos casi ciento por ciento del tumor. Ella respondió bien, los marcadores tumorales bajaron y el tumor nunca volvió. Aunque la cirugía no fue curativa, implicó un gran alivio para nuestra paciente. Al eliminar la masa de cinco kilos, su calidad de vida mejoró dramáticamente. Pudo caminar mejor, respirar normalmente y experimentar una increíble disminución de dolor e incomodidad. Hubo otro resultado crítico. Su cuerpo siguió respondiendo a nuestra terapia ProVital y se curó por completo. Vivió muchos años después y murió de vejez, no de cáncer.

Este es otro ejemplo de cuándo la terapia combinada o la terapia complementaria es lo mejor para un paciente. La combinación de nuestra terapia con cirugía fue muy efectiva para esta paciente. El resultado fue darle muchos años más de calidad de vida.

TERAPIA NEOADYUVANTE

Otra estrategia que utilizamos con los tumores inoperables es la terapia neoadyuvante. El objetivo principal de la terapia neoadyuvante es reducir el tamaño de un tumor inoperable lo suficiente como para que se vuelva operable. Piense en una paciente con cáncer de mama programada para una mastectomía. El cáncer de mama volverá a ser nuestro ejemplo. La terapia neoadyuvante podría convertir a una paciente en candidata a lumpectomía, lo que evitaría la pérdida del seno y la necesidad de reconstrucción mamaria.[32] La terapia no es curativa, pero reduce el tamaño del tumor, salva el seno de la paciente y mejora drásticamente la calidad de vida. Las terapias neoadyuvantes pueden abrir posibilidades beneficiosas.

Las terapias neoadyuvantes más comunes son combinaciones de quimioterapias y radiación. Las terapias combinadas de Oasis of Hope de HDIVC, ozono, hipertermia, amigdalina y DCV a menudo logran los mismos beneficios de las terapias neoadyuvantes sin efectos secundarios adversos. Se necesitan alternativas a la quimioterapia y la radiación, ya que las terapias neoadyuvantes convencionales ofrecen pocos beneficios para algunos tipos de cáncer. Por ejemplo, aunque la cirugía no será curativa en el cáncer de páncreas, aumentará la duración de la supervivencia mucho mejor que la terapia neoadyuvante.[33]

Las terapias neoadyuvantes de Oasis of Hope pueden hacer que los cánceres en etapa avanzada sean más tratables.

Nos acercamos al final de este capítulo, así que retomemos el tema de la adaptación al terreno. Al comienzo del capítulo, hablamos sobre cómo las diferentes etapas del cáncer son como diferentes terrenos. Algunos terrenos son fáciles para que el ejército luche en ellos. A otros terrenos, es mejor dejarlos en paz. Algunos terrenos, si se pierden, son difíciles de recuperar. Así que examinemos de cerca a las etapas del cáncer y cómo Oasis of Hope adapta los protocolos de tratamiento según la etapa y la agresividad del cáncer.

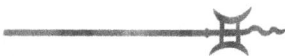

ETAPAS

La clasificación del cáncer en etapas es necesaria porque ayuda a determinar la mejor manera de tratar a una persona según la etapa y la agresividad del cáncer. Para ayudar a comprender cómo clasificamos los cánceres, a continuación se presenta una tabla que sigue la estructura básica publicada por el Instituto Nacional del Cáncer. Hemos agregado más información para proporcionar una regla general de cómo se clasifican la mayoría de los carcinomas.[34]

Etapas del cáncer

Etapa	Explicación
Etapa 0	Existen células malignas, pero no se han diseminado al tejido circundante.
Etapa I	El tumor primario mide menos de 2 cm. El cáncer no se ha diseminado a partes distantes del cuerpo.
Etapa II	El tumor primario mide $\geq$ 2 cm de largo o las células malignas se han diseminado al tejido circundante y/o los ganglios linfáticos.
Etapa III	El tumor primario mide más de 5 cm, o mide de 2.5 a 4.5 cm y se ha diseminado a los ganglios linfáticos circundantes.
Etapa IV	El cáncer se ha diseminado a partes distantes del cuerpo para formar tumores distintos al tumor primario. Un tumor distante se llama "metástasis".

Haciendo referencia a las definiciones anteriores, tomaremos como ejemplos varios tipos de cáncer y describiremos cómo tratamos cada uno de ellos, según la etapa y otras variables.

CÁNCER EN ETAPA TEMPRANA

Algunos cánceres tienen altas tasas de curación con terapias convencionales cuando se encuentran en una etapa temprana. En esos casos, las terapias alternativas no son necesarias. Un tumor en etapa temprana, uno o dos, a menudo se puede convertir de inoperable a operable con terapia neoadyuvante. En algunos casos, los cánceres en etapa tres también pueden volver a la etapa dos.

Para un tumor en etapa uno, la cirugía es el mejor curso de acción. No importa si se trata de un tumor en los senos o en el pulmón. Un tumor que se puede extirpar por completo da por resultado una tasa de curación muy alta. Para los cánceres en ctapa uno de mama, pulmón, riñón y estómago, recomendamos la cirugía.

El cáncer de páncreas es el único cáncer en etapa uno para el cual dudamos en recomendar la cirugía. El Procedimiento de Whipple es una cirugía extensa en la que se extrae cerca del setenta y cinco por ciento del estómago. Se extraen el duodeno y la vesícula biliar, junto con parte de los conductos biliares. Luego se realiza una reconstrucción de lo

que queda después de la extracción agresiva de órganos. La morbilidad y la mortalidad de esta cirugía son extremadamente altas. Aproximadamente uno de cada cuatro morirá de sepsis. Uno de los estudios señala: "La magnitud del estrés quirúrgico de este procedimiento y la reserva funcional (comprometida) de esta población de pacientes puede ser un factor notable que influya en el resultado".[35] Ahora tenemos mejores técnicas. Tenemos mejor anestesia. A pesar de ello, es una cirugía muy agresiva. Incluso cuando un paciente sobrevive al procedimiento, imagine la calidad de vida después de la extracción de tantos órganos. Con el cáncer de páncreas, obtenemos mejores resultados con nuestra terapia que con la cirugía, incluso en las primeras etapas. Hay otros cánceres en etapa temprana para los cuales la cirugía no es la mejor primera opción. En el caso de tumores en la parte inferior del recto o ano, probamos terapias distintas a la cirugía. El procedimiento estándar en esos casos es la extracción del recto y realizar una colostomía. Para el cáncer de recto y anal, al igual que para el cáncer de páncreas, optamos por alternativas a la cirugía. Las consideraciones de calidad de vida nos guían. En la mayoría de los tipos de cáncer, siempre que podamos extirpar un tumor, la cirugía es la opción.

Después de que se realizan las cirugías, se administran

terapias preventivas porque el cáncer reaparece en el veinte al treinta por ciento de los cánceres en etapa uno. Los oncólogos convencionales generalmente recomiendan quimioterapia o radiación adyuvantes después de la cirugía. Aunque a menudo son efectivos, los tratamientos convencionales tienen efectos secundarios adversos y dañan el sistema inmune.

Después de la cirugía, las terapias ProVital y ProVital+ de Oasis of Hope serán tan efectivas como la quimioterapia o la radioterapia, sin los efectos secundarios negativos. Los protocolos de Oasis of Hope están diseñados para preservar la calidad de vida, estimular el sistema inmune y proteger de la recurrencia del cáncer.

Con los cánceres en las etapas dos y tres, tratamos de convertirlos a la etapa uno y luego extirparlos quirúrgicamente porque la tasa de curación es alta para el cáncer en etapa uno operable. Por ejemplo, en la etapa uno del cáncer de colon, la tasa de curación es del ochenta por ciento. En la etapa dos es aproximadamente el sesenta y ocho por ciento. En la etapa tres, es aproximadamente el cuarenta y cinco por ciento.[36] Si el cáncer puede volver a la etapa uno antes de la operación, es ventajoso para el paciente. Como se explicó antes, las terapias neoadyuvantes de quimioterapia, radiación o la combinación llamada quimiorradioterapia, generalmente se emplean para

tratar de convertir los cánceres en etapa dos y tres a la etapa uno.

Las terapias neoadyuvantes de Oasis of Hope son naturales y no tóxicas. A menudo logramos llevar el cáncer a una etapa inferior con nuestras terapias ProVital o ProVital+ que incluye la vacuna de células dendríticas. Si un tumor se vuelve operable, hacemos una cirugía seguida de más tratamiento para disminuir significativamente la posibilidad de recurrencia. Nuestra terapia combinada puede incluir terapia neoadyuvante, cirugía y terapia adyuvante, que brindan enormes ventajas en comparación con la quimiorradioterapia.

CÁNCER EN ETAPA AVANZADA

El Instituto Nacional del Cáncer (NCI) define el cáncer avanzado como "cáncer que es poco probable que se cure o controle con tratamiento. Es posible que el cáncer se haya diseminado desde donde comenzó hasta los tejidos cercanos, los ganglios linfáticos o partes distantes del cuerpo. Se puede administrar tratamiento para ayudar a encoger el tumor, retrasar el crecimiento de las células cancerosas o aliviar los síntomas".[37] Los cánceres en etapa avanzada también se denominan cáncer metastásico. Una vez que el cáncer ha hecho metástasis, generalmente se considera que se encuentra en etapa IV.

La metástasis se produce cuando las células cancerosas del tumor primario viajan a otro órgano del cuerpo y forman un tumor.[38] Las células cancerosas son las mismas que las del tumor primario. En otras palabras, si una persona tiene adenocarcinoma de mama, y se disemina al hígado y forma un tumor allí, el nuevo tumor en el hígado es un tumor de cáncer de mama, no un tumor de cáncer de hígado.

ESPERANZA DE ABATIR Y VENCER AL CÁNCER EN ETAPA IV

Una vez que el cáncer ha hecho metástasis, es muy difícil de tratar. Es por eso que el NCI afirma que el cáncer avanzado tiene una probabilidad muy baja de curación o control. Presentamos esta información simplemente para explicar por qué Oasis of Hope se ha convertido en un centro conocido por ayudar a los pacientes que enfrentan el cáncer en etapa IV, aunque es un desafío.

Las estadísticas de supervivencia proyectadas por la Sociedad Estadounidense de Cáncer para 2020 inspiran esperanza. **La tasa de supervivencia a cinco años para todos los tipos y etapas de cáncer combinados es del ochenta y cinco por ciento.** Esto se debe a la detección y al diagnóstico tempranos. Suceden dos cosas cuando el cáncer se

detecta temprano. Primero, como explicamos anteriormente, los cánceres en etapas tempranas a menudo son operables, lo que significa que si se extirpa el tumor, la probabilidad de curación es del ochenta por ciento o más. El segundo impacto que produce la detección temprana en las estadísticas de supervivencia es dar un tiempo de espera más largo en el seguimiento del tiempo de supervivencia del paciente.[39] En otras palabras, dos pacientes podrían tener el mismo cáncer que comenzó en la misma fecha. Si ambos vivieran siete años después de ser diagnosticados, podrían tener dos tiempos de supervivencia diferentes registrados. Imagínese que el primer paciente se sometió a una prueba de detección y se encontró cáncer durante el primer año de formación del tumor y después vivió otros seis años. Se le agruparía en la categoría de supervivencia de cinco años. Si se descubriera el tumor del segundo paciente en su quinto año desde que comenzó a formarse y vivió dos años más a partir del diagnóstico, se le colocaría en la categoría de supervivencia de dos años. Ambos pacientes tenían la misma línea de tiempo y el mismo tipo de cáncer, pero el cáncer detectado antes mostró una tasa de supervivencia más larga. Digámoslo de esta manera: las estadísticas son confusas y están a la altura de la interpretación. Así que permítanos alentarlo con esta afirmación edificante:

¡Usted no es una estadística!

Nunca le veremos como una estadística. Usamos estadísticas para ayudarnos a brindar opciones de tratamiento óptimas. No podemos basarnos únicamente en las estadísticas porque el cáncer evoluciona de manera diferente en cada persona. Si la supervivencia general a cinco años para todos los tipos de cáncer es del ochenta y cinco por ciento, ¿por qué el cáncer parece insuperable? Es precisamente porque los cánceres en etapa IV tienen tasas de supervivencia alarmantemente bajas. Considere las diferencias entre las tasas de supervivencia a cinco años en etapa I y etapa IV para algunos de los tipos de cáncer más comunes, publicadas por el NCI.[40]

Tipo de cáncer	Etapa I Tasa de supervivencia a 5 años	Etapa IV Tasa de supervivencia a 5 años
Mama	99%	27%
Ovario	92%	29%
Pulmón	19%	5%
Colorrectal	90%	13%

Estas estadísticas demuestran que la detección temprana es responsable de una supervivencia prolongada. Observe cuán significativa es la caída para los cánceres en etapa IV. El siguiente cuadro compara las tasas de supervivencia a cinco años en los cánceres de etapa IV cuando se tratan con terapia convencional en comparación con el tratamiento de Oasis of Hope. Estos resultados se dieron a conocer en la publicación médica revisada por pares *The Townsend Letter*.[41]

Tipo de cáncer	Tasa de supervivencia a 5 años - Convencional	Tasa de supervivencia a 5 años - Oasis of Hope
Mama	27%	45%
Ovario	29%	54%
Pulmón	5%	9%
Colon	13%	16%

Más del ochenta y cinco por ciento de nuestros pacientes en Oasis of Hope tienen cáncer en etapa IV. Ya han sufrido graves efectos secundarios negativos, se han debilitado significativamente y su sistema inmune ha sido devastado por la quimioterapia o la radiación. Los centros de tratamiento convencionales comienzan con pacientes que no han sido perjudicados por ninguna terapia previa. Aún así, sus tasas de supervivencia a cinco años son significativamente más bajas que las nuestras.

Los críticos de Oasis of Hope suelen decir que damos falsas esperanzas y prometemos curas para el cáncer incurable. Si ha llegado hasta aquí en el libro, es testigo de que nunca prometemos una cura. La esperanza que ofrecemos está demostrada por los resultados publicados de nuestro estudio prospectivo. Si tiene cáncer en etapa IV y ve que la probabilidad de supervivencia a cinco años con quimioterapia y radiación es del veintisiete por ciento, pero en Oasis of Hope es del cuarenta y cinco por ciento, ¿le inspira esperanza? ¿Y qué de la calidad de vida? Incluso si nuestra tasa de supervivencia a cinco años fuera solo del veintisiete por ciento, pero pudiéramos obtener los mismos resultados sin ninguno de los efectos secundarios adversos graves asociados con la quimioterapia y la radiación, ¿inspiraría eso esperanza?

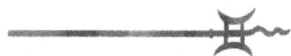

¿Sería una falsa esperanza compartir que la tasa de supervivencia a cinco años para el cáncer de ovario en etapa IV es del veintinueve por ciento con el tratamiento convencional y del cincuenta y cuatro por ciento con los tratamientos Oasis of Hope? Una vez más, claramente no prometemos una cura a nadie. Afirmamos que se espera que el cincuenta y cuatro por ciento de las pacientes con cáncer de ovario en etapa IV vivan al menos cinco años.

¿Parece desesperanzadora la estadística de que solo el nueve por ciento de nuestros pacientes con cáncer de pulmón en etapa IV viven al menos cinco años? Ese número es bajo, pero considerando que la tasa de supervivencia promedio nacional en Estados Unidos para el cáncer de pulmón en etapa IV es solo del cinco por ciento, muchas personas prefieren probar con Oasis of Hope. No importa cuánto tiempo podamos prolongar la vida de un paciente, trabajamos incansablemente para mejorar su calidad de vida. Ayudar a las personas a vivir al máximo los días que tienen es lo que más inspira esperanza en la experiencia del tratamiento Oasis of Hope.

Cuando se trata del cáncer de colon en etapa IV, el aumento en la calidad de vida es la razón más importante para elegir el tratamiento de Oasis of Hope. Aunque nuestra tasa de supervivencia a cinco años es solo un tres por ciento más alta que el promedio nacional en Estados Unidos publicado por el NCI, la calidad de vida que podemos brindar a nuestros pacientes no tiene precio.

CÓMO LOGRAMOS MEJORES RESULTADOS

No hay una respuesta breve para explicar cómo hemos podido lograr mejores resultados. Sería necesario escribir un libro y proporcionar cientos de referencias de revistas médicas revisadas por pares para compartir cómo obtenemos resultados superiores. Espere... Ya escribimos el libro, y lo está leyendo ahora. Dediquemos un momento a destacar las estrategias clave que implementamos en nuestros tratamientos ProVital y ProVital+ de Oasis of Hope. Estas estrategias conforman el arte y la ciencia de abatir el cáncer. El presente libro explica nuestras principales estrategias para abatir el cáncer, incluyendo la evaluación, la planificación, el uso de terapias sinérgicas, la defensa contra las fortalezas del cáncer, atacar al cáncer donde es vulnerable, usar terapias fuertes para combatir con poder, mantener el cáncer fuera de balance cambiando las cosas, movilizar el sistema inmune contra el cáncer, hablar de quimiorresistencia, tratar el cáncer según el estadio, usar diferentes elementos y prestar atención a los cambios en el estilo de vida para aumentar la longevidad y prevenir la

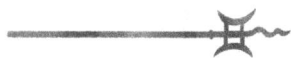

recurrencia del cáncer. Nuestro plan de tratamiento lleva al paciente a través de un proceso similar al siguiente:

1. Evaluación y valoración
2. Planeación de tratamiento
3. Destoxificación
4. Preacondicionamiento
5. Programa de nutrición
6. Apoyo emocional y espiritual
7. Terapias oxidativas
8. Inmunoterapias
9. Terapia en el hogar con antioxidantes y profármacos
10. Tratamientos de seguimiento
11. Cambios en el estilo de vida

CONCLUSIÓN

Queremos que los pacientes logren alargar su vida, pero nuestro enfoque principal es ayudar a nuestros pacientes a sentirse lo mejor posible y más fuertes cada día que se agrega a sus vidas. El siguiente testimonio es de una paciente que ha estado en una lucha por mucho tiempo. Ella vino a nosotros después de múltiples reincidencias. En este momento, no podemos predecir cuánto tiempo se extenderá su vida, pero sabemos que su calidad de vida ha mejorado drásticamente. No todos los testimonios de cáncer tratan sobre una cura milagrosa. Algunos tratan sobre las cosas hermosas que suceden en medio de la lucha. Esperamos que esta historia le inspire a seguir luchando. Es anónimo ya que la lucha continúa mientras escribimos este libro.

MI VIAJE

Descubrí por primera vez que tenía cáncer de ovario en 2013. Tuve una recurrencia en 2015. Tuve otra recurrencia en 2018. Eso es lo que me llevó a Oasis of Hope. No me sorprendió mucho cuando el cáncer regresó en 2018. Hubo un acontecimiento muy estresante en mi vida que no pude manejar. Sin importar lo que intentara, estaba llena de ira y resentimiento. No podía sacudírmelos. Me sentí angustiada y desconsolada durante meses y meses. No sabía qué hacer. También era muy consciente de que estaba abriendo la puerta para que regresara la enfermedad. Cuando volvió, no me sorprendió.

La primera vez que tuve cáncer, por supuesto, me sorprendió mucho. El médico me llamó mientras yo iba manejando y me dijo que tenía cáncer. En ese instante, le pregunté al universo: "¿Es esto? ¿Esto me va a sacar?" Escuché muy claramente en mi cabeza: "No". En ese momento, mi viaje y responsabilidad fueron confiar en esa voz más alta, la voz de Dios, y escuchar lo que mis médicos estadounidenses tenían que decir, pero confiar en mí misma respecto a lo que tenían que decir.

Siempre supe que tienes que encontrar tu curación. Cuando estás en modo de estrés o experimentas un caos de cualquier tipo, tu conexión es menos clara y tu guía es menos clara. A pesar de todo, sé que tenía que encontrar lo que me iba a curar. La segunda vez que tuve cáncer, esa comprensión fue un poco más profunda, avanzó un poco más allá, e hizo mi conexión espiritual mucho más profunda.

Leí un libro llamado *Radical Remission* de la Dra. Kelly Turner. Fue entonces cuando se apagó la luz. No había lidiado con mi enfermedad a ningún tipo de nivel energético. Había hecho todas las cosas físicas que mis doctores de medicina integrativa me dijeron que hiciera. Pero, no había abordado nada a nivel espiritual o emocional. El trabajo energético me llevó más profundamente a la comprensión de que yo era responsable de mi curación.

El trabajo energético me ayudó con la quimioterapia, en primer lugar. Luego, aprendí a trabajar con la energía para mí misma. Durante tres años, me mantuvo en un equilibrio bastante bueno. No tenía cáncer, estaba sana y feliz, y estaba haciendo todo lo posible por "vivir en vida". Pero luego volvió el cáncer. Es difícil entender esto cuando estás en el dolor intenso del cáncer. En retrospectiva, puedes ver los dones que trae la enfermedad. Me ayudó a profundizar en mi conexión espiritual. Me ayudó a comprender que necesitaba adaptar un poco más lo que había aprendido, reducirlo al mínimo y hacerlo simple.

Tuve dolor durante varios meses. Me acosté pensando en el amor, orando y meditando. Siento que ese fue el punto de inflexión. Cuanto más intentaba curar el cáncer, más crecía mi cáncer. Cuando hice el pequeño cambio para verme a mí misma como saludable y con la expectativa de hacer las cosas que aún tenía pendientes en mi vida, sentí que fue entonces cuando ocurrió el cambio. Meditaba sobre el amor, todas las personas que amo, todo el amor que venía hacia mí, los extraños que me enviaban amor y, sobre todo, el amor divino.

Podía sentir ese amor entrar en mi cuerpo, mi cuerpo energético se iluminaba y me deleitaba. Es una sensación tan reconfortante y relajante recostarse y deleitarse con ese sentimiento de amor incondicional. Creo que el amor es lo que cura. Sabía que los médicos se ocuparían del cuerpo físico, pero sabía que los cuerpos emocional, energético y espiritual eran mi responsabilidad.

Para mí, ese es el regalo que surgió de la tercera vez que me dio cáncer. Aprecio mucho más la vida y las pequeñas cosas hermosas que daba por sentadas. Puede llevar un poco de tiempo llegar a ese punto en el que ves la belleza de lo que la enfermedad te ha regalado. Hay trauma en ello, pero también hay tanta belleza, luz, amor y un enriquecimiento de la vida.

Cuando llegué a Oasis of Hope, fue la primera vez que hablé con personas que habían tenido cáncer y se habían curado con tratamientos alternativos. Escuchar historias personales en el hospital realmente me dio esperanza. Este lugar tiene un nombre tan preciso. Es un Oasis de Esperanza. El hospital es totalmente diferente a cualquier experiencia en Estados Unidos. Para mí, fue el ajuste perfecto. Creo que la curación está en la mente, el cuerpo y el espíritu, y aquí tratan todo eso.

No es solo nutrición. Me encantan todas las conferencias que ofrecen aquí. Los componentes educativos no tienen fin. Me encanta eso. Me encanta lo disponibles que están los médicos. Puedes acercarte y hablar con ellos y con las enfermeras. No he conocido a nadie que no sea una persona encantadora, amable y comprometida con lo que hace aquí. Eso es refrescante.

De verdad, me ha hecho no querer volver a ir a un hospital en Estados Unidos. Solo desearía que esto estuviera disponible para todos. Espero que la gente al menos llame. Solo digo, llamar y hablar con alguien, y veo que es posible. Una visita aquí puede marcar la diferencia en cuanto a si vives o mueres, y la calidad de tu vida.

—Anónimo

HISTORIA DE ESPERANZA

Paul Wyly • Carcinoma de células embrionarias • 1975

"En 1975, tenía diecinueve años. Apareció un pequeño nódulo doloroso en mi testículo. Después de que el testículo creció hasta el doble de su tamaño normal, finalmente recurrí a nuestro médico para revisarlo. Me refirió a un urólogo, quien inmediatamente programó una cirugía para extirparlo.

Las pruebas identificaron la malignidad como carcinoma de células embrionarias. El médico insistió en realizar un seguimiento con una cirugía linfática mayor y quimioterapia. 'Sin esto, solo tienes dos años', afirmó. Así que le pregunté: '¿Cuáles son mis posibilidades si me someto a la cirugía y la quimioterapia?'. Me dijo que solo había un treinta por ciento de posibilidades de supervivencia. ¡Estaba devastado!

Mi padre inmediatamente comenzó a hacer llamadas e investigar opciones de tratamiento alternativo. La Sociedad de Control del Cáncer nos puso en contacto con la Clínica Contreras en Tijuana, México, fundada y operada por el Dr. Ernesto Contreras. Salimos del hospital y comenzamos a hacer las maletas.

Tan pronto como llegamos a la clínica, comenzaron el trabajo de laboratorio y me quitaron los puntos. Comencé un régimen de laetrile, enzimas y medicamentos contra el cáncer. También me pusieron en una dieta estricta de alimentos saludables. Asistíamos a seminarios sobre salud durante nuestra estancia de dos semanas en la clínica y paseábamos la mayoría de las tardes. Hicimos nuevos amigos y la pasamos de maravilla, ¡lo cual fue una gran terapia en sí misma!

Después de regresar a casa, seguí tomando laetrile, enzimas y medicamentos de cáncer. Mi madre preparó fielmente nuestras comidas con la dieta laetrile y yo hacía ejercicio con regularidad. Evité cuidadosamente las cosas que no eran saludables. Después de unos meses, noté que tenía un nivel de bienestar y energía que no había experimentado desde la infancia. Mi perspectiva cambió por completo. Ahora tengo 64 años, todavía estoy sano y eternamente agradecido a Dios por el regalo de esperanza y vida que me dio hace tantos años a través del Hospital Contreras en Tijuana, México.

Después de mi experiencia, varios amigos y familiares nuestros también han recibido excelentes resultados de la Clínica Contreras. Cuando a mi esposa le diagnosticaron cáncer de mama en 2017, no había duda de a dónde acudir para recibir tratamiento: al Hospital Oasis of Hope. Ella también está muy bien ¡La familia Contreras realmente ha sido una bendición para nuestra familia! Nos alegra que el legado del Dr. Ernesto Contreras continúe en el Hospital Oasis of Hope, que es verdaderamente un OASIS DE ESPERANZA. ¡Gracias y que Dios los siga bendiciendo a todos!"

—Paul Wyly
Hereford, Texas
Estados Unidos

OASIS OF HOPE
HOSPITAL
Stories of Hope

火攻

CAPÍTULO 14

USE LOS ELEMENTOS

*Aquellos que usan el fuego como ayuda al ataque muestran inteligencia;
los que usan el agua como ayuda al ataque
ganan un aumento de fuerza.*

—Sun Tzu
El arte de la guerra
El ataque con fuego

Hipócrates, el padre de la medicina, tal vez sea el médico más influyente de la historia. Vivió en los años cuatrocientos antes de Cristo, y miles de años después de su muerte, sus observaciones y enseñanzas continúan influyendo en la ciencia y la práctica clínica. Fue uno de los primeros médicos holísticos que trató el cuerpo, la mente y el espíritu de un paciente. En otras palabras, practicó el *wholism,* variante de *holism* en inglés que se refiere según el Merriam Webster's Dictionary a un método de tratamiento que se ocupa del todo (*whole*) o sistemas completos.

Hipócrates teorizó que las enfermedades eran causadas por un desequilibrio entre la persona y su relación con el medio ambiente. Definió la salud como un equilibrio perfecto entre usted y su medio ambiente. Además, creía que el ser humano estaba compuesto por cuatro humores, que eran cuatro tipos diferentes de fluidos: sangre, flema, bilis amarilla y bilis negra. El equilibrio entre estos humores determinaría si uno está sano o no. Hipócrates enriqueció su teoría, conocida como medicina humoral, con los preceptos de sus contemporáneos griegos Aristóteles y Galeno. Encontró una correlación con los cuatro humores y los elementos básicos de Aristóteles que componen la materia en nuestro planeta: aire, agua, fuego y tierra (suelo). Las cuatro temperaturas de Galeno -caliente, fría, húmeda y seca- también se convirtieron en parte de la teoría general.[1]

La salud es el equilibrio perfecto entre la humanidad, el medio ambiente y Dios.

La Dra. Faith Lagay articula la correlación entre los humores de Hipócrates, los elementos de Aristóteles y las temperaturas de Galeno afirmando efectivamente que "La sangre era caliente y húmeda como el aire; la flema era fría y húmeda como el agua; la bilis amarilla era caliente y seca como

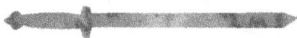

el fuego; y la bilis negra era fría y seca como la tierra".[2]

Hipócrates y sus contemporáneos se adelantaron mucho a su tiempo. Teorizaron en una era antes de que existiera la tecnología que podría confirmar hechos básicos tan simples como que la hemoglobina es un vehículo que transporta oxígeno. Pero, lo sabían de manera intuitiva y muy a menudo tenían razón.

Hipócrates conectó los cuatro humores, elementos, temperaturas y estaciones con las emociones y estados de ánimo de sus pacientes. De ahí surgieron los cuatro tipos de personalidad, que son sanguíneo, colérico, melancólico y flemático. Los estados de ánimo asociados con estos tipos de personalidad pueden cambiar a lo largo de las cuatro estaciones -invierno, primavera, verano y otoño- y a medida que una persona envejece. Si usted estudia psicología de la vieja escuela, encontrará que los tipos sanguíneos son gregarios y generalmente optimistas. Los tipos coléricos tienden a ser pragmáticos y tienden a la ira. Los tipos flemáticos tienen niveles bajos de ansiedad y depresión. Tienden a ir con la corriente y evitan la confrontación. Los tipos melancólicos tienden a la ansiedad.[3] Observe la siguiente tabla donde se organizan todos esos aspectos.

Tipo de personalidad	Sanguíneo	Flemático	Colérico	Melancólico
Humor	Sangre	Flema	Bilis amarilla	Bilis negra
Elemento	Aire	Agua	Fuego	Tierra
Temperatura	Caliente y húmedo	Frío y húmedo	Caliente y seco	Frío y seco
Edad	Adolescencia	Madurez	Infancia	Vejez
Estación	Primavera	Otoño	Verano	Invierno
Órgano	Corazón	Cerebro	Vesícula biliar	Bazo

Los marcos teóricos de la psicología moderna para las personalidades, como el modelo de Myers-Briggs inspirado en Jung, se han utilizado más para predecir la satisfacción ocupacional y relacional y el desempeño que para la salud física. Pero muchos estudios han correlacionado los tipos de personalidad con la salud mental y podemos ver que, al igual que los médicos griegos de la antigüedad, los tipos cambian con el tiempo, los estudios de psicología moderna han observado que la personalidad tiende a evolucionar para adaptarse a medida que una persona envejece y madura.[4]

Al aceptar la interdependencia de la personalidad, las emociones, los estados de ánimo y la salud física, encontramos oportunidades para mejorar el viaje de curación de un paciente.

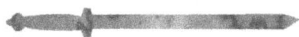

CÓMO INFLUYÓ LO ANTERIOR EN LA MEDICINA EN OASIS OF HOPE

Nos sorprende que, cuatrocientos años antes de Cristo, el enfoque griego de la medicina integrara aspectos físicos, emocionales, estacionales, de envejecimiento y de personalidad para ayudar a una persona a recuperar la salud. Hipócrates diseñó tratamientos que integraban todos esos factores. En la década de 1960, nuestro fundador, el Dr. Ernesto Contreras examinó a profundidad los hospitales griegos en la era antigua de Hipócrates. Sus ojos se abrieron y tuvo una epifanía: un modelo holístico tiene mayor potencial para restaurar la salud que el modelo reduccionista de la ciencia y la medicina del siglo XX.

A partir de ese despertar, comenzó a brindarles a nuestros pacientes recursos emocionales y espirituales además de medicinas para el cuerpo. Seguimos haciéndolo así casi sesenta años después de que el Dr. Ernesto Contreras desarrolló el enfoque de atención total de Oasis of Hope.

No practicamos estrictamente la medicina humoral, ya que no buscamos específicamente el equilibrio entre la sangre, el agua, la bilis, los elementos de la naturaleza y la temperatura. En cambio, nos inspiramos en el modelo humoral griego y consideramos las teorías cuando diseñamos tratamientos para nuestros pacientes.

Examine las terapias de Oasis of Hope a través de la lente de los cuatro elementos. Observe la siguiente tabla, que se incluye para proporcionar una evidencia visual, no científica.

Elemento	Terapias
Aire	Authohemoterapia con ozono. Pentoxifilina.
Agua	HDIVC (Vitamina C intravenosa en altas dosis). UVBI (Irradiación ultravioleta de sangre). Bicarbonato de sodio.
Fuego	Hipertemia.
Tierra	Nutrición de alimentos integrales provenientes de plantas. DCV (Vacuna de células dendríticas). Terapia de reposición de minerales. Nanocéuticos y suplementos de proteínas.

Nuestra inspiración y modelo de tratamiento tiene sus raíces en la sabiduría antigua del primer siglo antes de Cristo. Tenemos en cuenta los aspectos entrelazados del cuerpo, la mente, el espíritu y el medio ambiente.

Aunque los médicos griegos tenían creencias religiosas muy diferentes a las nuestras, estaban en armonía con el diseño de Dios. Dios está incrustado en la mente de cada ser humano, desde Adán y Eva hasta ahora. Su huella en nuestra alma es la intuición que nos dice que nuestros cuerpos necesitan equilibrio. Los elementos naturales proporcionan el sustento necesario para recuperar un sano equilibrio. Ese es el núcleo de la filosofía de Oasis of Hope. Cuando rompemos los equilibrios

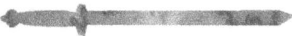

naturales, perdemos nuestra salud. Por lo tanto, al restaurar ese equilibrio, podemos restaurar nuestra salud.

Cuando se le proporcionan los recursos adecuados, el cuerpo se cura a sí mismo.

HOLÍSTICO VS. REDUCCIONISTA

Mientras Daniel Kennedy viajaba por el mundo y producía la serie documental *Healthy Long Life*,[5] tuvo la oportunidad de entrevistar al Dr. Ramesh Chandra, jefe de química de la Universidad de Delhi. Esta universidad se remonta al Raj británico y es el hogar de algunos de los primeros ganadores del Premio Nobel de Química. El Dr. Chandra dijo que su prioridad de investigación es encontrar la molécula o el elemento que funcionará para curar el cáncer.

Después de años de utilizar el modelo reduccionista, el Dr. Chandra llegó a la conclusión de que una sola molécula no podría proporcionar una solución al cáncer. Dijo: "El reduccionismo no funciona porque cuanto más aislamos elementos y pensamos que nos estamos acercando, menos beneficios terapéuticos obtenemos". Dijo que la respuesta al cáncer sería holística. En otra entrevista, T. Colin Campbell, catedrático emérito de la Universidad de Cornell, declaró: "No se pueden realizar ensayos clínicos en una manzana". Si bien muchas personas dicen que los ensayos clínicos sobre artículos no patentables, como una manzana, no son rentables y, por lo tanto, no se realizan, el Dr. Campbell dio la verdadera explicación:

"Todo el modelo para desarrollar medicamentos es reduccionista. Si está buscando en una manzana el nutriente que cura la artritis, inevitablemente se encontrará con obstáculos. Incluso si encuentra ese nutriente que cura la artritis, cuando se extrae del resto de la manzana, pierde su poder porque la manzana tiene muchas enzimas diferentes que hacen que ese nutriente funcione y activen la sinergia con el resto. Por lo tanto, el poder curativo de los alimentos o nutrición con alimentos integrales provenientes de plantas nunca se puede estudiar de manera convencional porque tiene que funcionar de manera holística". Estas entrevistas se pueden ver o escuchar en el documental y podcast de *Healthy Long Life*.

Nos alientan estos comentarios de los mejores profesores universitarios. Nuestras terapias funcionan de forma sinérgica en un modelo de tratamiento holístico. Aplicar un modelo reduccionista a nuestro enfoque de tratamiento no sería beneficioso.

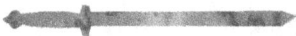

ELEMENTOS DE OASIS OF HOPE

Al explicar de manera específica los elementos naturales que empleamos para abatir el cáncer, recuerde que utilizamos un enfoque metabólico para el tratamiento del cáncer. Cada uno de los siguientes elementos, en forma terapéutica, aprovecha uno o más de los rasgos metabólicos del cáncer.

Amamos y usamos tratamientos contra el cáncer hechos por Dios como el ozono y la nutrición con alimentos integrales provenientes de plantas.

AIRE

Al explicar de manera específica los elementos naturales que empleamos para abatir el cáncer, recuerde que utilizamos un enfoque metabólico para el tratamiento del cáncer. Cada uno de los siguientes elementos, en forma terapéutica, aprovecha uno o más de los rasgos metabólicos del cáncer.

La ozonoterapia se ha mencionado innumerables veces en este libro. Apreciamos especialmente esta oxigenoterapia porque es un elemento natural creado por Dios. Nuestros cuerpos no pueden vivir sin oxígeno. El oxígeno es el gas formado por dos átomos de oxígeno y se representa como O2. El ozono es un gas formado por tres átomos de oxígeno y se representa como O3. Nuestro cuerpo se nutre del oxígeno, pero el ozono debe tratarse con mucho cuidado porque es tóxico, y si se inhala provocará daño pulmonar. Afortunadamente, el ozono no es tóxico cuando se administra por infusión, incluso en dosis altas. Me han infundido 60 cc de ozono sin efectos secundarios. Un efecto secundario positivo que los pacientes suelen experimentar es la euforia temporal porque la ozonoterapia aumenta significativamente los niveles de oxígeno. Expliquemos cómo administramos ozono en Oasis of Hope y obtenemos sus beneficios terapéuticos.

DIRIGIRSE A LA HIPOXIA

Los tumores son hipóxicos porque su estructura vascular aberrante perturba la microcirculación, inhibiendo la respiración celular adecuada. Los tumores son deficientes para la difusión de oxígeno de las células malignas a las células malignas.[6] La hipoxia está estrechamente relacionada con el crecimiento y la diseminación del tumor, y también hace que el cáncer sea resistente al tratamiento. La hipoxia es un sello distintivo del cáncer y los investigadores han identificado genes que se ven afectados constantemente por ella. Reconociendo la correlación entre las puntuaciones de hipoxia y el impacto en los genes, los científicos han asignado lo que ellos llaman

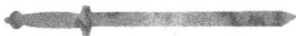

"firmas de metagenes".[7] Se ha establecido una "firma" única para muchos tipos diferentes de tumores en función del estado hipóxico de cada uno. El estatus de hipoxia de una célula es una excelente herramienta de diagnóstico.

LA OXIGENACIÓN ES CLAVE

Un objetivo fundamental en el tratamiento del cáncer es la normoxia, un estado de niveles normales de oxígeno en las células. La hipoxia genera el factor de transcripción inducible por hipoxia (HIF), que regula al alza y a la baja a más de 100 genes.[8] El HIF es uno de los elementos principales que causa la proliferación de células malignas. Se necesita oxígeno para un tratamiento eficaz del cáncer. La vascularización caótica y la microcirculación deficiente de un tumor dificultan enormemente el suministro de oxígeno a las células malignas. Respirar oxígeno puro no afecta en absoluto al cáncer. Pero el ozono es un medio seguro y eficaz para restaurar la normoxia en las células malignas. También desencadenará una cascada de otros cambios beneficiosos en el microambiente de un tumor.

EL OZONO ES SEGURO Y BENÉFICO

La ozonoterapia se ha utilizado médicamente durante más de cien años. Cuando se administra correctamente, el ozono es seguro y eficaz. Es antibacteriano, antivírico y antifúngico.[9] También es un potente estimulador inmunológico. Los opositores afirman que las terapias de oxígeno son "caras, no probadas y dañinas".[10] Eso no podría estar más lejos de la verdad. El oxígeno es un elemento económico y fácilmente disponible, y el ozono se ha utilizado de forma segura en millones de personas en todo el mundo. Se han observado beneficios en todos los ámbitos. Los ensayos clínicos han concluido que el ozono administrado en un entorno médico no causa ningún efecto adverso, tal como daño a los órganos, y no aumenta la mortalidad.[11]

AUMENTO DE LA PRESIÓN PARCIAL DE O_2 EN LOS TUMORES

Investigadores en España realizaron un estudio fascinante con dieciocho pacientes que tenían metástasis accesibles. Los investigadores pudieron insertar una sonda en el tumor metastásico para medir la presión parcial de oxígeno dentro de la masa y asignar una puntuación de hipoxia. Recuerde, la hipoxia es un factor importante que aumenta el crecimiento del

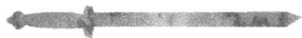

cáncer y lo hace resistente al tratamiento. Una vez que se midieron los niveles de oxígeno, cada paciente recibió autohemoterapia con ozono (O_3AHT) tres veces en días alternos durante solo una semana. Al final de la semana, se volvió a medir la presión parcial de oxígeno. El resultado fue que la hipoxia tumoral disminuyó en todos los participantes.[12] Ningún paciente experimentó efectos adversos. Los resultados de este ensayo clínico son fundamentales porque la restauración de la normoxia inhibe el crecimiento neoplásico y las metástasis.[13]

ACTIVACIÓN DEL SISTEMA INMUNE E INHIBICIÓN DE LA RESPUESTA INFLAMATORIA

El ozono refuerza el sistema inmune activando los neutrófilos y estimulando la producción de citocinas. Las citocinas envían señales a las células inmunitarias que liberan una cascada de cambios que ayudan al sistema inmune a resistir las enfermedades.[14]

Como ocurre con muchas enfermedades, el cáncer activa la respuesta inflamatoria. La inflamación a su vez ayuda al cáncer a obtener más nutrientes, los cuales necesita para avanzar. Uno de los principales culpables de provocar la respuesta inflamatoria es el NF-κB. Los estudios han demostrado que el estrés oxidativo leve inducido por la ozonoterapia activará otro factor de transcripción nuclear, el Nrf2, que inhibe el NF-κB. La inhibición de NF-κB a su vez inhibe la respuesta inflamatoria,[15] lo que ayuda a separar a los tumores de los nutrientes que necesitan para sobrevivir.

MECANISMO DE ACCIÓN

El ozono (O_3) aumenta el suministro de oxígeno al tejido isquémico e induce la formación de peróxido de hidrógeno (H_2O_2).[16] El O_3 es muy inestable y reaccionará con cualquier cantidad de sustancias en la sangre, incluidos los ácidos grasos poliinsaturados, ácido ascórbico, ácido úrico y albúmina. Estos compuestos actúan como donantes de electrones para O_3 y, cuando se combinan, se forman especies reactivas de oxígeno (ROS) y productos de oxidación de lípidos (LOP). En el tratamiento del cáncer, la molécula ROS más importante es el peróxido de hidrógeno (H_2O_2). Cuando se forma H_2O_2 en la sangre, se difunde rápidamente en el citoplasma, desencadenando numerosos efectos biológicos y estimulando múltiples vías bioquímicas. Se obtienen varios beneficios, incluido un aumento significativo de trifosfato de adenosina (ATP), que proporciona energía a las células y libera oxígeno a las células malignas. El aumento de los niveles de oxígeno en las

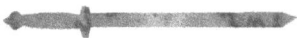

células malignas las hace vulnerables a los tratamientos oxidativos (tratamientos que requieren oxígeno para reaccionar) como la vitamina C intravenosa en altas dosis, la quimioterapia y la radiación.

AUTOHEMOTERAPIA CON OZONO (O3AHT)

Hay dos medios viables para aumentar los niveles de oxígeno en los tumores. Como se estableció anteriormente, respirar oxígeno puro no tiene ningún efecto contra el cáncer. Pero, si un paciente respira O_2 mientras se encuentra bajo una presión atmosférica elevada a través de una cámara hiperbárica, la presión parcial de O_2 puede aumentar. La oxigenoterapia hiperbárica (HOBT) proporciona numerosos beneficios a los pacientes, pero los estudios han demostrado que el aumento de los niveles de oxígeno puede disiparse en menos de quince minutos, mientras que el aumento de oxigenación producido por la autohemoterapia con ozono (O_3AHT) puede durar hasta cuarenta y ocho horas.[17]

Oasis of Hope administra O_3AHT porque es la forma más eficaz de oxigenar tumores y provocar una cascada de beneficios terapéuticos. Extraemos doscientos mililitros de la sangre del paciente e introducimos O_3 a la sangre en un recipiente estéril. Luego, la sangre ozonizada del paciente se devuelve al paciente mediante una infusión lenta. Esta terapia es bien tolerada y valiosa en el tratamiento del cáncer debido a las numerosas reacciones biológicas y bioquímicas positivas que induce. Como se explicó en un capítulo anterior, utilizamos O_3AHT para aumentar el poder oxidativo de HDIVC para eliminar el cáncer.

BENEFICIOS DE LA OZONOTERAPIA

Según numerosos estudios clínicos, el ozono produce muchos beneficios para los pacientes con cáncer, entre otros:

- Mayor suministro de oxígeno a los tejidos hipóxicos[18]
- Inhibición del crecimiento de células cancerosas[19]
- Inhibición de metástasis (diseminación del cáncer a otros órganos)[20]
- Inducción de apoptosis (muerte celular) en células cancerosas[21]
- Disminución de los efectos secundarios de la radioterapia y la quimioterapia[22]
- Mejores resultados terapéuticos en pacientes sometidos a radioterapia[23]
- Menor resistencia a la quimioterapia en tumores[24]
- Protección de la función hepática[25]
- Mejoramiento de la función hepática después de disfunción por paro[26]
- Mitigación del sangrado rectal inducido por tratamientos de radiación en pacientes con cáncer de próstata[27]

PENTOXIFILINA

La otra terapia que categorizamos como un "elemento aire" es el vasodilatador pentoxifilina.[28] Como se explicó anteriormente, Hipócrates correlacionó el humor de la sangre

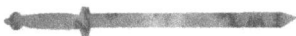

con el aire. La hemoglobina suministra oxígeno a todas las células del cuerpo. Pero la vascularización aberrante de un tumor lo protege de la exposición al oxígeno. La pentoxifilina dilata los vasos sanguíneos y facilita mejores niveles de saturación de oxígeno dentro de los tumores.

Oasis of Hope emplea pentoxifilina para estimular la oxigenación del tumor antes y durante la terapia HDIVC. Este medicamento se usa principalmente para tratar la claudicación intermitente, una afección en la que el flujo sanguíneo deficiente a los músculos de la pierna provoca un dolor intenso al caminar. La pentoxifilina soluciona este problema mejorando el flujo sanguíneo a las piernas.[29,30]

Lo hace ejerciendo una serie de efectos que permiten que la sangre y los glóbulos rojos fluyan con menos restricción a través de la microcirculación. La pentoxifilina mejora el flujo del plasma sanguíneo al reducir la viscosidad de la sangre; en parte, esto refleja niveles sanguíneos más bajos de la proteína fibrinógeno, un contribuyente significativo a la viscosidad de la sangre. La pentoxifilina también hace que las membranas de los glóbulos rojos y los glóbulos blancos sean más flexibles, de modo que puedan ofrecer menos resistencia al flujo a medida que atraviesan capilares estrechos.

Según el mismo principio, la terapia con pentoxifilina

puede facilitar el flujo de sangre a través de los tumores. El flujo sanguíneo tumoral a menudo se reduce porque el sistema vascular de los tumores tiende a ser caótico e irregular, ofreciendo una mayor resistencia al flujo sanguíneo.[31] Numerosos estudios con roedores y, en un grado más limitado, estudios clínicos en humanos, han demostrado que el pretratamiento con pentoxifilina puede estimular el flujo sanguíneo del tumor y aumentar los niveles de oxígeno en las regiones poco oxigenadas de un tumor.[32-48] Estos estudios se han realizado principalmente con el objetivo de lograr que los tumores sean más sensibles a la radioterapia, la cual es menos efectiva para destruir células cancerosas en las regiones con poco oxígeno de los tumores. Oasis of Hope ha adaptado este principio para su uso con HDIVC y O$_3$AHT. Hemos observado que esta combinación de terapias destruye las células cancerosas sin dañar las células sanas y sin devastar el sistema inmune como sucede con la quimioterapia y la radiación.

AGUA

Otro rasgo metabólico del cáncer es que prospera en un ambiente ácido. El líquido extracelular alrededor de los tumores es ácido. A medida que un tumor metaboliza la glucosa, produce

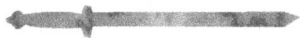

ácido láctico. En Oasis of Hope, tenemos máquinas en cada piso que alcalinizan el agua. Proporcionamos botellas de agua alcalina a nuestros pacientes y tenemos estaciones de agua alcalina en cada piso. Según estudios clínicos, beber agua alcalina con un pH cercano a ocho ayuda a normalizar la salud intestinal y favorece un mejor descanso nocturno.[49] Pero beber agua alcalina contribuye poco directamente a la lucha contra el cáncer. Cuando se consume agua alcalina, el ácido gástrico en el estómago la neutraliza antes de que afecte a los tumores.

La forma más eficaz de interrumpir la acidosis láctica es mediante la administración de bicarbonato de sodio.[50] Hace más de diez años, se realizaron estudios clínicos para medir la eficacia de las infusiones intratumorales de bicarbonato de sodio. Se descubrió que inyectar bicarbonato de sodio a los tumores no era más eficaz que tomarlo por vía oral. También descubrimos que beber agua con bicarbonato de sodio mezclado producía un resultado tan bueno como el costoso e incómodo procedimiento de inyectar tumores directamente.

Existe evidencia clínica de que la administración oral puede ser beneficiosa. Se realizó un estudio en ratones implantados con células de cáncer de mama humano. Los ratones recibieron una dosis diaria sistemática de agua con bicarbonato de sodio. Los resultados fueron que el crecimiento del tumor primario se hizo más lento significativamente y la terapia disminuyó al mínimo las metástasis.[51] Los estudios clínicos también han demostrado que la hipertermia aumenta el efecto de disminuir la acidez de los tumores.[52] Los tumores que se llevan a un pH neutral o ligeramente alcalinos son menos resistentes a los tratamientos oxidativos. Por eso utilizamos terapias combinadas.

FUEGO

Sun Tzu reconoció que el fuego era el arma más potente disponible para un ejército. Podemos ver esto en nuestra terminología militar, en los deportes y la cultura pop. La potencia de fuego se define como: "La capacidad de una fuerza militar, unidad o sistema de armas medida por la cantidad de disparos, la cantidad de misiles, etcétera que se pueden lanzar a un objetivo". En los deportes, si un jugador de béisbol puede lanzar muy fuerte, los comentaristas deportivos dirán que trae el calor. Pueden referirse a una bola rápida como *heater* (calefactor) cuando cruza el plato a una velocidad superior a la habitual. En inglés, a una persona se le llama bola de fuego cuando tiene mucha energía y nunca se cansa. La frase Grandes

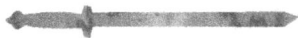

bolas de fuego se usó en el siglo XIX para expresar el sentimiento de la presencia de Dios, pero Jerry Lee Lewis utilizó esa misma frase en la década de 1950 para referirse a la experiencia divina que se puede tener en la unión de un hombre y una mujer. Una discusión acalorada es un debate muy intenso. Paris Hilton hizo de *That's Hot* un eslogan que la gente empezó a usar cuando les gustaba algo. Más recientemente, la cultura pop estadounidense se refiere a cualquier cosa extraordinariamente grandiosa como *fuego*.

Desde que los humanos descubrieron cómo hacer y controlar el fuego, ha sido un recurso esencial porque el cuerpo humano no puede soportar el frío extremo. El calor también es un potente agente antitumoral porque un rasgo metabólico del cáncer es que sus células no pueden soportar altas temperaturas centrales en el cuerpo humano, como pueden hacerlo las células sanas.

HIPERTERMINA DE CUERPO ENTERO

La joya de la corona del tratamiento integral para cáncer de Oasis of Hope es nuestro protocolo de hipertermia de cuerpo entero. Elevar la temperatura central de todo el cuerpo produce un formidable efecto anticancerígeno y potencia la HDIVC. Existen sólidas razones científicas para esperar que estas modalidades contra el cáncer interactúen de forma sinérgica.

Los investigadores del cáncer han logrado avances considerables en la comprensión de cómo la HDIVC puede causar selectivamente la muerte de células cancerosas sin dañar los tejidos sanos. Las infusiones de vitamina C en dosis altas pueden entrar en la sangre y en los espacios de tejido entre las células. La vitamina C dona un electrón al oxígeno molecular, que generará el superóxido de radicales libres inestable. Pequeñas cantidades de hierro libre extracelular catalizan esta reacción. El superóxido no puede atravesar las membranas celulares, pero una enzima extracelular llamada superóxido dismutasa lo convierte en el compuesto peróxido de hidrógeno (H_2O_2). El H_2O_2 pasa fácilmente a través de las membranas.

El peróxido de hidrógeno puede ser letal para todas las células.[53] Pero las células sanas pueden tolerar niveles más altos

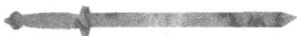

de H_2O_2 que las células cancerosas. Las células sanas tienen niveles suficientes de una enzima llamada catalasa, que convierte el H_2O_2 en agua inofensiva. Las células cancerosas tienden a tener niveles de catalasa relativamente bajos, lo que las hace susceptibles a la muerte por apoptosis inducida por H_2O_2.[54] Hace varios años, los investigadores descubrieron que esta no era toda la explicación. Incluso cuando las células cancerosas tenían niveles de catalasa relativamente normales, el peróxido de hidrógeno podía destruirlas de forma selectiva. Los investigadores encontraron que el H_2O_2 es selectivamente letal para los tumores porque las células cancerosas generan grandes cantidades de superóxido, el mismo compuesto que la vitamina C puede generar extracelularmente. Las células malignas producen más superóxido que las células sanas debido a los complejos de membrana de NADPH oxidasa y sus mitocondrias.[55] Cuando el superóxido se encuentra con el peróxido de hidrógeno en presencia de pequeñas cantidades de hierro o cobre libre, reacciona rápidamente para generar un radical hidroxilo. Cuando el superóxido se encuentra con el peróxido de hidrógeno en presencia de pequeñas cantidades de hierro o cobre libres, reacciona rápidamente para generar radicales hidroxilo.

El peróxido de hidrógeno es letal para las células cancerosas, pero inofensivo para las células sanas.

El radical hidroxilo es uno de los compuestos biológicos más reactivos. Puede destrozar cualquier cosa a su paso, incluyendo las membranas y el ADN vital para la supervivencia y el crecimiento de las células. Entonces, cuando las células cancerosas se exponen a altos niveles de vitamina C extracelular, el peróxido de hidrógeno que fluye hacia las células se encuentra con altos niveles de superóxido, lo que lleva a una producción desenfrenada de radicales hidroxilo que pueden destruir fácilmente las células cancerosas.[56]

La hipertermia induce la apoptosis y potencia las terapias oxidativas que incluyen HDIVC, quimioterapia y radiación.

¿Cómo entra en escena la hipertermia? Las células cancerosas son selectivamente susceptibles de ser destruidas por el calor porque la vascularización de los tumores es aberrante, lo que no les permite disipar el calor como lo hacen las células sanas. Los estudios clínicos indican que la hipertermia destruye las células cancerosas al inducir la

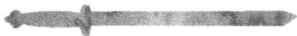

apoptosis.[57,58] Sin embargo, la hipertermia de cuerpo entero por sí sola rara vez logra una destrucción sustancial de las células cancerosas, porque el nivel de calor requerido para lograrlo sería clínicamente intolerable. Los seres humanos pueden tolerar con seguridad temperaturas corporales de 42 °C (107.6 °F) durante varias horas. Por lo general, eso no es lo suficientemente caliente como para destruir una gran proporción de células cancerosas. Pero usando la hipertermia de cuerpo entero en combinación con terapias oxidativas como la HDIVC, es una propuesta completamente diferente. La hipertermia potencia las terapias oxidativas que incluyen HDIVC, quimioterapia y radiación.[59]

Una razón por la cual el calor es algo selectivamente tóxico para las células cancerosas es porque aumenta la producción de superóxido en las mitocondrias que, como hemos señalado, es notablemente más alto en las células malignas. Los científicos han demostrado que aplicar bioingeniería a las células cancerosa con niveles elevados de la enzima superóxido dismutasa en sus mitocondrias, las protege. La enzima elimina el superóxido y las células ya no son tan sensibles a la destrucción por calor. Entonces, quizás ahora pueda ver hacia dónde va nuestra lógica. Las células cancerosas son selectivamente sensibles al peróxido de hidrógeno generado dentro del tumor por la HDIVC, en gran parte, porque producen niveles elevados de superóxido. La hipertermia aumenta la producción de superóxido. La administración de HDIVC inmediatamente después de la hipertermia genera una catástrofe de radicales hidroxilo para los tumores.

Premiamos a nuestros pacientes después de la hipertermia con deliciosas paletas heladas de bajo índice glucémico orgánico.

SISTEMA DE HIPERTERMINA DE OASIS OF HOPE

El régimen que empleamos es sencillo. Tenemos cápsulas de hipertermia especializadas que llamamos capullos. Proporcionamos a cada paciente un traje interior de plástico impermeable para recoger todo el sudor y un traje exterior para atrapar el calor. Los capullos se calientan rápidamente y aumentan gradualmente la temperatura central del paciente en 38 °C a 42 °C. Este rango terapéutico de calor se alcanza en menos de quince minutos. Mantenemos la temperatura central del paciente dentro de ese rango durante otros treinta minutos. Después de la sesión de hipertermia, seguimos con la HDIVC y seis gramos de amigdalina.

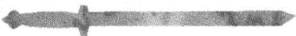

Mantenemos una seguridad óptima al monitorear continuamente varios parámetros clínicos, incluyendo la temperatura central, la saturación de oxígeno, la presión arterial y el pulso. Se emplea un electrocardiograma para detectar arritmias cardiacas en caso de que se desarrollen. Los capullos se cierran alrededor del cuerpo. La cabeza queda afuera y se utilizan ventiladores para enfriarla, lo cual protege al cerebro del sobrecalentamiento. Muchos pacientes traen auriculares y escuchan música relajante.

El protocolo por lo general se tolera bien y no daña los tejidos sanos; en particular, no daña las células inmunitarias que las quimioterapias tóxicas suelen destruir. Algunos pacientes informan sentir fatiga leve por la exposición al calor. Ofrecemos esta terapia cada semana al menos una vez.

La hipertermia es una poderosa terapia adyuvante que combinamos con nuestras terapias integrativas, que incluyen nuestra dieta de alimentos integrales provenientes de plantas, HDIVC, nanocéuticos, amigdalina, apoyo emocional y espiritual.

TIERRA

Para el elemento tierra, tomamos todas las medicinas curativas —verduras, frutas, legumbres, tubérculos, granos y semillas— producidas por la farmacia de Dios. Hipócrates lo expresó mejor cuando dijo: "Deja que tu comida sea tu medicina y tu medicina sea tu comida".

CONCLUSIÓN

Usamos las teorías médicas griegas antiguas como nuestra filosofía fundamental. Incorporamos los datos clínicos más recientes de revistas médicas para fortalecer nuestro enfoque holístico basado en evidencias para el tratamiento de cáncer. Una vez más, nuestro enfoque recae en mejorar su calidad de vida y extender sus días en la tierra. Practicamos una medicina centrada en el paciente y basada en datos, que coloca a los pacientes en la mejor posición para que sus cuerpos se curen por sí mismos.

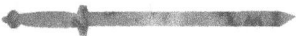

LOS ELEMENTOS

AIRE

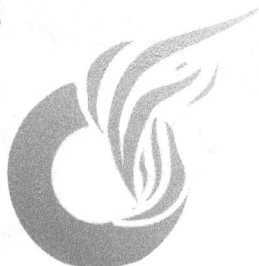

AGUA

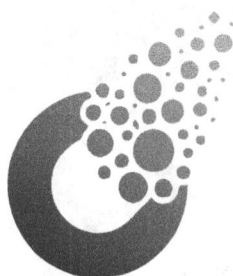

FUEGO

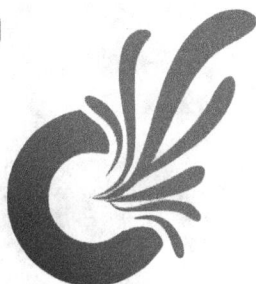

TIERRA

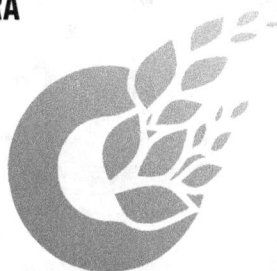

Bonnie Adolf • Cáncer de mama en etapa IV • 2016

"Mi viaje comenzó en la primavera de 2016 cuando recibí la noticia de que mi última mamografía mostraba algo. Fue entonces cuando el cielo se me vino encima. El diagnóstico fue cáncer de mama en etapa 4. Me llevaron rápidamente a ver a un oncólogo quien de inmediato comenzó los tratamientos de quimioterapia. Todo pasó muy rápido. Comenzaron los tratamientos, efectos secundarios horribles, caída de cabello, pérdida de peso, falta de apetito, letárgica la mayor parte del tiempo. Después de seis meses de quimioterapia, me dijeron que nada había cambiado y, de hecho, ¡mis tumores habían crecido! Todo lo que pude hacer en ese momento fue llorar. Me dieron un tratamiento más intensivo y me dijeron que me acercara a los grupos que realizan ensayos clínicos.

Al final de mis tres semanas en casa, y superando ese último tratamiento, supe que no podía seguir viviendo así. Llamé a mi médico y le dije que no regresaría. Entonces sucedió lo más milagroso. Unos amigos trajeron un libro titulado *¿A dónde van los Amish para el tratamiento del cáncer?* Ahí es donde supe de Oasis of Hope en México. Después de leer, supe que quería ir. Llamamos, dijeron que fuéramos, ¡y emprendimos nuestro viaje milagroso! Lo mejor para mí fue que mi esposo estaba incluido en mi habitación y en las comidas, y estuvo conmigo durante todo el tiempo.

Recibimos una cálida bienvenida y nos instalamos en nuestra habitación. Entonces comenzaron los tratamientos. Todos eran no invasivos y el ambiente era absolutamente reconfortante. Me encantaba la música suave. Fuimos bendecidos con muchas nuevas amistades mientras estuvimos allí.

La mayor bendición fue la noticia del Dr. Contreras de que todo el cáncer había desaparecido excepto el tumor primario en mi seno. Después de darme de alta, la recomendación fue ver a mi cirujano de senos de camino a casa. Salimos de México el jueves por la tarde y el sábado por la mañana estaba en cirugía. ¡Qué viaje! Qué lugar tan maravilloso para estar y experimentar la atención y los tratamientos más excelentes. Todo fue muy diferente al trato que había recibido donde vivo.

¡¡Alabado sea el Señor!! Hoy llevo cuatro años sin cáncer y me siento como una persona nueva. Me encanta la vida y paso tiempo con mi familia y amigos. Lo único que lamento es no haber sabido nada de Oasis of Hope antes de comenzar los tratamientos de quimioterapia.

Me siento muy agradecida por las clases de nutrición y las conferencias que me han enseñado cómo hacer los cambios que me han mantenido saludable y han cambiado mi vida. A los médicos y al personal de Oasis of Hope, mi más sincero agradecimiento por todo lo que han hecho por mí. Les cuento a todos sobre ustedes. ¡Bendiciones para todos ustedes!"

Bonnie Adolf
Show Low, Arizona
Estados Unidos

用間

CAPÍTULO 15

VIGILEMOS

*Lo que permite al sabio soberano y al buen general
atacar y conquistar y lograr cosas
más allá del alcance de los hombres comunes,
es el conocimiento previo.*

—Sun Tzu
*El arte de la guerra
Contar con espías*

El general Sun Tzu, el estratega militar más sabio de la historia en China y posiblemente en el mundo, enseñó que para disminuir la pérdida de tropas, los espías tenían que vigilar al enemigo continuamente. Los encargados de vigilar atentamente los movimientos de sus enemigos han sido importantes para la seguridad de todas las naciones, grupos de personas y tribus desde las primeras civilizaciones. Se han escrito canciones sobre este personal esencial como los centinelas del antiguo Israel.

All Along The Watchtower (Todo el tiempo desde la torre de vigilancia) es una canción de las muchas bandas sonoras de nuestra vida.[1] Jimi Hendrix la grabó con la banda The Jimi Hendrix Experience en el álbum *Electric Ladyland* en 1968.[2] La versión de Hendrix de la obra maestra de Bob Dylan se disparó hacia el cosmos del rock and roll, llegando al número 47 en la lista definitiva de la revista *Rolling Stone* entre las 500 mejores canciones de todos los tiempos.[3]

Todo el tiempo desde la torre de vigilancia

Bob Dylan

(Fragmento)

Todo el tiempo desde la torre de vigilancia
los príncipes observaban.
mientras las mujeres iban y venían
los sirvientes descalzos también
Afuera, a la distancia
un gato salvaje rugió
dos jinetes se aproximaron
el viento comenzó a ulular.

La gente suele buscar un significado más profundo en las palabras de la canción que emanaron del alma de Dylan. ¿Es *All Along The Watchtower* espiritual o mística? ¿Es bíblica o psicodélica? Es posible que el mundo nunca lo sepa, pero es plausible que la inclusión de una torre de vigilancia, príncipes y jinetes en la letra haga referencia a la Palabra del Señor dada al pueblo de Israel a través del gran profeta Isaías.

De pronto, mientras se ponía la mesa y se disponían a comer y beber, los príncipes se levantaron y tomaron sus escudos. Y es que el Señor me dijo: «Anda, pon un centinela que te informe de todo lo que vea.» Y el centinela vio hombres montados sobre asnos y sobre camellos, jinetes que venían de dos en dos. Luego miró con más atención,[a] y gritó como un león: «Día tras día me he mantenido de pie sobre la torre de vigilancia, mi señor; noche tras noche he permanecido en mi puesto. Y ahora, por fin, ¡mire! ¡Ahí viene un hombre en un carro de guerra con un par de caballos!». Entonces el centinela dijo: «¡Ha caído Babilonia, ha caído! ¡Todos los ídolos de Babilonia yacen en el suelo, hechos pedazos!».

[a]*Isaías 21:5-7(Versión Reina Valera Contemporánea)*
[b]*Isaías 21:8-9 (Nueva Traducción Viviente)*

En la antigua ciudad de Jerusalén, se apostaban guardias en las torres de vigilancia. Debían vigilar, estar atentos a cualquier amenaza y hacer sonar la alarma cuando se acercara el peligro. Dios también puso centinelas espirituales, profetas como Isaías y Jeremías. Vigilaban y advertían sobre las amenazas espirituales que acabarían con la nación. Lamentablemente, Israel a menudo hizo caso omiso de las advertencias: dejaría que el enemigo entrara y conquistara sus ciudades.

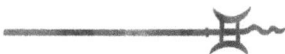

LA VIGILANCIA ES CRUCIAL

Cuando se lucha contra el cáncer, la vigilancia es de suma importancia. Tenemos que estar atentos y observar continuamente a un paciente para asegurarnos de que el cáncer no se propague. Incluso cuando ocurren metástasis, vigilar nos ayuda a detectarlas temprano. La detección temprana es fundamental en todas las etapas de la evolución del cáncer.

En este capítulo, compartiremos cómo puede usted estar alerta. También explicaremos cómo nosotros, sus socios de tratamiento, estaremos atentos para evitar la propagación del cáncer a otros órganos y su recurrencia. Este capítulo analiza las estrategias, terapias y actividades que un paciente puede realizar para prevenir el cáncer. También hablaremos sobre cambios saludables en la dieta y el estilo de vida. Le alentaremos a tomar decisiones saludables y evitar volver a los malos hábitos que van en contra de la curación, como fumar o consumir alcohol.

CAJA DE HERRAMIENTAS DE VIGILANCIA DE OASIS OF HOPE
Evaluaciones médicas • Pruebas de laboratorio e imágenes • Apoyo emocional y nutricional • Educación y empoderamiento del paciente • Programa de seguimiento de 5 años

---

EVALUACIÓN MÉDICA, PRUEBAS DE LABORATORIO Y DIAGNÓSTICO POR IMÁGENES

Como sus socios de tratamiento, vigilaremos a través de evaluaciones médicas, tanto en el hospital como por teléfono cuando esté en casa. Además de las consultas, utilizaremos pruebas de laboratorio y estudios de imágenes como tomografías por emisión de positrones (PET), tomografías computarizadas (CT), rayos X y ultrasonidos. Antes de explicar más sobre estos estudios, permítame advertirle sobre el costo emocional que puede tener si basa su esperanza en las cifras y los resultados de dichos estudios.

MONTAÑA RUSA EMOCIONAL

Imagínese tener cuatro hijos pasando por la adolescencia al mismo tiempo. Las presiones sociales son tan altas en estos días que es probable que al menos uno de los cuatro esté pasando por alguna situación angustiosa. Recuerdo un día hace muchos años cuando cuatro adolescentes estaban llorando al mismo tiempo. Aprendí que no inspira confianza en los chicos que un padre se una a ellos en los altibajos de una montaña rusa emocional. Lo que ayuda es que papá y mamá se mantengan estables. Los chicos pueden atarse a sus padres

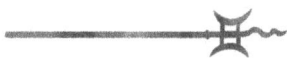

ecuánimes y sentirse seguros.

En el viaje del cáncer, hay montañas rusas emocionales que son tentadoras a seguir. Una consulta con un médico para revisar los marcadores tumorales y los reportes de radiología puede ser una de esas montañas rusas. Si el reporte muestra una mejoría, la persona puede llegar a un nivel emocional alto. Más tarde, si el oncólogo comparte un reporte que indica que el cáncer está progresando, las emociones pueden caer en picada. Recomiendo mantener las emociones con los pies en la tierra, y las evaluaciones médicas, las pruebas de laboratorio y los estudios radiológicos como lo que son: herramientas médicas que ayudan a los médicos y pacientes a ver la atención que se necesita.

EVALUACIONES MÉDICAS

Un médico competente no toma decisiones médicas basado únicamente en números. Los números de los reportes de laboratorio y de radiología pueden indicar si el tratamiento está llevando al paciente hacia el objetivo de supervivencia a largo plazo con una alta calidad de vida. Pero muchos de los datos de dichos reportes pueden significar algo diferente dependiendo de otros factores. Por lo tanto un buen médico, al hablar con el paciente, adquiere conocimientos que las pruebas de laboratorio no pueden revelar. Baste decir que usted es más que números en una hoja de papel. Sus necesidades de salud y su condición son complejas y no siempre pueden detectarse mediante pruebas de laboratorio. La experiencia y la intuición de un médico son elementos clave para ayudarlo en su viaje hacia la salud.

Ate sus emociones a la Palabra de Dios, no a las palabras de un médico.

PRUEBAS DE SALUD

Las pruebas de laboratorio utilizan muestras de sangre, orina u otros fluidos corporales de un paciente. Estas pruebas se utilizan para diagnosticar, definir la etapa, planear el tratamiento, observar el progreso, identificar oncogenes, identificar antígenos específicos de tumores y detectar metástasis o recurrencia del cáncer. También se utilizan para determinar la salud general de una persona y el funcionamiento del sistema inmune.

Las pruebas incluyen química sanguínea, biometría hemática, pruebas de mutación de genes del cáncer, análisis citogenético, inmunofenotipificación, cultivo de esputo, marcadores tumorales y análisis de orina.[5] Debe comprender que estas pruebas, sin importar lo sofisticadas que sean, no son

definitivas y no pueden verse con un nivel de confianza del ciento por ciento. Los resultados varían de persona a persona y, lo que es más importante, los resultados pueden variar para el mismo paciente de un día a otro. Los números de laboratorio de una persona pueden cambiar debido a lo que ha estado comiendo, la aparición de una enfermedad no relacionada con el cáncer, como un resfriado, medicamentos y otros factores. En cambio, basando su perspectiva en los números en constante cambio, trabaje con su médico, quien interpretará el verdadero significado de las pruebas y las llevará al contexto de su salud general y lo que sabe sobre la evolución de la respuesta al tratamiento.

DIAGNÓSTICO POR IMÁGENES

¿Alguna vez ha visto la imagen de una tomografía computarizada o un ultrasonido y ha tratado de averiguar qué se está revelando? Los radiólogos estudian y practican durante años para aprender a interpretar lo que están observando y dar un diagnóstico. Pero ver las imágenes para llegar a un diagnóstico definitivo es un poco similar a mirar las hojas de té para llegar a una comprensión precisa de su destino.

Se han publicado muchos estudios sobre las tasas de error y discrepancia en el desempeño de los radiólogos. Estos estudios han encontrado una tasa de error de hasta el veinte por ciento en todos los estudios combinados. El diagnóstico de cáncer de mama mediante mamografía tiene una tasa de error del sesenta y uno por ciento. La tasa de error de los estudios de CT del cáncer es del treinta y siete por ciento.[6]

Los estudios radiológicos son increíblemente valiosos en los procesos de diagnóstico y evaluación. Ayudan a los médicos a mantenerse vigilantes y buscar señales de advertencia tempranas de recurrencia y metástasis. Pero, considerando la tasa de error promedio en la interpretación de imágenes, le recomendamos que no se suba a la montaña rusa emocional de los reportes radiológicos. Las evaluaciones médicas, las pruebas de laboratorio y los estudios de imágenes son herramientas útiles. Sin embargo, no determinan de manera concluyente la probabilidad de alargar su vida y disfrutar de una alta calidad de vida a lo largo de su experiencia con el cáncer. Son herramientas que nos ayudan en nuestra vigilancia. Son herramientas que nos ayudan en nuestra tarea de prestar atención.

MENTALIDAD DE VENCEDOR

En la sección anterior, mostramos cómo las emociones de un paciente podrían verse influidas por algunas herramientas de diagnóstico que los médicos usan en la

vigilancia del cáncer. Ahora, queremos hablar sobre cómo puede estar emocionalmente alerta contra una mentalidad malsana.

Es común que los pacientes sientan que se les trató mal en la vida cuando se les diagnosticó cáncer. En nuestras conferencias, animamos a nuestros pacientes a hacer la transición de ser una víctima de cáncer a ser un vencedor de cáncer.

Es útil tomar conciencia de las etapas emocionales que haya experimentado desde el momento en que le diagnosticaron cáncer hasta ahora. Ese es el primer paso para desarrollar la mentalidad de vencedor del cáncer. Una de las mejores explicaciones de estas etapas está en la película de Warner Brothers con el título de *Ahora o nunca* en España y *Antes de partir* en América Latina, protagonizada por Jack Nicholson y Morgan Freeman. Trata sobre dos pacientes con cáncer, Edward (Nicholson) y Carter (Freeman), que jamás en su vida normal hubieran sido muy buenos amigos. Sin embargo, a través de su experiencia compartida de cáncer surge la amistad. Edward hace que Carter escriba una lista de todas las cosas que le gustaría hacer antes de morir. De ahí el título de la película.

En una escena memorable, Edward y Carter caminan por el pasillo del hospital con sus portasueros, y Edward le pregunta a Carter si había oído hablar de las etapas de duelo por las que atraviesan los pacientes con cáncer cuando son diagnosticados y reciben tratamiento. Como Carter no las sabía, Edward explica de manera profunda las etapas de negación, ira, depresión, negociación y la etapa final, aceptación. Carter, impresionado por el conocimiento de Edward sobre las etapas, preguntó: "Entonces, ¿en qué etapa estás?" "Negación", respondió Edward.[7]

Su respuesta provocó un momento inolvidable de alivio cómico al tiempo que destacaba un punto importante. Puede que usted haya llenado su cerebro de información útil. Aún así, depende de usted actuar en consecuencia y desarrollar una mentalidad que lo ayude a avanzar en lugar de quedarse atascado en la negación, la ira, la depresión o la negociación. Se puede detectar la mentalidad de víctima de cáncer en las personas que no avanzan a través de estas etapas. Un vencedor de cáncer puede detectarse porque ha llegado a la etapa de aceptación.

Rendirse a la soberanía de Dios trae una paz profunda, refuerza la esperanza y propicia el poder para superar las dificultades en el viaje del cáncer.

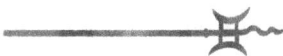

David Kessler y Elisabeth Kübler-Ross, los desarrolladores de las cinco etapas del duelo, aclaran la aceptación. La aceptación no es estar de acuerdo con lo que ha sucedido o con lo que le está sucediendo. No es tirar la toalla. Es aprender a vivir con sus circunstancias y tomar la decisión de seguir adelante de la mejor manera posible.[8] Una vez que acepta lo que está sucediendo, puede tomar la decisión de emprender acciones. La resolución es cuando usted llega al punto en el que dice: "Es cáncer. Es real, y voy a hacer todo lo que esté a mi alcance para vivir y disfrutar mi vida al máximo".

Como enseñó el gran psiquiatra Viktor Frankl, uno no puede controlar todo lo que le sucede. Puede controlar cómo elige reaccionar ante una situación.[9] La resolución impulsa la determinación de hacer todo lo que esté a su alcance para alargar su vida, mejorar su calidad de vida, confiar en Dios y aceptar cualquiera que sea el resultado de su esfuerzo. Rendirse a la soberanía de Dios trae una paz profunda, refuerza la esperanza y da el poder para conducirlo a través del difícil viaje del cáncer. **La aceptación, la determinación y la rendición son rasgos esenciales de una mentalidad del vencedor del cáncer.** Son la base del poder, la determinación y el valor.

EL PODER DEL PLATO

Una vez que decida ser un vencedor de cáncer, descubrirá que hay muchas herramientas a su disposición. La elección de alimentos puede ser la herramienta más potente en su caja de herramientas. El Dr. Scott Stoll es el médico que acuñó el término *plantrician* para referirse a un médico que utiliza la nutrición de alimentos integrales provenientes de plantas como medicina. Señala que la gente común se sienta a comer tres veces al día, lo que se traduce en tomar cien bocados diarios. Debido a la repetición frecuente y constante, el poder del plato tiene el mayor potencial para transformar su vida y encaminarle hacia la curación completa.[10] Aprovechar el poder del plato significa elegir alimentos saludables. Eso lo coloca en una plataforma para el éxito.

Plantrician: **Un médico que usa nutrición basada en alimentos integrales provenientes de plantas como medicina.**

Es desalentador para nosotros ser testigos de que los pacientes comienzan a experimentar mejoras significativas solo para retroceder a sus viejos estilos de vida y perder todos sus

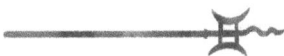

logros. Uno de nuestros objetivos es ayudar a nuestros pacientes a disfrutar de la vida mientras están atentos a los viejos malos hábitos. Motivamos continuamente a nuestros pacientes para que sean buenos administradores de su curación. Entendemos que la comida debe ser deliciosa para que las personas estén dispuestas a elegir alimentos curativos en lugar de los pilares dañinos, fritos, muy salados, ricos en grasas y bajos en fibra de la dieta SAD (siglas en inglés de dieta estadounidense estándar, pero también *sad* significa triste). Hacemos que nuestras tentadoras y deliciosas recetas estén disponibles en nuestro blog de nutrición y en la aplicación de cocina de alimentación sana para que todos las disfruten.

En 2013, entrevistamos a cincuenta de nuestros vencedores de cáncer a largo plazo. Buscábamos los factores de éxito que les ayudaron a vencer al cáncer. Cuarenta y ocho de los cincuenta vencedores mencionaron **la fe y la comida**. Imagínese lo importante que es el poder del plato, considerando que el noventa y seis por ciento de nuestros vencedores de cáncer mencionaron la comida como uno de los factores más críticos para abatir y superar el cáncer. Quedamos tan impresionados con nuestros vencedores de cáncer que publicamos sus comentarios en nuestro libro *50 Critical Cancer Answers* (50 Respuestas fundamentales para el cáncer).[11]

La fe y la comida son esenciales para la curación.

LA COMIDA NUTRE TU ALMA

Creemos firmemente que la elección de alimentos es la herramienta más potente y eficaz contra el cáncer a largo plazo. La comida funciona a nivel molecular. Puede regular al alza o a la baja la expresión de genes. Funciona a través de la transducción de señales celulares, lo que significa que potencialmente puede cortar la línea de suministro al cáncer si se consume el alimento adecuado. Pero la comida no solo actúa en el cuerpo: también nutre el alma.

La comida es una forma poderosa de comunicarse con el subconsciente. Cada vez que hacemos una elección de comida, enviamos un mensaje, ya sea positivo o negativo, a nuestra psique. Usted puede, o no, darse cuenta de que nos comunicamos con nosotros mismos continuamente. Enviar mensajes contradictorios es contraproducente. Un mensaje contradictorio sería como elegir comer una hamburguesa, papas fritas y una malteada después de terminar de tomar una terapia para combatir el cáncer. Tomar tratamientos valiosos le dice a su cuerpo que usted se preocupa por él y está decidido a nutrirlo para que recupere la salud. Comer alimentos poco saludables le dice a su cuerpo que no le importa y que estás

dispuesto a abusar de él. Entonces, ¿en qué mensaje debe creer su cuerpo? ¿Se preocupa usted por su salud o no?

La elección de alimentos saludables es un diálogo interno sanador que nutre el alma. Pero hacer algo dañino es decirle a su cuerpo que no lo ama, y esto deprime el espíritu humano. Imagínese diciendo "Tengo cáncer, me comprometeré con esta terapia y la haré", y después "Voy a fumar". Su subconsciente preguntará: "¿Qué es? ¿Estás tratando de curarme o estás tratando de matarme?" Este tipo de mensajes contradictorios son devastadores para el sistema inmune.

AME SU CUERPO Y ALMA COMO SE AMA A USTED MISMO

El poder del plato está a su disposición. Las opciones de alimentos saludables envían un mensaje claro a su cuerpo y nutren su alma. Cada vez que dice: *"No voy a comer tiras de pollo empanizadas, pero voy a comer estos alimentos integrales provenientes de plantas",* le dice a su cuerpo que le importa. Cuando elige alimentos curativos en cada comida y tentempié, le proporciona a su cuerpo los nutrientes que necesita para sanar y le envía a su alma el poderoso mensaje: *"Estoy sacrificando mis antojos porque te amo".*

El amor propio lo ayudará a vigilar la recurrencia o la

propagación de cáncer. A un vencedor del cáncer le motiva el amor a hacer todo lo necesario para frenar, controlar y revertir el cáncer cuando sea posible. A una víctima de cáncer le motiva el miedo, lo cual no ayuda. Los vencedores de cáncer tienen pensamientos como *"Estoy haciendo las cosas correctas porque eso me mantiene saludable y estoy cuidando mi cuerpo"*. Por otro lado, las víctimas de cáncer tienen pensamientos como *"Voy a hacer estas cosas porque el cáncer va a volver, y si no lo hago, el cáncer volverá"*. Desarrollar la mentalidad de vencedor del cáncer es vital para la curación y es esencial permanecer alerta.

MÁS MENSAJES MIXTOS

Hablamos sobre cómo un paciente puede enviar mensajes contradictorios si come bien y sigue fumando. Igual de contraproducentes son los mensajes contradictorios que envían los oncólogos. Con frecuencia surgen mensajes contradictorios en torno al tema de la nutrición. Fuimos testigos de esto de primera mano mientras visitábamos un centro de tratamiento de cáncer de primer nivel en Yakarta, Indonesia.

El centro oncológico de treinta y siete pisos estaba equipado con tres equipos de tomografía por emisión de positrones. Era lujoso y se afirmaba que brindaba la mejor

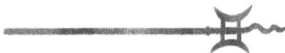

atención oncológica de la región. Aunque nos sorprendió la tecnología y la arquitectura, los oncólogos querían saber cómo utilizamos la nutrición de alimentos integrales provenientes de plantas como parte de nuestra terapia. Les platicamos sobre cuántos de nuestros pacientes refieren que al haber preguntado a sus oncólogos qué debían comer, inevitablemente, les respondían que no importaba, siempre que mantuvieran su ingesta calórica alta para evitar el desgaste muscular. Muchos oncólogos recomiendan malteadas debido a su alto valor calórico. ¿Por qué un oncólogo recomendaría una bebida azucarada cuando el azúcar alimenta al cáncer? Teniendo en cuenta que estos oncólogos prescriben quimioterapia, y la quimioterapia realmente produce malestar estomacal, les dicen a sus pacientes que coman o beban lo que puedan tolerar y no los haga vomitar. ¡Decimos que son ignorantes porque no han de saber gran cosa si no ayudan al paciente a ejercer el poder del plato! Enseñamos a nuestros pacientes cómo manejar los efectos secundarios adversos con alimentos curativos. Por ejemplo, recomendamos beber té de jengibre para calmar el estómago y dar paso a alimentos más nutritivos.

Un oncólogo del centro de Yakarta nos contó la historia de una paciente. Su testimonio subrayó que lo que recomienda un médico para la nutrición puede enviar un mensaje contradictorio al paciente. La paciente preguntó a su médico qué necesitaba comer. Dio la respuesta estándar de oncología de que no importaba lo que comiera. Luego, el médico le explicó que lo que quería decir era que ella debía comer lo que pudiera retener, pero la paciente se fue a casa pensando: "No importa lo que coma porque me voy a morir". Dos semanas después, el hijo de la paciente regresó extremadamente preocupado porque su madre había dejado de comer por completo. El oncólogo preguntó por qué la paciente había dejado de comer y el hijo respondió que su madre no le veía ningún sentido a comer porque el médico le había dicho que iba a morir. El oncólogo le contesto que nunca dijo eso. Aún así, la paciente interpretó el mensaje "No importa lo que comas", en el sentido de "Come lo que sea porque estás a punto de morir".

Podría ser que los oncólogos en Estados Unidos se limiten a frases y mensajes aprobados por abogados corporativos. Sugerir cualquier cosa más allá de la quimioterapia aprobada por la FDA podría ser beneficiosa para los pacientes pero podría llevar a un oncólogo a problemas legales. Se espera que un oncólogo solo recete medicamentos oncológicos aprobados por la FDA. La comida no es un medicamento aprobado por la FDA, por lo que un oncólogo se mostrará reacio a hablar de nutrición. Si un paciente tiene

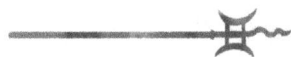

suerte, el oncólogo puede derivarlo a un nutricionista. Pero muchos nutricionistas prescriben dietas distintas a la nutrición de alimentos integrales provenientes de plantas.

ONCOLOGÍA DE LIBROS DE TEXTO

La comida como medicina no es en absoluto parte de un libro de texto de oncología. Si un oncólogo hablara sobre el poder curativo de la comida, se arriesgaría a recibir una presión negativa de sus colegas. Una vez conocimos a un oncólogo de mente abierta en Newport Beach, quien me dijo: "Si quieres resultados de libros de texto, entonces proporciona quimioterapias de libros de texto. Si no está satisfecho con los resultados de los libros de texto, debes darle mucho más a los pacientes. De lo contrario, correrán riesgos". En Oasis of Hope, queremos mejores resultados que los de los libros de texto, por eso enseñamos sobre alimentos curativos y alternativas sin importar la presión de nuestros colegas.

LA MANERA DE DECIRLO IMPORTA

A veces no es el mensaje sino cómo se presenta. Por ejemplo, si usted fuera a un camión de comida para pedir un plato de tacos de verduras con jamaica, le costaría entre $6 y $8 USD. Si pide un plato de tacos de verduras similar en True

Foods Kitchen, probablemente le costará alrededor de $12 USD más otros $5 USD por una infusión dulce. Aunque la comida puede tener un sabor similar, el precio es más alto debido a la ingeniosa **presentación**, el servicio y el ambiente. La **presentación** marca la diferencia. La forma en que un médico **presenta** la información influye en el deseo de luchar del paciente. Si un paciente tiene un mal pronóstico, la forma incorrecta de compartir las noticias difíciles es decir: "Morirás en tres meses si no comienzas la quimioterapia. Con tratamiento, podrías vivir hasta un año". Hay algo de deshonestidad en esa presentación, aunque es posible que el oncólogo no se dé cuenta. El problema es que el oncólogo no sabe con certeza si el paciente morirá en tres meses sin quimioterapia o si la quimioterapia podría incluso prolongar la vida del paciente. Las estadísticas sirven como referencia, pero no son definitivas para cada paciente.

Una forma honesta y compasiva de comunicar el mensaje de un mal pronóstico sería decir: "El cáncer se encuentra en una etapa avanzada y va a ser una lucha difícil. Pero estoy dispuesto a hacer todo lo posible para ayudarlo a vivir más tiempo y tener la mejor calidad de vida posible, considerando lo que está pasando. Necesito que se comprometa a hacer todo lo posible para ayudarme a ayudarle. Si trabajamos

juntos y hacemos todo lo que sabemos hacer, es posible que supere las estadísticas. Pero lo que sí es seguro, es que tendrá una mejor calidad de vida durante el tiempo que viva". Este mensaje honesto y claro puede inspirar a un paciente a luchar.

Pelee la buena batalla y deje los resultados en manos de Dios.

La forma de transmitir un mensaje es un factor vital en el tratamiento de los pacientes. Presentar la información de una manera optimista a menudo producirá mejores resultados. Pero otros oncólogos rechazan este tipo de mensajes. Una vez, en una conferencia en la que estaba hablando, un oncólogo me acusó de dar falsas esperanzas. Le informé que no existe la verdadera esperanza o la falsa esperanza. O hay esperanza o no la hay. Quitarle la esperanza a un paciente, al centrarse en las estadísticas negativas o al decirle que no importa lo que coma, no muestra compasión y no es ético. Las estadísticas están ahí para ayudarnos a comprender el nivel de vigilancia que debemos aplicar. Pero las estadísticas no determinan el resultado del tratamiento de un paciente.

Las terapias holísticas de Oasis of Hope levantan al paciente y echan por tierra los baluartes del cáncer.

No importa lo que digan las estadísticas de los libros de texto, trabajamos duro con nuestros pacientes para obtener mejores resultados. Nuestro enfoque holístico basado en nutrir el cuerpo y el alma, estimular el sistema inmune y aplicar nuestra estrategia multifacética levanta al paciente y socava los baluartes del cáncer. Cuando un paciente está dispuesto a hacer todos los cambios necesarios y el centro de tratamiento pone a la disposición medicina convencional y alternativa, hay esperanza. Hasta la fecha, no hemos descubierto **una cura** para el cáncer. No tenemos cura. No anunciamos ni prometemos una cura. Lo que tenemos es una buena medicina y nos asociamos con nuestros pacientes de por vida. Juntos, médicos y pacientes, peleamos la buena batalla y dejamos los resultados a Dios.

EMPODERAMIENTO DEL PACIENTE

La lucha contra el cáncer no puede ser una actividad pasiva. Un paciente no puede ir a un oncólogo y decirle: "Arrégleme" y esperar que el médico ordene el tratamiento, a una enfermera que le infunda quimioterapia y que usted se siente a esperar a que se cure. Su cuerpo no es un automóvil, el

hospital no es un taller de reparaciones y el médico no es un mecánico. Usted debe liderar su lucha contra el cáncer.

Imagine que su sueño era llegar a la cima del monte Everest. Probablemente buscaría un sherpa que le ayudara a alcanzar su objetivo. Los sherpas son tibetanos, y algunos de ellos son guías reconocidos por sus habilidades de alpinismo.[12] Los extranjeros contratan a sherpas por sus conocimientos y experiencia en la escalada del Everest. Pero incluso si usted encontrara al mejor sherpa, no podría esperar decirle: "Cárgueme hasta la cima".

Nadie puede subir al Everest por usted. Llegar a la cima de la montaña más alta del mundo se trata de la lucha de su vida, incluso solo para llegar allá sin ascender. Aunque el esfuerzo debe provenir del alpinista, nadie puede subir al Everest solo. En esta analogía, usted es el alpinista, el Everest es el cáncer y su médico es el sherpa que le proporcionará los conocimientos, el equipo y las provisiones necesarios para escalar la montaña. El sherpa no puede garantizar llegar a la cima del Everest, pero puede ir en cada paso del camino con el alpinista y proporcionarle orientación basada en sus innumerables años de experiencia.

Como sus socios de tratamiento, nos comprometemos a brindarle orientación basada en nuestros más de cincuenta y siete años de tratar a decenas de miles de pacientes. Podemos proporcionar los recursos necesarios. Pero usted tiene que dar la pelea. Oasis of Hope está estructurado para proporcionar recursos al cuerpo, la mente y el espíritu de nuestros pacientes. Queremos compartir un poco más sobre estos recursos, que pueden servirle como herramientas para vigilar el cáncer.

LA EDUCACIÓN ES CLAVE

La información precisa aplicada correctamente es poderosa. No solo tratamos a nuestros pacientes, les enseñamos. Cada día, tenemos un exponente diferente para hablar sobre terapias, nutrición, salud emocional y terapia en el hogar. El empoderamiento del paciente es uno de nuestros objetivos. Mediante la educación, podemos ayudar a desarrollar la capacidad del paciente para estar alerta al cáncer.

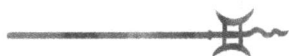

TRANSDUCCIÓN DE SEÑALIZACIÓN CELULAR

Una de las cosas que hacemos durante las conferencias es pedir a los pacientes que visualicen lo que le puede pasar a una célula maligna con la administración de nutrientes específicos. Explicamos cómo nutrientes específicos actúan contra el cáncer y viajan a través de vías en el cuerpo para realizar las tareas asignadas. La educación sobre nutrición es vital porque la comida tiene un poder curativo y es la forma más fácil para que los pacientes sean proactivos y estén atentos al avance del cáncer.

Los nutrientes actúan contra el cáncer mediante la transducción de señales celulares. Las células se mantienen en un equilibrio saludable mediante una comunicación constante (señalización celular) entre ellas. Dependiendo de los nutrientes que se introduzcan en el cuerpo, la transducción de señales puede promover la vida celular o la muerte celular. Muchos estudios clínicos identifican nutrientes que provienen de frutas, verduras y tubérculos, que actúan sobre múltiples transducciones de señales que inducen la apoptosis —muerte celular programada— en las células cancerosas.[13] Algunos de los nutrientes anticáncer más importantes son la curcumina —el nutriente activo en la cúrcuma—, EGCG, genisteína, silimarina y resveratrol. Afectan las respuestas inflamatorias, los factores de crecimiento, los factores de transcripción y las proteínas quinasas.[14]

Cuando hay un mal funcionamiento en la señalización celular, puede afectar varios procesos fisiológicos. Puede resultar en la inducción de condiciones nocivas como una resistencia enorme a la insulina, intolerancia a la glucosa y tumorigénesis.[15] La nutrición con alimentos integrales provenientes de plantas promueve la homeostasis y permite al sistema inmune estar atento a las células malignas.

¿Cómo podemos aprovechar el poder de la señalización celular contra el cáncer? Podemos responder a la pregunta con una palabra: nutrientes. Con los nutrientes adecuados circulando por todo su cuerpo, la señalización celular y la respuesta inmune funcionarán correctamente. Estimular un sistema inmune para que funcione de manera óptima es primordial porque no existen agentes anticancerosos más efectivos que las defensas que Dios le dio.

Los estudios clínicos han identificado una serie de metabolitos de los cuales dependen las células malignas. Los estudios también han identificado nutrientes que pueden causar señales celulares que son perjudiciales para la supervivencia de las células cancerosas. Usamos nutrientes, como la EGCG en el té verde, para dirigirlos a la señalización

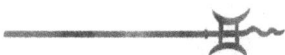

celular en las rutas metabólicas de las células cancerosas. Los nutrientes pueden inhibir o destruir estas células.

Enseñamos a nuestros pacientes sobre el poder anticancerígeno de los nutrientes para ayudarlos a ver más allá de la comida en su plato o un puñado de cápsulas. Creemos que este conocimiento inspirará a las personas a seguir con nuestro programa de nutrición y se sentirán menos ansiosas por tener que mantener una rutina de la suplementación que prescribimos En lugar de pensar en querer comer alimentos poco saludables, invitamos a nuestros pacientes a visualizar los nutrientes de los alimentos saludables que ingresan a sus cuerpos con la tarea de buscar y destruir células cancerosas.

No hay mayor agente contra el cáncer que las defensas que Dios le dio.

Una analogía de guerra podría ser útil para visualizar los efectos de los nutrientes contra el cáncer. Imagínese que estamos usando nutrientes para cortar la comunicación con las células malignas. En la guerra, si se bombardea la torre de radio de la oposición, los enemigos están imposibilitados de hacer cualquier cosa. O si se destruyen los ferrocarriles, la oposición no podrá transportar sus suministros esenciales.

Alternativamente, imagine que su enemigo está conduciendo por una carretera en una montaña alta y con curvas, que tiene un acantilado alto en un lado y un barranco empinado en el otro. El enemigo puede conducir por esta precaria ruta gracias a la orientación de las señales de tráfico colocadas allí. Tiene que sacarlo, pero no tiene armas. Una forma de dañar al enemigo sin armas es cambiar las señales de tráfico. Imagine que el letrero advierte de un próximo giro brusco a la derecha, pero usted lo cambia para indicar que el giro es a la izquierda. El enemigo se precipitará por el acantilado debido al cambio de señal. Los nutrientes tienen este potencial contra las vías metabólicas del cáncer.

DIRIGIRSE A LAS CÉLULAS CANCEROSAS

Conectemos sus elecciones de alimentos con la señalización celular que se dirige a las células cancerosas. El factor de crecimiento insulínico (IGF-1) aumenta el riesgo de proliferación de varios cánceres tales como el de mama, colorrectal, pulmón y próstata.[16] El IGF-1 está asociado con el proceso oncogénico, que es una amenaza, pero también una oportunidad. La oportunidad es reducir los niveles séricos de IGF-1 al nutrirse como enseñamos en Oasis of Hope. Según un gran estudio clínico realizado por Cancer Research UK, los

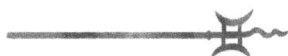

niveles más bajos de IGF-1 total están asociados con una dieta basada en plantas.[17]

Existe un aminoácido esencial llamado metionina, que es abundante en las proteínas animales de una dieta a base de carne. Demasiada metionina puede acortar la duración de nuestra vida. Como publicó nuestro investigador principal, Mark McCarty: "Las proteínas vegetales, especialmente las derivadas de legumbres o nueces, tienden a ser más bajas en metionina que las proteínas animales. Además, el contenido total de proteínas de las dietas veganas, en función del contenido calórico, tiende a ser más bajo que el de las dietas omnívoras, y la proteína vegetal tiene una biodisponibilidad algo menor que la proteína animal. Las dietas veganas de alimentos integrales que moderan la ingesta de frijoles y soya, aunque incluyen grandes cantidades de fruta y vino o cerveza, pueden ser bastante bajas en metionina, al tiempo que proporcionan una nutrición abundante para la salud (con el supuesto de la suplementación concurrente de B12). Además, se puede esperar que las dietas veganas bajas en grasas, junto con el entrenamiento físico, promuevan la longevidad al disminuir los niveles sistémicos de insulina e IGF-I libre".[18] ¡Ese es el poder científico del plato!

¡ES DELICIOSA!

Honestamente, la comida en Oasis of Hope es deliciosa. Bajo la dirección de nuestra nutricionista Rosa Contreras-Tessada, contamos con un equipo culinario que trabaja de la mano con nuestro departamento médico para asegurarnos de brindar alimentos deliciosos que tengan los nutrientes terapéuticos que deseamos promover. Cocinar es un arte que nuestro equipo ha dominado. Compartimos recetas y habilidades culinarias con nuestros pacientes. La dieta de **alimentos integrales provenientes de plantas** en Oasis of Hope es el **único tratamiento de cáncer delicioso** que hemos encontrado. Contamos con un chef ejecutivo experto en comida vegana. Junto con nuestro equipo culinario, se asegura de que la comida sea deliciosa para el paladar. Las presentaciones de los platillos principales también son un placer a la vista. Nos encanta reunir a nuestros pacientes en mesas redondas en el comedor para hacer nuevos amigos y disfrutar de una abundante comida curativa tres veces al día. La gente se siente amada por la forma en que nuestro equipo prepara y sirve la comida. Lo más destacado de cada semana es un menú especial y entretenimiento a la hora de comer los miércoles. ¡Las comidas de Oasis of Hope son una fiesta gastronómica!

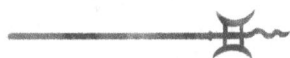

Oasis of Hope sirve deliciosos alimentos curativos que provienen directamente del jardín en la terraza del hospital.

Entendemos que puede ser una gran demanda para la gente cambiar el bistec con papas por lasaña de verduras y agua de pepino. Pero es nuestro gozo mostrar la increíble variedad de alimentos curativos que Dios puso en la tierra y lo deliciosa que es la comida fresca y bien preparada. También entendemos que la preparación de alimentos puede ser un gran desafío una vez que el paciente regresa a casa. Pero mantener la dieta Oasis of Hope es una de las claves más importantes para vigilar la progresión del cáncer. Por lo tanto, empoderamos a nuestros pacientes a través de la educación relativa a la preparación de alimentos.

DONDE OCURRE LA MAGIA

Tenemos magos en nuestra cocina, pero la barra de entrenamiento para los pacientes es donde ocurre la verdadera magia. Nuestro equipo docente formado por una nutricionista y un chef dan clases de cocina a nuestros pacientes y sus seres queridos, y luego publican la receta en nuestro blog de nutrición. Tenemos utensilios para cada persona que se sienta a la barra, y mientras nuestro equipo muestra cómo cocinar uno de nuestros deliciosos platillos, todos pueden cocinar junto con ellos. Es un momento de alegría, risa y unidad, tres ingredientes que estimulan el sistema inmune. Enseñamos seguridad alimentaria y habilidades con el cuchillo que son necesarias para preparar las verduras y otros ingredientes correctamente. Hacemos todo lo posible para impartir conocimientos y habilidades para ayudar a nuestros pacientes a continuar con un estilo de vida saludable después de salir del hospital.

DE LA GRANJA A LA MESA (DE LA TERRAZA A LA MESA)

Seguro que usted ha escuchado la frase "De la granja a la mesa". Se dice que no hay nada más fresco que eso. Bueno, permítanos diferir. Cultivamos gran parte de nuestros vegetales directamente en el hospital en nuestro jardín de la terraza. Estamos obsesionados con producir vegetales orgánicos ricos en nutrientes y libres de pesticidas hasta el punto de preparar el suelo. Tenemos un integrante en el equipo que realiza la intensa labor de hacer la composta orgánica. La composta es excelente para el medio ambiente y produce la más alta calidad de microvegetales orgánicos, vegetales de hojas verdes, hierbas y una selección de frutas y verduras de temporada.

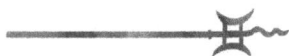

En ocasiones, involucramos a nuestros pacientes en los procesos de crecimiento. Si estamos listos para plantar, invitamos a nuestros pacientes a meter las manos en la tierra. Trabajar con tierra como esa es profundamente terapéutico. La conexión con la tierra y la comida que produce repercute en el cuerpo, la mente y el espíritu. Es especialmente impactante cuando un paciente puede plantar, recoger, producir y preparar un platillo de comida deliciosa en nuestra barra de entrenamiento. Sí, por eso es la barra de entrenamiento donde ocurre la magia.

No todo el mundo quiere cocinar. Lo entendemos. Algunos pacientes simplemente optan por asistir a las sesiones para disfrutar de la degustación y obtener la gran información que imparten los nutricionistas, el entrenador de salud y el chef.

EL POLDER DEL PLATO EN TU BOLSILLO

Rosa y su equipo trabajan duro cada semana para poner el poder del plato en el bolsillo de usted. No estamos hablando de cómo los niños pequeños tratan de esconder las verduras que no les gustan en sus bolsillos. Estamos hablando de nuestra aplicación de recetas que se puede descargar en el teléfono de su bolsillo de manera gratuita.

Invitamos a nuestros pacientes a descargar nuestra

aplicación gratuita llamada *Healthy Long Life* en la tienda de aplicaciones de Apple o Google Play. Es ideal para cualquiera que quiera recetas veganas fáciles y saludables. Pone a su alcance recetas para el desayuno, almuerzo, cena, guarniciones, salsas y postres. Además de las recetas y las instrucciones, también hay un video de demostración de cocina a la alta velocidad de sesenta segundos para cada platillo. La ayuda visual de este video muestra los ingredientes, utensilios y electrodomésticos necesarios para preparar cada platillo. Una imagen pinta mil palabras, así que decidimos mostrar cómo cocinar cada receta y simplificarla.

Hay otra característica interesante. Hay una lista de compras. Si ve una receta que le gusta, puede tocar el icono de la lista de compras y los ingredientes aparecerán en la lista de compras que puede encontrar en el menú principal. Cuando vaya de compras, puede sacarla y saber qué comprar. A medida que recoja cada ingrediente en la tienda, puede tachar el artículo de la lista. Cuando haya terminado de comprar, puede eliminar la lista.

La conexión con la tierra y la comida que produce repercute en el cuerpo, la mente y el espíritu.

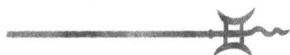

Al inicio de este capítulo, el tema fue vigilar la progresión y diseminación del cáncer. Pero luego, el capítulo empezó a tratar sobre consultas médicas, pruebas de laboratorio, radiología y alimentación. El propósito fue ser prácticos y compartir con usted las herramientas que usamos y que necesitará utilizar para estar alerta. Proporcionamos estos recursos para empoderarle de modo que se mantenga saludable.

Mensajes positivos y solidarios, una dieta saludable y evaluaciones periódicas son factores determinantes para una victoria a largo plazo sobre el cáncer. Pero hay un factor que es absolutamente más importante.

CUMPLIMIENTO CON EL TRATAMIENTO

Hace muchos años, un médico naturópata llamado William Crawford nos refirió a siete pacientes para que recibieran tratamiento. El Dr. Crawford ejercía su práctica privada en Carolina del Norte. Ese mismo año, una vendedora de vitaminas de Atlanta, Georgia, también nos envió a siete pacientes. Al revisar nuestros registros, encontramos que los siete pacientes enviados por el Dr. Crawford estaban vivos después de cinco años. Solo tres de los siete pacientes enviados por la vendedora de vitaminas seguían vivos.

Decidimos investigar para descubrir cuál era el factor

que marcaba la diferencia. Contactamos al Dr. Crawford para preguntarle qué tratamientos estaba administrando a los pacientes que había referido a Oasis of Hope. Nos dijo que no cambió ninguno de los protocolos de Oasis of Hope. Le preguntamos que en su opinión cuál era el factor que contribuyó a la alta tasa de supervivencia de sus pacientes. Opinó que eran nuestras terapias. Pero sabíamos que era más que eso porque al otro grupo de pacientes no les había ido tan bien. Le pedimos que fuera específico sobre lo que estaba haciendo con sus pacientes y nos dijo que los hacía venir al menos una vez al año para una evaluación. Además, los llamaba algunas veces al año para animarlos a seguir el protocolo Oasis of Hope, incluso si solo continuaban con la dieta de alimentos integrales provenientes de plantas.

Cumplir con el tratamiento es la forma más importante de protegerse contra la recurrencia del cáncer y las metástasis.

Recibimos una excelente respuesta del Dr. Crawford, pero aún necesitábamos averiguar qué pudo haber contribuido a las tasas de supervivencia más bajas de los pacientes que nos refirió la vendedora de vitaminas. Nos sorprendió su actitud.

Casi no hablaba con nosotros y en una ocasión nos dijo: "Nunca más les recomendaré un paciente". Le preguntamos qué hizo para apoyar a los pacientes después de que regresaron de Oasis of Hope. Dijo que seguía vendiéndoles vitaminas. Le preguntamos si había alentado a los pacientes a que continuaran con los medicamentos, suplementos y dieta que les habíamos recetado, y dijo que no.

La respuesta a la supervivencia a largo plazo estaba justo frente a nosotros. Lo más importante a tener en cuenta es el cumplimiento con el tratamiento. Llevar a cabo el programa y continuar haciéndolo. Cuando investigamos la literatura médica, sabíamos que habíamos descubierto algo. Un estudio realizado con noventa y cuatro pacientes con cáncer midió el efecto que tuvo cumplir con el tratamiento en las tasas de supervivencia. En el estudio, se midieron varios factores que podrían aumentar la supervivencia. El estudio concluyó que tres factores contribuyeron a una supervivencia más prolongada: la gravedad del cáncer, el cumplimiento con el tratamiento y la participación en un programa de apoyo.[19] Muchos otros estudios concluyen que apegarse al tratamiento se asocia con tasas de supervivencia más prolongadas en todos los tipos de cáncer, incluyendo el de pulmón, páncreas, próstata, colon, ovario y mama.[20]

Vimos que teníamos una oportunidad increíble de ayudar a nuestros pacientes a vivir más tiempo y disfrutar de una mejor calidad de vida. El Dr. Crawford intuitivamente había estado haciendo las cosas correctas. Él había estado enseñando a sus pacientes sobre nuestros protocolos y sobre el valor de apegarse estrictamente a nuestros tratamientos y no desviarse o abandonar el tratamiento solo porque se sentían bien. Entender que el cumplimiento con el tratamiento fue lo que marcó la diferencia nos llevó a una observación importante. La mayoría de nuestros pacientes no tienen un Dr. Crawford en su ciudad que pueda enseñarles y animarles sobre las terapias de Oasis of Hope. Dependía de nosotros estructurar un programa post-tratamiento a través del cual pudiéramos mantener informado al paciente y alentarlo a continuar el tratamiento y los cambios de estilo de vida saludables que habían realizado y que los estaban ayudando a mejorar su estado de salud.

PROGRAMA DE SEGUIMIENTO DE OASIS OF HOPE PARA 5 AÑOS

En Oasis of Hope, queremos ser sus socios de por vida. De por vida tiene dos significados. Describe el propósito y la duración de nuestra asociación con usted. El propósito que compartimos con cada paciente es ayudarlos a agregar años y calidad a sus vidas. La duración de la relación es por el resto de nuestras vidas (pacientes y médicos).

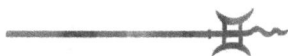

Debido a que los primeros cinco años son los más críticos en la batalla contra el cáncer, desarrollamos e implementamos un programa de cinco años en Oasis of Hope. Decidimos ser proactivos en lugar de reactivos. No esperamos a que un paciente nos llame cuando nos necesita. Estamos atentos a nuestros pacientes y, en el momento de darlos de alta, calendarizamos llamadas de seguimiento para los próximos cinco años. Todos los días, la computadora abre el calendario y nuestros coordinadores de seguimiento hacen llamadas a pacientes de todo el mundo para motivarlos a cumplir con el tratamiento y enseñarles lo que sea necesario. Algunas de las llamadas son solo para comunicarnos con los pacientes. Otras son para que tengan consultas médicas con los médicos. Las llamadas de seguimiento nos brindan más oportunidades de evaluación. A veces, nuestros médicos hacen ajustes a los protocolos. Otras veces pedirán nuevos análisis de laboratorio o pruebas de radiología. A veces determinarán que será beneficioso para el paciente acudir al hospital y recibir tratamiento adicional.

Debido a que el cumplimiento con el tratamiento es el factor más crítico para la vigilancia del cáncer, respaldamos nuestras palabras con dinero. ¿Cómo? No cobramos a nuestros pacientes por nuestro programa de seguimiento de cinco años.

Ofrecemos cinco años de llamadas de aliento, asesoramiento y reevaluación absolutamente gratis.

Ese contacto estrecho permite a los pacientes aclarar cualquier duda sobre sus recetas. Podemos animarlos a que sigan el régimen. Hay ocasiones en las que los pacientes necesitan nuestro asesoramiento para recibir atención de emergencia. Al estar en contacto frecuente con nuestros pacientes y apoyarlos en su cuidado posterior, enviamos un mensaje importante: nunca están solos al transitar por el camino del cáncer.

CÉLULAS MADRE CANCEROSAS

Entre otras razones, la recurrencia del cáncer es frecuente —incluso si se destruye el cáncer— debido a que las células madre del cáncer generan células malignas resistentes a la quimioterapia.[21] Los investigadores no saben cómo o dónde se originan las células madre del cáncer y, hasta hace poco, no había una terapia viable disponible contra ellas. Afortunadamente se ha usado un medicamento aprobado para la diabetes, la metformina, con fines distintos y ha demostrado su capacidad para controlar las células madre cancerosas. El medicamento es económico y de fácil obtención.

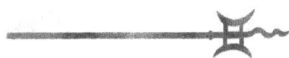

Oasis of Hope utiliza un fármaco asequible y eficaz para inhibir las células madre cancerosas.

La metformina, un medicamento cuya estructura se basó en los compuestos bioactivos de la tradicional hierba antidiabética *Galega officinalis* (ruda de cabra), es actualmente el agente más recetado en todo el mundo para el control de la diabetes tipo 2. Su eficacia a este respecto parece reflejar su capacidad para activar una enzima conocida como proteína quinasa activada por AMP, para abreviar AMPK.[22,23] La AMPK funciona como una especie de indicador de combustible celular al activarse y enviar señales cuando el catalizador de alta energía ATP es escaso. La AMPK hace que las células quemen más combustible para generar ATP mientras inhibe las actividades celulares no esenciales que usan ATP. En el hígado de las personas con diabetes, la AMPK ahorra ATP al reducir la velocidad a la que las células del hígado producen y liberan glucosa. Un motivo por el cual los niveles de azúcar en sangre de los diabéticos son crónicamente altos es que su hígado produce niveles elevados de glucosa de manera constante. La metformina, a través de la activación de AMPK, disminuye la velocidad a la cual el hígado libera glucosa, y se cree que esta es la principal forma en que es útil en los diabéticos.[24]

Ahora, ¿qué sucede con la metformina y el cáncer? El interés en la metformina como agente para prevenir y controlar el cáncer fue provocado por estudios epidemiológicos que examinaron las tasas de cáncer en diabéticos. Se sabe que los diabéticos tienden a ser más propensos al cáncer que los no diabéticos y obtienen un pronóstico peor cuando contraen cáncer. Sin embargo, los estudios encontraron que los diabéticos tratados con metformina, en comparación con los diabéticos tratados con otros medicamentos, tenían menos probabilidades de desarrollar varios tipos de cáncer, entre ellos, de mama, próstata, colon, pulmón, páncreas e hígado.[25-37] Además, los investigadores enfocados en diabéticos que ya tenían cáncer, en muchos estudios —aunque no en todos— encontraron que los que tomaban metformina tenían una supervivencia más larga que los que no la tomaban.[34,38-44].

Una clave de la capacidad de la metformina para prevenir y contener el cáncer es su capacidad para inhibir el complejo enzimático mTORC1 (diana del complejo 1 de rapamicina en mamíferos). El mTORC1 está crónicamente activado en la mayoría de los cánceres. Este complejo hace que las células cancerosas aumenten su producción de las proteínas que estimulan la proliferación celular, permiten que las células invadan los tejidos circundantes y favorecen nuevos vasos

sanguíneos que alimentan el tumor (angiogénesis). También previene el mecanismo de suicidio celular conocido como "apoptosis".[45] La apoptosis ayuda a prevenir el cáncer al eliminar las células precancerosas que han sufrido daños en su ADN. También es el mecanismo principal por el cual la quimioterapia y la radioterapia destruyen las células cancerosas. La actividad de mTORC1 promueve el crecimiento del cáncer y protege al cáncer de la quimioterapia.[45] Como antagonista de mTORC1, la metformina es un valioso agente de prevención y control del cáncer. Estos hallazgos dieron lugar a múltiples estudios en los que se trató con metformina a ratones inmunodeficientes en los cuales se implataron diversos tumores humanos. En un gran número de estudios —aunque no en todos— se encontró que la metformina hace más lento el crecimiento del cáncer.[46-62] Otros estudios examinaron la interacción de la metformina con la quimioterapia o la radioterapia en modelos de tumores animales. Muchos de estos estudios encontraron que la quimioterapia y la radioterapia eran más efectivas para destruir células tumorales y restringir el crecimiento del cáncer cuando se coadministraba metformina.[47,54,63-69]

Si bien la capacidad de la metformina para potenciar tratamientos oncológicos convencionales es atribuible en parte a una inhibición de mTORC1 mediante el aumento de la capacidad celular para la apoptosis, ahora está claro que este fenómeno también refleja la capacidad de la metformina para aumentar la vulnerabilidad de las células madre cancerosas en la terapia. Las células madre cancerosas (CSC) son una pequeña subpoblación que se encuentra en los tumores que tienden a ser extraordinariamente resistentes a la destrucción mediante quimioterapia, radioterapia e hipertermia.[70] Las CSC pueden proliferar y dar lugar a todos los tipos de células cancerosas necesarias para que un tumor crezca y se disemine. Así que destruir a las CSC es una especie de "santo grial" de la terapia contra el cáncer. Por razones que la ciencia no comprende del todo, la metformina puede destruir o prevenir la formación de CSC y retrasar su crecimiento.[71-89] Además, la metformina sensibiliza a estas células a la muerte por quimioterapia, radioterapia e hipertermia.[47,71,73,75,84,90,91] Recuerde, la hipertermia es una parte muy eficaz de los protocolos de oncología de Oasis of Hope.

Oasis of Hope: la medicina del mañana, hoy.

A la luz de estos provocadores hallazgos, se están realizando numerosos ensayos clínicos en todo el mundo en los que se está probando la metformina, sola o como adyuvante de otras medidas para eliminar el cáncer, en pacientes con una variedad de tipos de cáncer. Dentro de varios años, habrá aún más datos para explicar los mecanismos anticancerígenos de la metformina. En ese momento, es posible que más oncólogos se den cuenta de los beneficios y comiencen a recetarla a sus pacientes. Pero no le sorprenderá saber que la metformina ya se ha estado utilizando en Oasis of Hope durante muchos años, de acuerdo con el dicho: "la medicina del mañana, hoy". Aprovechamos la metformina como adyuvante de su estrategia terapéutica única que combina HDIVC con hipertermia de cuerpo entero y otros agentes terapéuticos.[92]

Una de las proteínas promotoras del cáncer cuya síntesis es impulsada por mTORC1 es HIF-1alfa ("factor 1 alfa inducible por hipoxia"). Esta proteína se degrada rápidamente cuando las células están bien oxigenadas, pero tiene una vida media prolongada en las regiones tumorales privadas de oxígeno. El HIF-1 alfa ayuda a las células cancerosas a sobrevivir, crecer y diseminarse en los entornos con poco oxígeno que suelen encontrar los tumores.[93] Pero otro efecto de la actividad del HIF-1 alfa es hacer que las células cancerosas sean más resistentes a la destrucción por altas concentraciones externas de ascorbato (vitamina C).[94] Aunque las líneas de células cancerosas son susceptibles de ser destruidas fácilmente por la vitamina C en cultivos de células oxigenadas, los tumores en animales o pacientes responden menos a la vitamina C intravenosa en concentraciones comparables.[95,96] La estrategia de Oasis of Hope para superar este efecto es disminuir los niveles de HIF-1alfa en los tumores. Hacemos esto con un enfoque doble: disminuir la síntesis tumoral de esta proteína con la administración de metformina; y promoviendo su degradación potenciando la oxigenación tumoral con el medicamento pentoxifilina.

La metformina también puede tener una interacción complementaria o sinérgica con la hipertermia en la destrucción de las células cancerosas, como lo reveló un estudio reciente con líneas celulares de cáncer de mama y de páncreas humano.[84] En particular, esta combinación trabaja en conjunto para destruir las células madre del cáncer. Este estudio también determinó que la hipertermia de la magnitud empleada en Oasis of Hope (42 °C) activa AMPK e inhibe mTORC1, que es complementaria al impacto de la metformina en este sentido.

En dosis típicamente recetadas para la diabetes (y empleadas por Oasis of Hope), la metformina es un medicamento muy seguro y económico. No produce ninguna de las toxicidades características de las quimioterapias citotóxicas

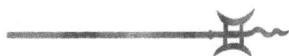

y no deprime la médula ósea. Su principal efecto secundario, que afecta a un pequeño porcentaje de pacientes, es el malestar gastrointestinal. Cuando se presenta este problema, a menudo se puede controlar comenzando con una dosis más baja de metformina y aumentándola gradualmente. Además de su utilidad en el tratamiento de la diabetes y el cáncer, la metformina puede beneficiar la salud de varias formas, incluyendo la longevidad y la lucha contra el envejecimiento.

CONCLUSIÓN

Nos emociona que haya invertido en su salud al informarse con este libro. Es un honor para nosotros compartir con usted el conocimiento y las estrategias que hemos desarrollado y perfeccionado durante las últimas seis décadas. A través de los capítulos, compartimos sobre la historia de Oasis of Hope y nuestro fundador, el Dr. Ernesto Contreras, porque su filosofía de tratamiento determinó la forma en que atendemos a nuestros pacientes y los protocolos que desarrollamos. Explicamos cómo se puede tratar el cáncer de manera eficaz como una enfermedad metabólica y cómo se pueden aprovechar los rasgos metabólicos del cáncer en su contra. Revisamos las deficiencias de la quimioterapia y la radiación, y la forma eficaz de utilizar terapias convencionales apoyadas por terapias alternativas. Luego, presentamos nuestra estrategia de tratamiento multifacético que aprovecha las fortalezas y debilidades del cáncer para superar las amenazas y aprovechar las oportunidades para abatir y destruir el cáncer. Describimos nuestras terapias ProVital y ProVital+ que sirven para derribar el cáncer mientras restauran al mejor luchador contra cáncer conocido por la humanidad: su sistema inmune. Hablamos sobre las diferentes intervenciones que utilizamos para minimizar la propagación y la recurrencia del cáncer, incluyendo el control de las células madre del cáncer y, en este capítulo final, compartimos cómo nos comprometemos con nuestros pacientes de por vida a través de nuestro programa de seguimiento.

EN EL CENTRO DE TODO ESTO ESTÁ USTED

Nuestros principales objetivos son inspirar la mentalidad de vencedor, alargar la vida el mayor tiempo posible, mantener la mejor calidad de vida posible, hacer todo lo posible y confiar en que Dios hará lo imposible. Este enfoque de tratamiento holístico e integral es *El arte y la ciencia de abatir el cáncer*.

Haga todo lo posible. Confíe en que Dios hará lo imposible.

Y mirándolos Jesús, les dijo: Para los hombres esto es imposible, más para Dios todo es posible.

—Mateo 19:26 RVR 1960

El Enfoque de Atención Total de Oasis of Hope es *El arte y la ciencia de abatir el cáncer*

HISTORIA DE ESPERANZA

May Orr • Cáncer de mama etapa III • 2003

"Me diagnosticaron cáncer de mama en etapa tres después de encontrar un bulto de 2.5 cm x 1.5 cm. Esto sucedió en noviembre de 2003 y a ello le siguió rápidamente mi primera visita a Oasis of Hope en enero de 2004.

El oncólogo en el Reino Unido quería iniciarme en la quimioterapia y el tratamiento hormonal lo antes posible, pues ya tenía sesenta años en ese momento. Habiendo usado siempre tratamientos alternativos para cualquier dolencia que tenía hasta ese momento y viendo el efecto que la quimioterapia convencional tenía en otras personas, quería ver qué otras opciones estaban disponibles para mí antes de enrolarme en algo.

Después de haberme enterado de Oasis of Hope a través de un amigo de la familia, y sabiendo que en ese momento solo estaban haciendo tratamientos alternativos, decidí que estaría mejor allí y me arriesgaría, teniendo en cuenta que no había garantías. Por supuesto tenía algunas dudas, como tener que viajar hasta México y tener que pagar mucho dinero por mi tratamiento, en lugar de ser tratada gratis en el Reino Unido.

Al día siguiente de llegar al hospital, mis nervios y miedos se calmaron pronto y supe que estaba en el lugar correcto. Todos los tratamientos fueron explicados claramente. El personal fue muy amable y servicial. Aunque mi única experiencia previa de estar en un hospital había sido la de dar a luz a mis dos hijos, el ambiente en Oasis of Hope era diferente a cualquier otro hospital en el que había estado o visitado.

Mi cuerpo se adaptó muy bien a los tratamientos y, debido a la distancia que tenía que recorrer cada vez, pude espaciar mis visitas a cada seis meses, que luego se convirtieron en visitas anuales después de cinco años, y he permanecido en remisión por casi quince años. Bendiciones".

—May Orr
Edinburgo

OASIS OF HOPE
HOSPITAL

Stories of Hope

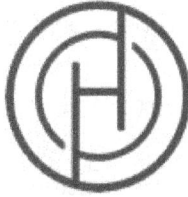

EPÍLOGO

En 2003, nuestro fundador (padre, abuelo) se graduó en el cielo. Fue exactamente cuarenta años después de que él y su esposa Rita abrieron el Hospital Oasis of Hope. Ha sido un privilegio continuar con su legado de curación. Sabemos que las personas que enfrentan el cáncer tienen muchas opciones para elegir al momento de seleccionar un centro de tratamiento. No tenemos el perfil adecuado para todos. Pero, para aquellos que se sienten atraídos por nosotros; para quienes buscan terapias combinadas que refuercen el sistema inmune, minimicen los efectos secundarios y defiendan la calidad de vida del paciente; para esas personas, estamos aquí para ayudarles. Es nuestro privilegio ser su socio de salud de por vida.

El Dr. Ernesto Contreras nos enseñó que toda curación

es obra de Dios. Nuestro propósito es proporcionar recursos a la persona como un todo —cuerpo, mente y espíritu— para brindarle al cuerpo del paciente la mejor oportunidad de curarse a sí mismo y protegerse de la recurrencia del cáncer. Nuestras estrategias de tratamiento hacen más lento el avance del cáncer en algunos pacientes. En otros, logran controlar el cáncer. En varios casos, revierten por completo el cáncer y los llevan a una remisión completa. Sin importar cuáles sean los resultados objetivos, sabemos que casi todos nuestros pacientes experimentan resultados subjetivos favorables. Es decir, sufrieron menos y se sIntieron mucho mejor con los tratamientos de Oasis of Hope que cuando se trataron con una terapia convencional.

El Dr. Ernesto Contreras también nos enseñó el poder curativo del amor. Amaba a sus pacientes como a sus propios hijos. Continuamos con este espíritu de amor, aunque no llegaremos tan lejos como lo hicieron los Beatles cuando

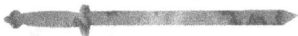

cantaron: "Todo lo que necesitas es amor". Pero sabemos que el amor es una parte esencial del tratamiento y es poderoso cuando se agrega a una combinación de terapias.

Un médico que ama a su paciente como ama a su esposa, sus hijos y su madre infundirá una gran esperanza y paz a sus pacientes. Cuando un paciente experimenta un aumento de paz y una disminución de miedo, el sistema inmune se fortalece. Podríamos presentar un caso científico sobre cómo el amor es una emoción que levanta el sistema inmune, pero en lugar de eso amar a nuestros pacientes es solo parte del ADN de Oasis of Hope.

Todo comenzó con el llamado de Dios al Dr. Ernesto Contreras, quien parafraseó el capítulo de la Biblia más conocido sobre el amor para aplicarlo a su profesión de médico.

---

1 Corintios 13 para médicos
Dr. Ernesto Contreras

La preeminencia del amor

1. Si llegara a ser investigador famoso o un clínico notable y obtuviera toda clase de diplomas y grados honoríficos; y si fuera conocido como un gran conferencista y maestro, pero no tengo amor, vengo a ser como metal que resuena o címbalo que retiñe.

2. Y si tuviera el don de ser un clínico extraordinario, capaz de llegar a los diagnósticos más exactos; y si llegara a comprender todos los misterios del cuerpo humano; y si llegara a poder curar toda clase de padecimientos, incluyendo el cáncer, pero no tengo amor, nada soy.

3. Y si invirtiera todas mis riquezas en construir clínicas y hospitales suntuosos y los equiparara con lo mejor que ofrece la ciencia médica; y si contratara los mejores especialistas para trabajar conmigo; y si ofreciera los cuidados más completos día y noche; y yo mismo me sacrificara dando muchas horas de mi tiempo a mis enfermos, pero lo hago sin amor, de nada me sirve.

4. El amor es una medicina incomparable y estimulante, no es tóxica, no es agresiva.

5. Se puede combinar con cualquier otro medicamento sin causar conflictos o efectos secundarios; es un maravilloso catalizador positivo.

6. Calma dolores y mejora la calidad de vida de los pacientes.

7. Es bien aceptado por todos; nunca produce intolerancias o alergias.

8. Medicamentos van, medicamentos vienen. Lo que se consideraba excelente ayer, ya no es útil ahora. Lo que es útil ahora será obsoleto mañana. Pero en la medicina el amor ha pasado las pruebas del tiempo y siempre será efectivo.

9. Porque la medicina solo la conocemos en parte y la mayoría de los medicamentos son experimentales.

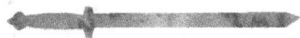

10. Mas llegará el tiempo en que conoceremos la verdad absoluta y nuestras dudas acabarán.

11. Por medio del amor nuestra inmadurez y nuestros titubeos se desvanecen. Gracias a él podemos entender y tratar a nuestros enfermos con toda propiedad, libres de sentimientos de falsa superioridad y orgullo.

12. Actualmente, las cosas del espíritu en la práctica de la medicina nos parecen inciertas y borrosas, mas pronto vendrán los días en que se reconozca por toda la clase médica la influencia del espíritu en el origen de las dolencias físicas y, entonces, seremos verdaderos médicos.

13. Ahora pues, consideremos que existen tres valiosos medicamentos del espíritu que tenemos a nuestra disposición: la fe, la esperanza y el amor. Pero el más eficiente de todos es el amor.

El amor del Dr. Ernesto Contreras por sus pacientes fue inspirador. El combustible de la misión Oasis of Hope es:

**Compartir el poder curativo de la fe,
la esperanza y el amor.**

Es nuestra alegría, privilegio y honor amar a cada paciente que se siente atraído por Oasis of Hope. ¿Quién sabe? ¡Quizás usted sea nuestra próxima historia de esperanza!

$$\text{\Large ⊕}$$

HISTORIA DE ESPERANZA

Linda Brown • Cáncer de mama etapa III • 2014

"Justo antes de la Navidad de 2014, me diagnosticaron cáncer de mama, carcinoma ductal en etapa 2, abarcando los ganglios linfáticos. Mi oncólogo local me recetó los tratamientos tradicionales que consistían en meses de quimioterapia, radiación y, finalmente, cirugía. Si bien nunca me dieron un pronóstico definitivo, mi oncólogo lo consideró un asunto serio. Después de unos días de *shock*, supe que necesitaba un plan de atención que se alineara con mi sistema de creencias. Como quiropráctica desde hace más de veinticinco años, prefiero los tratamientos alternativos que propician la curación innata cuando es posible. No evito la atención tradicional cuando es necesario, pero busco un enfoque más equilibrado.

Recordé, de años antes, que un amigo me habló de Oasis of Hope. Comencé mi investigación. Lo que encontré fue un enfoque para el cáncer que fue perfecto para mí. Oasis of Hope ofreció un enfoque equilibrado para el tratamiento de cáncer utilizando métodos alternativos y tradicionales basados en casos individuales. Su tasa de supervivencia para el cáncer de mama era hasta cinco veces mejor que siguiendo el tratamiento solo.

A las pocas semanas, estaba en Oasis of Hope para recibir tratamiento. De inmediato, el personal de médicos y enfermeras aliviaron todos mis temores. Sentía que estaba en el lugar correcto para mi curación. Me sometí a los protocolos de tratamiento metabólico prescritos, así como a la cirugía y la inmunología. ¡Tres meses después, la exploración por PET no mostró evidencias de enfermedad! Seguí sin cáncer durante cinco años hasta un nuevo episodio reciente de cáncer de mama. Mi único pensamiento ante el nuevo diagnóstico fue lo rápido que podría regresar a Oasis of Hope. Regresé a 'casa' en Oasis of Hope a principios de este año y comencé el tratamiento nuevamente. Me complace informar que me hicieron un chequeo la semana pasada. La mamografía y el ultrasonido no mostraron signos de enfermedad, alabanzas doy a Dios y Oasis of Hope.

Cuando mis amigos me preguntan por qué elegí Oasis of Hope, les digo que no solo tienen tratamientos de vanguardia para cáncer, sino que también tratan a la persona en su totalidad, y no solo a la enfermedad. Atender todos los aspectos, incluyendo la salud espiritual y mental, es una parte esencial de la curación en Oasis of Hope. ¡Recomiendo en gran manera a Oasis of Hope!"

—Linda Brown
Lynchburg, Virginia
Estados Unidos

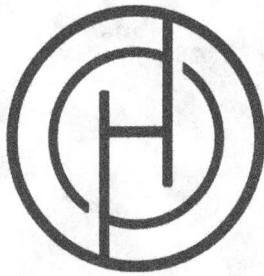

ACERCA LOS AUTORES

El **Dr. Francisco Contreras** se desempeña como director general y presidente del Hospital Oasis of Hope. Ha tratado a pacientes con cáncer durante los últimos treinta y ocho años. Es reconocido mundialmente como una autoridad en la integración de tratamientos alternativos de cáncer y medicina convencional, y ha sido invitado especial en programas de *Fox and Friends*, CNN, MSNBC, Univision y Telemundo. Ha aparecido en un gran número de documentales, incluyendo *The Truth About Cancer*, y fue asesor médico de la película *Letters to God*.

El Dr. Contreras realizó sus estudios de pre-medicina en Pasadena, California, de medicina en Toluca, México, y su especialidad en oncología quirúrgica en la Universidad de Viena en Austria, donde se graduó con honores. El Dr. Contreras es autor y coautor de un gran número de libros sobre salud y terapia integrativa, entre otros, *50 Critical Cancer Answers, La esperanza de vivir sin cáncer, The Coming Cancer Cure, Beating Cancer y Venciendo el cáncer.*

Daniel E. Kennedy es consejero de psico-oncología y se ha desempeñado como director ejecutivo y vicepresidente del Hospital Oasis of Hope desde 1993. Su abuelo, el Dr. Ernesto Contreras, fundó el hospital en 1963. Durante los últimos veintisiete años, ha asesorado y ministrado a pacientes. Sus tres maestrías son en consejería, ministerio y negocios.

Como parte de la misión de Daniel de ayudar a las personas a prevenir y revertir enfermedades, se ha reunido y entrevistado con algunos de los principales investigadores del mundo en la Organización Mundial de la Salud, el Instituto Max Planck, Cancer Research UK, la Universidad de Shizuoka, la Universidad de Beijing, la Universidad de Delhi y el Instituto de Investigaciones Genéticas y Biomédicas de Cerdeña. Las entrevistas se pueden ver en la serie documental *Healthy Long Life*.

HEALTHY
LONG LIFE

SCAN ME

www.HealthyLongLife.com

RECONOCIMIENTOS

Toda la curación proviene de Dios. Las obras que fomentan el amor a Dios y a la humanidad tienen una importancia eterna. Estas dos verdades estuvieron siempre presentes a lo largo de la investigación y redacción de este libro. Agradecemos a nuestras esposas, familias, pacientes, a todo el equipo de Oasis of Hope, Rosa Contreras-Tessada, Marcela Contreras-Santini, Dr. Francisco Ceceña, Dra. Paulina Lárraga y Mary Bernal. También deseamos agradecer a nuestro experto en nutrición aplicada e investigador fenomenal, Mark McCarty. Oasis of Hope debe gran parte de sus avances a la incansable investigación de Mark.

NOTA AL LECTOR

El arte y la ciencia de abatir el cáncer fue escrito por dos autores, pero a menudo se habla en primera persona expresando las opiniones y experiencias del Dr. Francisco Contreras o de Daniel E. Kennedy, o de ambos, aunque no se identifican individualmente en todo el libro. Todos los testimonios presentados por los vencedores de cáncer en Oasis of Hope se incluyen en este libro con su consentimiento.

REFERENCIAS

CAPÍTULO 1

1. Rosenthal, E., & Plunkert, D. (n.d.). How health insurance changed from protecting patients to seeking profit. Retrieved from https://stanmed.stanford.edu/2017spring/how-health-insurance-changed-from-protecting-patients-to-seeking-profit.html
2. D'Agostino, J. (1976, November 05). Ernesto Contreras' TJ laetrile clinic. Retrieved from https://www.sandiegoreader.com/news/1976/nov/04/cover-cancer-connection/#
3. Pear, R. (1986, November 15). Reagan signs bill on drug exports and payment for vaccine injuries. Retrieved from https://www.nytimes.com/1986/11/15/us/reagan-signs-bill-on-drug-exports-and-payment-for-vaccine-injuries.html
4. Laetrile Report Under Fire From Within. Science News, 00368423, 1/7/1978, Vol. 113, Issue 1
5. Mouaffak Y, Zegzouti F, Younous S, et al. Cyanide poisoning after bitter almond ingestion. Annals of Tropical Medicine & Public Health [serial online]. November 2013;6(6):679-680.
6. Luque-Almagro, V. M., Cabello, P., Sáez, L. P., Olaya-Abril, A., Moreno-Vivián, C., & Roldán, M. D. (2018). Exploring anaerobic environments for cyanide and cyano-derivatives microbial degradation. Applied Microbiology and Biotechnology,102(3), 1067 1074. doi:10.1007/s00253-017-8678-6
7. Moss, R. Second Opinion. http://www.secondopinionfilm.com/wp-content/uploads/2014/01/anatomy_of_a_coverup_so_02.pdf]
8. National Cancer Institute. Laetrile/Amygdalin (PDQ®) Overview. http://www.cancer.gov/about-cancer/treatment/cam/patient/laetrile-pdq#section/_3
9. Makarević J, Rutz J, Blaheta R, et al. Amygdalin Influences Bladder Cancer Cell Adhesion and Invasion In Vitro. Plos ONE [serial online]. October 2014;9(10):1-11.
10. Sireesha D, Reddy BS, Reginal BA, Samantha M, Kamal F. Effect of amygdalin on oral cancer cell line: An in vitro study. Journal of Oral Maxillofac Pathol 2019: 23:104-7

11. Yang C, Zhao J, Cheng Y, Li X, Rong J. Bioactivity-guided fractionation identifies amygdalin as a potent neurotrophic agent from herbal medicine Semen Persicae extract. Biomed Research International [serial online]. 2014;2014:306857.
12. Mirmiranpour H, Khaghani S, Esteghamati A, et al. Amygdalin inhibits angiogenesis in the cultured endothelial cells of diabetic rats. Indian Journal of Pathology & Microbiology [serial online]. April 2012;55(2):211-214.
13. Yang H, Chang H, Kim C, et al. Amygdalin suppresses lipopolysaccharide-induced expressions of cyclooxygenase-2 and inducible nitric oxide synthase in mouse BV2 microglial cells. Neurological Research [serial online]. 2007;29 Suppl 1:S59-S64.
14. Zhu H, Chang L, Li W, Liu H. Effect of amygdalin on the proliferation of hyperoxia-exposed type II alveolar epithelial cells isolated from premature rat. Journal Of Huazhong University of Science and Technology. Medical Sciences = Hua Zhong Ke Ji Da Xue Xue Bao. Yi Xue Ying De Wen Ban = Huazhong Keji Daxue Xuebao. Yixue Yingdewen Ban [serial online]. 2004;24(3):223-225.
15. Chang HK, Shin MS, Yang HY, Lee JW, Kim YS, Lee MH, et al. Amygdalin induces apoptosis through regulation of Bax and Bcl-2 expressions in human DU145 and LNCaP prostate cancer cells. Biol Pharm Bull 2006;29:1597-602.
16. Chen Y, Ma J, Wang F, Hu J, Cui A, Wei C, et al. Amygdalin induces apoptosis in human cervical cancer cell line HeLa cells. Immunopharmacol Immunotoxicol 2013;35:43-51.
17. Yang C, Li X, Rong J. Amygdalin isolated from Semen Persicae (Tao Ren) extracts induces the expression of follistatin in HepG2 and C2C12 cell lines. Chin Med 2014;9:23.
18. Qian L, Xie B, Wang Y, Qian J. Amygdalin-mediated inhibition of non-small cell lung cancer cell invasion in vitro. Int J Clin Exp Pathol 2015;8:5363-70.
19. Park HJ, Yoon SH, Han LS, Zheng LT, Jung KH, Uhm YK, et al. Amygdalin inhibits genes related to cell cycle in SNU-C4 human colon cancer cells. World J Gastroenterol 2005;11:5156-61.

CAPÍTULO 2

1. Shilliday, B. (2018, June 14). Angelina Jolie's Ex-Husband Billy Bob Thornton Says Those Necklaces Weren't 'Buckets Of Blood'.

Retrieved from https://hollywoodlife.com/2018/06/13/angelina-jolie-billy-bob-thornton-blood-vial-necklaces-explained-smear/

2. Marsden, S. (2013, May 14). Angelina Jolie: I had a double mastectomy to reduce my breast cancer risk. Retrieved from https://www.telegraph.co.uk/news/celebritynews/10055488/Angelina-Jolie-I-had-a-double-mastectomy-to-reduce-my-breast-cancer-risk.html

3. Pitt, A. J. (2015, March 24). Angelina Jolie Pitt: Diary of a Surgery. Retrieved from https://www.nytimes.com/2015/03/24/opinion/angelina-jolie-pitt-diary-of-a-surgery.html

4. https://www.nytimes.com/2015/03/25/science/experts-back-angelina-jolie-pitt-in-choices-for-cancer-prevention.html?action=click&module=RelatedCoverage&pgtype=Article&region=Footer

5. BRCA Mutations: Cancer Risk & Genetic Testing. (n.d.). Retrieved from https://www.cancer.gov/about-cancer/causes-prevention/genetics/brca-fact-sheet

6. John, E. M., Miron, A., Gong, G., Phipps, A. I., Felberg, A., Li, F. P., ... Whittemore, A. S. (2007). Prevalence of pathogenic BRCA1 mutation carriers in 5 US racial/ethnic groups. JAMA, 298(24), 2869–2876. Retrieved from http://search.ebscohost.com/login.aspx?direct=true&AuthType=shib&db=mdc&AN=18159056&site=eds-live&scope=site

7. Chong, H. K., Wang, T., Lu, H.-M., Seidler, S., Lu, H., Keiles, S., Elliott, A. M. (2014). The validation and clinical implementation of BRCAplus: a comprehensive high-risk breast cancer diagnostic assay. Plos One, 9(5), e97408. https://doi.org/10.1371/journal.pone.0097408

8. What Is Cancer? (n.d.). Retrieved from https://www.cancer.gov/about-cancer/understanding/what-is-cancer#how-cancer-arises

9. NCI Dictionary of Cancer Terms. (n.d.). Retrieved from https://www.cancer.gov/publications/dictionaries/cancer-terms/def/neoplasia

10. Are Stem Cells Involved in Cancer? (n.d.). Retrieved from https://stemcells.nih.gov/info/Regenerative_Medicine/2006chapter9.htm

11. Kim, S. (2018, January). Cancer Energy Metabolism: Shutting Power off Cancer Factory. Retrieved from https://www.ncbi.nlm.nih.gov/pmc/articles/PMC5746036/

12. Givant-Horwitz, V., Davidson, B., & Reich, R. (2005, June 01). Laminin-induced signaling in tumor cells. Retrieved from https://www.ncbi.nlm.nih.gov/pubmed/15890231

13. Gatch, W. D. (1957, May 01). Degree of Cohesion of Cancer Cells and Its Relation to Cancer Spread. Retrieved from https://jamanetwork.com/journals/jamasurgery/article-abstract/554993

14. Too much DNA: A new way to target cancer cells? (2016, January 08). Retrieved from https://uwmadscience.news.wisc.edu/basic-science/too-much-dna-a-new-way-to-target-cancer-cells/

15. Wishart, D. S. Is Cancer a Genetic Disease or a Metabolic Disease? EBioMedicine 2015 June; 2(6): 478-479.

16. Yan, L., Rosen, N., & Arteaga, C. (2011, January). Targeted cancer therapies. Retrieved from https://www.ncbi.nlm.nih.gov/pmc/articles/PMC4012258/

17. Nci, Nci, & Nci. (n.d.). Addressing Cancer Drug Costs and Value. Retrieved from https://www.cancer.gov/news-events/cancer-currents-blog/2018/presidents-cancer-panel-drug-prices

18. Davios, K. (2018). In Developing Payment Mechanisms of Gene Therapies, the US Has a Long Road Ahead. AJMC. Retrieved from https://www.ajmc.com/focus-of-the-week/in-developing-payment-mechanisms-for-gene-therapies-the-us-has-a-long-road-ahead

19. Jones, W., & Bianchi, K. (2015). Aerobic glycolysis: beyond proliferation. Frontiers in immunology, 6, 227. doi:10.3389/fimmu.2015.00227

20. Iansante, V., Choy, P. M., Fung, S. W., Liu, Y., Chai, J. G., Dyson, J., ... Papa, S. (2015). PARP14 promotes the Warburg effect in hepatocellular carcinoma by inhibiting JNK1-dependent PKM2 phosphorylation and activation. Nature communications, 6, 7882. doi:10.1038/ncomms8882

21. Ye, D., Guan, K. L., & Xiong, Y. (2018). Metabolism, Activity, and Targeting of D- and L-2-Hydroxyglutarates. Trends in cancer, 4(2), 151–165. doi:10.1016/j.trecan.2017.12.005

CAPÍTULO 3

1. Holy Bible Modern English Version. (2014). Proverbs 16:18. Lake Mary, FL: Charisma House.

2. Holy Bible Modern English Version. (2014). 1 Samuel 17:50. Lake Mary, FL: Charisma House.

3. Tzu, S. (2012). The Art of War, 5-8. Minneapolis, MN: Filiquarian Publishing.

4. NCI Dictionary of Cancer Terms. (n.d.). Retrieved from https://www.cancer.gov/publications/dictionaries/cancer-terms

5. Morgan G, Ward R, Barton M. The contribution of cytotoxic chemotherapy to 5-year survival in adult malignancies. *Clin Oncol (R Coll Radiol).* 2004;16(8):549-560. doi:10.1016/j.clon.2004.06.007

6. Staging. (n.d.). Retrieved from https://www.cancer.gov/about-cancer/diagnosis-staging/staging

7. Gilbert, R. (2014). Laughter therapy: promoting health and wellbeing. Nursing & Residential Care, 16(7), 392-395.

8. Exposure to chemical in Roundup increases risk for cancer, study finds. (2019, February 14). Retrieved from https://www.sciencedaily.com/releases/2019/02/190214093359.htm

9. Radon and Cancer. (n.d.). Retrieved from https://www.cancer.gov/about-cancer/causes-prevention/risk/substances/radon/radon-fact-sheet

10. LeBlanc, T. W., & Kamal, A. H. (2017, May 01). Assessing Psychological Toxicity and Patient-Reported Distress as the Sixth Vital Sign in Cancer Care and Clinical Trials. Retrieved from https://journalofethics.ama-assn.org/article/assessing-psychological-toxicity-and-patient-reported-distress-sixth-vital-sign-cancer-care-and/2017-05

CAPÍTULO 4

1. Storey, M., Jordan, S. An overview of the immune system. Nursing Standard [serial online]. December 17, 2008; 23(15-17):47-56 10p.
2. High-Dose Vitamin C (PDQ®)–Patient Version. Retrieved from https://www.cancer.gov/about-cancer/treatment/cam/patient/vitamin-c-pdq
3. Laetrile/Amygdalin (PDQ®)–Patient Version. Retrieved from https://www.cancer.gov/about-cancer/treatment/cam/patient/laetrile-pdq
4. Angiogenesis Inhibitors. (n.d.). Retrieved from https://www.cancer.gov/about-cancer/treatment/types/immunotherapy/angiogenesis-inhibitors-fact-sheet
5. Yang, S. P., Morita, I., & Murota, S. I. (1998, August). Eicosapentaenoic acid attenuates vascular endothelial growth factor-induced proliferation via inhibiting Flk-1 receptor expression in bovine carotid artery endothelial cells. Retrieved from https://www.ncbi.nlm.nih.gov/pubmed/9648921
6. Spencer, L., Mann, C., Metcalfe, M., Webb, M. B., Pollard, C., Spencer, D., ... Dennison, A. (2009, August). The effect of omega-3 FAs on tumour angiogenesis and their therapeutic potential. Retrieved from https://www.ncbi.nlm.nih.gov/pubmed/19493674
7. Bruns, H., Kazanavicius, D., Schultze, D., Saeedi, M. A., Yamanaka, K., Strupas, K., & Schemmer, P. (2016, November). Glycine inhibits angiogenesis in colorectal cancer: role of endothelial cells. Retrieved from https://www.ncbi.nlm.nih.gov/pubmed/27351202
8. Yamashina, S., Konno, A., Wheeler, M. D., Rusyn, I., Rusyn, E. V., Cox, A. D., & Thurman, R. G. (2001). Endothelial cells contain a glycine-gated chloride channel. Retrieved from https://www.ncbi.nlm.nih.gov/pubmed/11962256
9. McCarty, M. F., Iloki-Assanga, S., Lujan, L. M. L., & DiNicolantonio, J. J. (2019, February). Activated glycine receptors may decrease

endosomal NADPH oxidase activity by opposing ClC-3-mediated efflux of chloride from endosomes. Retrieved from https://www.ncbi.nlm.nih.gov/pubmed/30696582

10. Shankar, S., Ganapathy, S., Hingorani, S. R., & Srivastava, R. K. (2008, January 1). EGCG inhibits growth, invasion, angiogenesis and metastasis of pancreatic cancer. Retrieved from https://www.ncbi.nlm.nih.gov/pubmed/17981559

11. Jung, Y. D., Kim, M. S., Shin, B. A., Chay, K. O., Ahn, B. W., Liu, W., ... Ellis, L. M. (2001, March 23). EGCG, a major component of green tea, inhibits tumour growth by inhibiting VEGF induction in human colon carcinoma cells. Retrieved from https://www.ncbi.nlm.nih.gov/pubmed/11259102

12. Jung, Y. D., & Ellis, L. M. (2001, December). Inhibition of tumour invasion and angiogenesis by epigallocatechin gallate (EGCG), a major component of green tea. Retrieved from https://www.ncbi.nlm.nih.gov/pubmed/11846837

13. Kondo, T., Ohta, T., Igura, K., Hara, Y., & Kaji, K. (2002, June 28). Tea catechins inhibit angiogenesis in vitro, measured by human endothelial cell growth, migration and tube formation, through inhibition of VEGF receptor binding. Retrieved from https://www.ncbi.nlm.nih.gov/pubmed/12175544

14. Zhu, B.-H., Zhan, W.-H., Li, Z.-R., Wang, Z., He, Y.-L., Peng, J.-S., ... Zhang, C.-H. (2007, February 28). (-)-Epigallocatechin-3-gallate inhibits growth of gastric cancer by reducing VEGF production and angiogenesis. Retrieved from https://www.ncbi.nlm.nih.gov/pubmed/17451194

15. Zhu, B.-H., Chen, H.-Y., Zhan, W.-H., Wang, C.-Y., Cai, S.-R., Wang, Z., ... He, Y.-L. (2011, May 14). (-)-Epigallocatechin-3-gallate inhibits VEGF expression induced by IL-6 via Stat3 in gastric cancer. Retrieved from https://www.ncbi.nlm.nih.gov/pubmed/21633597

16. Saini, M. K., & Sanyal, S. N. (2014, June). Targeting angiogenic pathway for chemoprevention of experimental colon cancer using C-phycocyanin as cyclooxygenase-2 inhibitor. Retrieved from https://www.ncbi.nlm.nih.gov/pubmed/24861078

17. Koníčková, R., Vaňková, K., Vaníková, J., Váňová, K., Muchová, L., Subhanová, I., ... Vítek, L. (2014). Anticancer effects of blue-green alga Spirulina platensis, a natural source of bilirubin-like tetrapyrrolic compounds. Retrieved from https://www.ncbi.nlm.nih.gov/pubmed/24552870
18. Kim, J. Y., & Kim, Y.M. (2019). Tumor endothelial cells as a potential target of metronomic chemotherapy. Retrieved from https://www.ncbi.nlm.nih.gov/pubmed/30604201

CAPÍTULO 5

1. History.com Editors. (2009, November 16). Muhammad Ali wins the Rumble in the Jungle. Retrieved from https://www.history.com/this-day-in-history/muhammad-ali-wins-the-rumble-in-the-jungle
2. Tzu, S. (2012). The Art of War. Minneapolis, MN: Filiquarian Publishing.
3. Center for Drug Evaluation and Research. (n.d.). Development & Approval Process (Drugs). Retrieved from https://www.fda.gov/drugs/development-approval-process-drugs
4. FOLFOX. (n.d.). Retrieved from https://www.cancer.gov/about-cancer/treatment/drugs/folfox
5. Wright, N., Xia, J., Cantuaria, G., Klimov, S., Jones, M., Neema, P., ... Aneja, R. (2017). Distinctions in Breast Tumor Recurrence Patterns Post-Therapy among Racially Distinct Populations. Plos One, 12(1), e0170095. https://doi.org/10.1371/journal.pone.0170095
6. Jang, J.-Y., Kang, J. S., Han, Y., Heo, J. S., Choi, S. H., Choi, D. W., ... Kim, S.-W. (2017). Long-term outcomes and recurrence patterns of standard versus extended pancreatectomy for pancreatic head cancer: a multicenter prospective randomized controlled study. Journal Of Hepato-Biliary-Pancreatic Sciences, 24(7), 426–433. https://doi.org/10.1002/jhbp.465
7. Ahmad, U., Hakim, A. H., Tang, A., Tong, M. Z., Bribriesco, A., Budev, M., ... Murthy, S. C. (2019). Patterns of Recurrence and Overall Survival in Incidental Lung Cancer in Explanted Lungs. The Annals of Thoracic Surgery, 107(3), 891–896. https://doi.org/10.1016/j.athoracsur.2018.09.022

CAPÍTULO 6

1. Waxman, O. B. (2016, June 3). Teenage Mutant Ninja Turtles: Origins and Real Ninja History. Retrieved from https://time.com/4351785/teenage-mutant-ninja-turtles-origins-history-out-shadows/.

2. Luquet, G. (2012). Biomineralizations: insights and prospects from crustaceans. Retrieved from https://www.ncbi.nlm.nih.gov/pmc/articles/PMC3335408/.

3. Maggini, S., Pierre, A., & Calder, P. C. (2018, October 17). Immune Function and Micronutrient Requirements Change over the Life Course. Retrieved from https://www.ncbi.nlm.nih.gov/pmc/articles/PMC6212925/.

4. Bates, S. E. (2012, January 1). On Drug Development, Chance, and the Prepared Mind. Retrieved from https://clincancerres.aacrjournals.org/content/18/1/22

5. "Research." MPI - Biology of ageing. Accessed November 16, 2019. https://www.age.mpg.de/science/research-laboratories/partridge/research/.

6. Weroha, S John, and Paul Haluska. "The Insulin-like Growth Factor System in Cancer." Endocrinology and metabolism clinics of North America. U.S. National Library of Medicine, June 2012. https://www.ncbi.nlm.nih.gov/pmc/articles/PMC3614012/.

7. Harvard Health Publishing. (n.d.). The lowdown on glycemic index and glycemic load. Retrieved from https://www.health.harvard.edu/diseases-and-conditions/the-lowdown-on-glycemic-index-and-glycemic-load.

8. NCI Dictionary of Cancer Terms. (n.d.). Retrieved from https://www.cancer.gov/publications/dictionaries/cancer-terms/def/glycemic-index.

9. McCarty, M.F. Insulin and IGF-I as determinants of low "Western" cancer rates in the rural third world. Int J Epidemiol 2004 August;33(4):908-10.

10. McCarty, M.F. Minimizing the cancer-promotional activity of COX-2 as a central strategy in cancer prevention. Med Hypotheses 2012 January;78(1):45-57.

11. Kwon, K.H. Barve, A. Yu, S. Huang, M.T. Kong, A.N. Cancer chemoprevention by phytochemicals: potential molecular targets, biomarkers and animal models. Acta Pharmacol Sin 2007 September;28(9):1409-21.

12. Fahey JW, Talalay P, Kensler TW. Notes from the field: "green" chemoprevention as frugal medicine. Cancer Prev Res (Phila) 2012 February;5(2):179-88.

13. Hallberg, L. Iron requirements and bioavailability of dietary iron. Experientia Suppl 1983;44:223-44.

14. Luo Y, Han Z, Chin SM, Linn S. Three chemically distinct types of oxidants formed by iron-mediated Fenton reactions in the presence of DNA. Proc Natl Acad Sci U S A 1994 December 20;91(26):12438-42.

15. Nakano M, Kawanishi Y, Kamohara S et al. Oxidative DNA damage (8-hydroxydeoxyguanosine) and body iron status: a study on 2507 healthy people. Free Radic Biol Med 2003 October 1;35(7):826-32.

16. Alexander D, Ball MJ, Mann J. Nutrient intake and haematological status of vegetarians and age-sex matched omnivores. Eur J Clin Nutr 1994 August;48(8):538-46.

17. Overvik E, Kleman M, Berg I, Gustafsson JA. Influence of creatine, amino acids and water on the formation of the mutagenic heterocyclic amines found in cooked meat. Carcinogenesis 1989 December;10(12):2293-301.

18. Skog KI, Johansson MA, Jagerstad MI. Carcinogenic heterocyclic amines in model systems and cooked foods: a review on formation, occurrence and intake. Food Chem Toxicol 1998 September;36(9-10):879-96.

19. Baserga R, Peruzzi F, Reiss K. The IGF-1 receptor in cancer biology. Int J Cancer 2003 December 20;107(6):873-7.

20. Moschos SJ, Mantzoros CS. The role of the IGF system in cancer: from basic to clinical studies and clinical applications. Oncology 2002;63(4):317-32.

21. Giovannucci E. Nutrition, insulin, insulin-like growth factors and cancer. Horm Metab Res 2003 November;35(11-12):694-704.

22. Pollak MN. Insulin-like growth factors and neoplasia. Novartis Found Symp 2004;262:84-98.

23. Yakar S, Pennisi P, Zhao H, Zhang Y, LeRoith D. Circulating IGF-1 and its role in cancer: lessons from the IGF-1 gene deletion (LID) mouse. Novartis Found Symp 2004;262:3-9.

24. Dunn SE, Kari FW, French J et al. Dietary restriction reduces insulin-like growth factor I levels, which modulates apoptosis, cell proliferation, and tumor progression in p53-deficient mice. Cancer Res 1997 November 1;57(21):4667-72.

25. Allen NE, Appleby PN, Davey GK, Key TJ. Hormones and diet: low insulin-like growth factor-I but normal bioavailable androgens in vegan men. Br J Cancer 2000 July;83(1):95-7.

26. Allen NE, Appleby PN, Davey GK, Kaaks R, Rinaldi S, Key TJ. The associations of diet with serum insulin-like growth factor I and its main binding proteins in 292 women meat-eaters, vegetarians, and vegans. Cancer Epidemiol Biomarkers Prev 2002 November;11(11):1441-8.

27. Fontana L, Klein S, Holloszy JO. Long-term low-protein, low-calorie diet and endurance exercise modulate metabolic factors associated with cancer risk. Am J Clin Nutr 2006 December;84(6):1456-62.

28. Fontana L, Weiss EP, Villareal DT, Klein S, Holloszy JO. Long-term effects of calorie or protein restriction on serum IGF-1 and IGFBP-3 concentration in humans. Aging Cell 2008 October;7(5):681-7.

29. Fontana L, Adelaiye RM, Rastelli AL et al. Dietary protein restriction inhibits tumor growth in human xenograft models. Oncotarget 2013 December;4(12):2451-61.

30. Ngo TH, Barnard RJ, Tymchuk CN, Cohen P, Aronson WJ. Effect of diet and exercise on serum insulin, IGF-I, and IGFBP-1 levels and growth of LNCaP cells in vitro (United States). Cancer Causes Control 2002 December;13(10):929-35.

31. Ngo TH, Barnard RJ, Leung PS, Cohen P, Aronson WJ. Insulin-like growth factor I (IGF-I) and IGF binding protein-1 modulate prostate cancer cell growth and apoptosis: possible mediators for the effects of diet and exercise on cancer cell survival. Endocrinology 2003 June;144(6):2319-24.

32. Ornish D, Weidner G, Fair WR et al. Intensive lifestyle changes may affect the progression of prostate cancer. J Urol 2005 September;174(3):1065-9.

33. Frattaroli J, Weidner G, Dnistrian AM et al. Clinical events in prostate cancer lifestyle trial: results from two years of follow-up. Urology 2008 December;72(6):1319-23.

34. Satillaro AJ. Recalled by life. New York City: Avon Books; 1982.

35. McCarty MF. GCN2 and FGF21 are likely mediators of the protection from cancer, autoimmunity, obesity, and diabetes afforded by vegan diets. Med Hypotheses 2014 September;83(3):365-71.

36. Gallinetti J, Harputlugil E, Mitchell JR. Amino acid sensing in dietary-restriction-mediated longevity: roles of signal-transducing kinases GCN2 and TOR. Biochem J 2013 January 1;449(1):1-10.

37. Zhang Y, Xie Y, Berglund ED et al. The starvation hormone, fibroblast growth factor-21, extends lifespan in mice. Elife 2012;1:e00065.

38. Mendelsohn AR, Larrick JW. Fibroblast growth factor-21 is a promising dietary restriction mimetic. Rejuvenation Res 2012 December;15(6):624-8.

39. Perrier S, Jarde T. Adiponectin, an anti-carcinogenic hormone? A systematic review on breast, colorectal, liver and prostate cancer. Curr Med Chem 2012;19(32):5501-12.

40. Adams AC, Kharitonenkov A. FGF21 drives a shift in adipokine tone to restore metabolic health. Aging (Albany NY) 2013 June;5(6):386-7.

41. McCarty MF, Barroso-Aranda J, Contreras F. The low-methionine content of vegan diets may make methionine restriction feasible as a life extension strategy. Med Hypotheses 2009 February;72(2):125-8.

42. Campbell TC, Campbell TM. The China study : The most comprehensive study of nutrition ever conducted and the startling Implications for diet, weight Loss and long-term health. Benbella Books; 2006.

43. NCI Dictionary of Cancer Terms. (n.d.). Retrieved from https://www.cancer.gov/publications/dictionaries/cancer-terms/def/cachexia.

44. Todorov, P. T., Field, W. N., & Tisdale, M. J. (1999, August). Role of a proteolysis-inducing factor (PIF) in cachexia induced by a human melanoma (G361). Retrieved from https://www.ncbi.nlm.nih.gov/pmc/articles/PMC2374268/.

45. Giacosa, A., & Rondanelli, M. (2008, April). Fish oil and treatment of cancer cachexia. Retrieved from https://www.ncbi.nlm.nih.gov/pmc/articles/PMC2311497/.

46. Gullett, N. P., Mazurak, V. C., Hebbar, G., & Ziegler, T. R. (2011). Nutritional interventions for cancer-induced cachexia. Retrieved from https://www.ncbi.nlm.nih.gov/pmc/articles/PMC3106221/.

CAPÍTULO 7

1. Throw shade. (n.d.). Retrieved from https://www.urbandictionary.com/define.php?term=Throw shade.

2. Chen, L., Deng, H., Cui, H., Fang, J., Zuo, Z., Deng, J., ... Zhao, L. (2017, December 14). Inflammatory responses and inflammation-associated diseases in organs. Retrieved from https://www.ncbi.nlm.nih.gov/pmc/articles/PMC5805548/.

3. Gerondakis, S., & Siebenlist, U. (2010, May). Roles of the NF-kappaB pathway in lymphocyte development and function. Retrieved from https://www.ncbi.nlm.nih.gov/pmc/articles/PMC2857169/.

4. Xia, Y., Shen, S., & Verma, I. M. (2014, September). NF-κB, an active player in human cancers. Retrieved from https://www.ncbi.nlm.nih.gov/pmc/articles/PMC4155602/.

5. Park, M. H., & Hong, J. T. (2016, March 29). Roles of NF-κB in Cancer and Inflammatory Diseases and Their Therapeutic Approaches. Retrieved from https://www.ncbi.nlm.nih.gov/pmc/articles/PMC4931664/.

6. Taniguchi, K., & Karin, M. (2018, January 22). NF-κB, inflammation, immunity and cancer: coming of age. Retrieved from https://www.nature.com/articles/nri.2017.142.

7. Aggarwal, B. B., & Sung, B. (2011, November 1). NF-κB in Cancer: A Matter of Life and Death. Retrieved from https://cancerdiscovery.aacrjournals.org/content/1/6/469.

8. Xu, L., Botchway, B. O. A., Zhang, S., Zhou, J., & Liu, X. (2018, October 4). Inhibition of NF-κB Signaling Pathway by Resveratrol Improves Spinal Cord Injury. Retrieved from https://www.ncbi.nlm.nih.gov/pmc/articles/PMC6180204/.

9. Zarghi, A., & Arfaei, S. (2011). Selective COX-2 Inhibitors: A Review of Their Structure-Activity Relationships. Retrieved from https://www.ncbi.nlm.nih.gov/pmc/articles/PMC3813081/.

10. Elwood, P. C., Morgan, G., Pickering, J. E., Galante, J., Weightman, A. L., Morris, D., ... Dolwani, S. (2016, April 20). Aspirin in the Treatment of Cancer: Reductions in Metastatic Spread and in Mortality: A Systematic Review and Meta-Analyses of Published Studies. Retrieved from https://www.ncbi.nlm.nih.gov/pmc/articles/PMC4838306/.

11. Aspirin to Reduce Cancer Risk. (n.d.). Retrieved from https://www.cancer.gov/about-cancer/causes-prevention/research/aspirin-cancer-risk.

12. Portnow, J., Suleman, S., Grossman, S. A., Eller, S., & Carson, K. (2002, January). A cyclooxygenase-2 (COX-2) inhibitor compared with dexamethasone in a survival study of rats with intracerebral 9L gliosarcomas. Retrieved from https://www.ncbi.nlm.nih.gov/pubmed/11772429.

13. Vučković, S., Srebro, D., Vujović, K. S., Vučetić, Č., & Prostran, M. (2018, November 13). Cannabinoids and Pain: New Insights From Old Molecules. Retrieved from https://www.ncbi.nlm.nih.gov/pmc/articles/PMC6277878/.

14. Wang, J., Wang, Y., Tong, M., Pan, H., & Li, D. (2019, January 1). New Prospect for Cancer Cachexia: Medical Cannabinoid. Retrieved from https://www.ncbi.nlm.nih.gov/pmc/articles/PMC6360413/.

15. Griffiths, J. R. (1991, September). Are cancer cells acidic? Retrieved from https://www.ncbi.nlm.nih.gov/pmc/articles/PMC1977628/.

16. Donaldson, A. E., & Lamont, I. L. (2013, November 21). Biochemistry changes that occur after death: potential markers for determining post-mortem interval. Retrieved from https://www.ncbi.nlm.nih.gov/pmc/articles/PMC3836773/.

17. Reddy, A., Norris, D. F., Momeni, S. S., Waldo, B., & Ruby, J. D. (2016, April). The pH of beverages in the United States. Retrieved from https://www.ncbi.nlm.nih.gov/pmc/articles/PMC4808596/.

18. Faes, S., & Dormond, O. (2015, December 30). Systemic Buffers in Cancer Therapy: The Example of Sodium Bicarbonate; Stupid Idea or Wise Remedy? Retrieved from https://www.omicsonline.org/open-access/systemic-buffers-in-cancer-therapy-the-example-of-sodium-bicarbonatestupid-idea-or-wise-remedy-2161-0444-1000314.php?aid=65744.

19. Zhang, H. (2017, March). Will cancer cells be defeated by sodium bicarbonate? Retrieved from https://www.ncbi.nlm.nih.gov/pmc/articles/PMC5954837/.

20. Robey, I. F., & Nesbit, L. A. (2013). Investigating mechanisms of alkalinization for reducing primary breast tumor invasion. Retrieved from https://www.ncbi.nlm.nih.gov/pmc/articles/PMC3722989/.

21. Robey, I. F., Baggett, B. K., Kirkpatrick, N. D., Roe, D. J., Dosescu, J., Sloane, B. F., ... Gillies, R. J. (2009, March 15). Bicarbonate

increases tumor pH and inhibits spontaneous metastases. Retrieved from https://www.ncbi.nlm.nih.gov/pmc/articles/ PMC2834485/

22. Markovic, M. (2007, December 21). Short Term Hyperthermia Prevents Activation of Proinflammatory Genes in Type B Synoviocytes by Blocking the Activation of the Transcription Factor NF-κB. Retrieved from https://www.ncbi.nlm.nih.gov/ pmc/articles/PMC5869223/.

CAPÍTULO 8

1. Homer. (1999). The Iliad: with an English translation by A.T. Murray. London: Harvard University Press.

2. History.com Editors. (2011, March 21). Achilles. Retrieved from https://www.history.com/topics/ancient-history/achilles.

3. Tzu, S. (2012). The Art of War. Minneapolis, MN: Filiquarian Publishing.

4. Housman, G., Byler, S., Heerboth, S., Lapinska, K., Longacre, M., Snyder, N., & Sarkar, S. (2014, September 5). Drug resistance in cancer: an overview. Retrieved from https:// www.ncbi.nlm.nih.gov/pmc/articles/PMC4190567/.

5. Goldstein, D. S. (2010, November). Adrenal responses to stress. Retrieved from https://www.ncbi.nlm.nih.gov/pmc/articles/ PMC3056281/.

6. Segerstrom, S. C., & Miller, G. E. (2004, July). Psychological stress and the human immune system: a meta-analytic study of 30 years of inquiry. Retrieved from https://www.ncbi.nlm nih.gov/pmc/ articles/PMC1361287/.

7. Hannibal, K. E., & Bishop, M. D. (2014, December). Chronic stress, cortisol dysfunction, and pain: a psychoneuroendocrine rationale for stress management in pain rehabilitation. Retrieved from https://www.ncbi.nlm.nih.gov/pmc/articles/PMC4263906/.

8. Perkins, A., & Liu, G. (2016, February 1). Primary Brain Tumors in Adults: Diagnosis and Treatment. Retrieved from https:// www.aafp.org/afp/2016/0201/p211.html.

CAPÍTULO 9

1. Clavo, B., Rodríguez-Esparragón, F., Rodríguez-Abreu, D., Martínez-Sánchez, G., Llontop, P., Aguiar-Bujanda, D., ... Santana-Rodríguez, N. (2019, November 26). Modulation of Oxidative Stress by Ozone Therapy in the Prevention and Treatment of Chemotherapy-Induced Toxicity: Review and Prospects. Retrieved from https://www.ncbi.nlm.nih.gov/pmc/articles/PMC6943601/

2. Integrative, P. D. Q., Alternative, & Board, and C. T. E. (2019, October 25). Laetrile/Amygdalin (PDQ®). Retrieved from https://www.ncbi.nlm.nih.gov/books/NBK65988/

3. Shi, J., Chen, Q., Xu, M., Xia, Q., Zheng, T., Teng, J., ... Fan, L. (2019, June). Recent updates and future perspectives about amygdalin as a potential anticancer agent: A review. Retrieved from https://www.ncbi.nlm.nih.gov/pmc/articles/PMC6558459/

4. Laetrile/Amygdalin (PDQ®)–Patient Version. (n.d.). Retrieved from https://www.cancer.gov/about-cancer/treatment/cam/patient/laetrile-pdq.

5. National Cancer Institute. Laetrile/Amygdalin (PDQ®) Overview. http://www.cancer.gov/about-cancer/treatment/cam/patient/laetrile-pdq#section/_3

6. Zuoqing S, Xiaohong X. Advanced research on anti-tumor effects of amygdalin. Journal of Cancer Research & Therapeutics [serial online]. Aug2014 Special Issue 2014;10(S5):C3-C7.

7. Cancer Research UK. How Cancer Grows. http://www.cancerresearchuk.org/about-cancer/what-is-cancer/how-cancers-grow

8. Mirmiranpour H, Khaghani S, Esteghamati A, et al. Amygdalin inhibits angiogenesis in the cultured endothelial cells of diabetic rats. Indian Journal of Pathology & Microbiology [serial online]. April 2012;55(2):211-214.

9. ChenY,MaJ,LiF,etal. Amygdalin induces apoptosis in human cervical cancer cell line HeLa cells. Immunopharmacology and Immunotoxicology [serial online]. February 2013;35(1):43-51.

10. MakarevićJ,RutzJ,BlahetaR,etal. Amygdalin Influences Bladder Cancer Cell Adhesion and Invasion In Vitro. PlosONE [serial online]. October 2014;9(10):1-11.

11. PaolettiI,DeGregorioV,BaroniA,TufanoM,Donnarumma G,PerezJ. Amygdalin analogues inhibit IFN-γ signalling and reduce the inflammatory response in human epidermal keratinocytes. Inflammation [serial online]. December 2013;36(6):1316-1326.

12. YangH,ChangH,KimC,etal. Amygdalin suppresses lipopolysaccharide-inducedexpressionsofcyclooxygenase-2 and inducible nitric oxide synthase in mouse BV2 microglial cells. Neurological Research [serial online]. 2007;29 Suppl 1:S59-S64.

13. ZhuH,ChangL,LiW,LiuH. Effect of amygdalin on the proliferation of hyperoxia-exposed type II alveolar epithelial cells isolated from premature rat. Journal Of Huazhong University of Science and Technology. Medical Sciences = Hua Zhong Ke Ji Da Xue Xue Bao. Yi Xue Ying De Wen Ban = Huazhong Keji Daxue Xuebao. Yixue Yingdewen Ban [serial online]. 2004;24(3):223-225.

14. National Cancer Act of 1971. (n.d.). Retrieved from https://www.cancer.gov/about-nci/overview/history/national-cancer-act-1971

15. Elflein, J. (2019, November 6). Deaths by cancer U.S. 1950-2017. Retrieved from https://www.statista.com/statistics/184566/deaths-by-cancer-in-the-us-since-1950/

16. American Cancer Society. (2019) Cancer Facts & Figures 2019. Atlanta: American Cancer Society.

17. Facts & Figures 2018: Rate of Deaths From Cancer Continues Decline. (n.d.). Retrieved from https://www.cancer.org/latest-news/facts-and-figures-2018-rate-of-deaths-from-cancer-continues-decline.html

18. Prasad, V., & Mailankody, S. (2017, November 1). Research and Development Spending to Bring a Single Cancer Drug to Market and Revenues After Approval. Retrieved from https://www.ncbi.nlm.nih.gov/pmc/articles/PMC5710275/

19. Dolgin, E. (2018, March 7). Bringing down the cost of cancer treatment. Retrieved from https://www.nature.com/articles/d41586-018-02483-3

20. Medicare. (2020). Your Medicare Benefits. Retrieved from https://www.medicare.gov/Pubs/pdf/10116-Your-Medicare-Benefits.pdf

21. General cancer information. (2019, September 27). Retrieved from https://www.cancerresearchuk.org/about-cancer/cancer-in-general/treatment/access-to-treatment/private-nhs

22. Integrative, P. D. Q., Alternative, & Board, and C. T. E. (2013, February 8). High-Dose Vitamin C (PDQ®). Retrieved from https://www.ncbi.nlm.nih.gov/books/NBK121338/

23. Jacobs, C., Hutton, B., Ng, T., Shorr, R., & Clemons, M. (2015, February). Is there a role for oral or intravenous ascorbate (Vitamin C) in treating patients with cancer? A systematic review. Retrieved from https://www.ncbi.nlm.nih.gov/pubmed/25601965

24. J., E., Dachs, U., G., & Campbell. (2014, September 29). Current Limitations of Murine Models in Oncology for Ascorbate Research. Retrieved from https://www.frontiersin.org/articles/10.3389/fonc.2014.00282/full

25. Padayatty, S. J., Riordan, H. D., Hewitt, S. M., Katz, A., Hoffer, L. J., & Levine, M. (2006, March 28). Intravenously administered Vitamin C as cancer therapy: three cases. Retrieved from https://www.ncbi.nlm.nih.gov/pmc/articles/PMC1405876/

26. High Dose IV Vitamin C and Metastatic Breast Cancer: A Case Report. (2019, January 16). Retrieved from https://isom.ca/article/high-dose-iv-vitamin-c-metastatic-breast-cancer-case-report/

27. Seo, M.-S., Kim, J.-K., & Shim, J.-Y. (2015, September). High-Dose Vitamin C Promotes Regression of Multiple Pulmonary Metastases Originating from Hepatocellular Carcinoma. Retrieved from https://www.ncbi.nlm.nih.gov/pmc/articles/PMC4541681/

28. Jackson, J., Riordan, H., Bramhall, N., Neathery, S. (2002). Sixteen-Year History with High Dose Vitamin C Treatment For Various Types of Cancer and Other Diseases. Journal of Orthomolecular Cancer. Vol. 17 (2).

29. Mandal, A. (2019, May 3). What is Oxidative Stress? Retrieved from https://www.news-medical.net/health/What-is-Oxidative-Stress.aspx

30. Elzbieta, Szczepanska, Joanna, Blasiak, & Janusz. (2019, December 24). Pro- and Antioxidant Effects of Vitamin C in Cancer in correspondence to Its Dietary and Pharmacological Concentrations. Retrieved from https://www.hindawi.com/journals/omcl/2019/7286737/

31. Oberley, T. D., & Oberley, L. W. (1997, April). Antioxidant enzyme levels in cancer. Retrieved from https://www.ncbi.nlm.nih.gov/pubmed/9151141

32. Why high-dose Vitamin C kills cancer cells. (2017, January 9). Retrieved from https://www.sciencedaily.com/releases/2017/01/170109134014.htm

33. Traub, M., Traub, M., Anderson, P., & AuthorsMichael Traub. (n.d.). Intravenous Vitamin C in Cancer. Retrieved from https://www.naturalmedicinejournal.com/journal/2014-02/intravenous-vitamin-c-cancer

34. Kato, Y., Ozawa, S., Miyamoto, C., Maehata, Y., Suzuki, A., Maeda, T., & Baba, Y. (2013, September 3). Acidic extracellular microenvironment and cancer. Retrieved from https://www.ncbi.nlm.nih.gov/pmc/articles/PMC3849184/

35. van Gorkom, G. N. Y., Lookermans, E. L., Van Elssen, C. H. M. J., & Bos, G. M. J. (2019, April 28). The Effect of Vitamin C (Ascorbic Acid) in the Treatment of Patients with Cancer: A Systematic Review. Retrieved from https://www.ncbi.nlm.nih.gov/pmc/articles/PMC6566697/

36. Increasing the Effectiveness of Intravenous Vitamin C as an Anticancer Agent. (2017, March 1). Retrieved from https://isom.ca/article/increasing-the-effectiveness-of-intravenous-vitamin-c-as-an-anticancer-agent/

37. Van Gorkom, G. N. Y., Lookermans, E. L., Van Elssen, C. H. M. J., & Bos, G. M. J. (2019, April 28). The Effect of Vitamin C (Ascorbic Acid) in the Treatment of Patients with Cancer: A Systematic Review. Retrieved from https://www.ncbi.nlm.nih.gov/pmc/articles/PMC6566697/

38. Nauman, G., Gray, J. C., Parkinson, R., Levine, M., & Paller, C. J. (2018, July 12). Systematic Review of Intravenous Ascorbate in Cancer Clinical Trials. Retrieved from https://www.ncbi.nlm.nih.gov/pmc/articles/PMC6071214/

39. Mikirova, N., Casciari, J., Rogers, A. et al. Effect of high-dose intravenous Vitamin C on inflammation in cancer patients. J Transl Med 10, 189 (2012). https://doi.org/10.1186/1479-5876-10-189

40. Elzbieta, Szczepanska, Joanna, Blasiak, & Janusz. (2019, December 24). Pro- and Antioxidant Effects of Vitamin C in Cancer in correspondence to Its Dietary and Pharmacological Concentrations. Retrieved from https://www.hindawi.com/journals/omcl/2019/7286737/

41. Klimant, E., Wright, H., Rubin, D., Seely, D., & Markman, M. (2018, April). Intravenous Vitamin C in the supportive care of cancer patients: a review and rational approach. Retrieved from https://www.ncbi.nlm.nih.gov/pmc/articles/PMC5927785/

CAPÍTULO 10

1. Q&A: Ryan on the art of the strikeout. (2016, September 10). Retrieved from https://www.mlb.com/news/nolan-ryan-tells-how-to-strike-out-a-batter-c200539502.

2. FIPmyWHIP. (2017, June 10). Nolan Ryan's incredible career should earn him the title of "best pitcher ever". Retrieved from https://www.beyondtheboxscore.com/2017/6/10/15759862/nolan-ryan-rangers-astros-angels-mets-strikeouts-velocity-record-blisters-the-best-pitcher-ever.

3. Wire, S. I. (2015, April 22). Pitching by numbers: 'Fastball' provides scientific looks at baseball. Retrieved from https://www.si.com/extra-mustard/2015/04/22/fastball-pitching-documentary-mlb.

4. Bobby Grich Stats. (n.d.). Retrieved from https://www.baseball-reference.com/players/g/grichbo01.shtml.

5. Coffey, A. (n.d.). Nolan Ryan tosses his fourth no-hitter. Retrieved from https://baseballhall.org/discover-more/stories/inside-pitch/nolan-ryan-tosses-his-fourth-no-hitter

6. 2010, The Ultimate Quotable Einstein, Edited by Alice Calaprice, Section: Misattributed to Einstein, Quote Page 474, Princeton University Press, Princeton, New Jersey.

7. Oxford Electronic Dictionary. (n.d.). Retrieved from https://www.oed.com/.

8. National Cancer Institute (NCI). (2017, October 18). Retrieved from https://www.nih.gov/about-nih/what-we-do/nih-almanac/national-cancer-institute-nci.

9. Cancer Survivorship --- United States, 1971--2001. (n.d.). Retrieved from https://www.cdc.gov/mmwr/preview/mmwrhtml/mm5324a3.htm

10. Silverberg, E., & Holleb, A. I. (2008, December 30). Cancer statistics 1973. Retrieved from https://onlinelibrary.wiley.com/doi/pdf/10.3322/canjclin.23.1.2.

11. Cancer of Any Site - Cancer Stat Facts. (n.d.). Retrieved from https://seer.cancer.gov/statfacts/html/all.html.

12. Gianfaldoni, S., Gianfaldoni, R., Wollina, U., Lotti, J., Tchernev, G., & Lotti, T. (2017, July 18). An Overview on Radiotherapy: From Its History to Its Current Applications in Dermatology. Retrieved from https://www.ncbi.nlm.nih.gov/pmc/articles/PMC5535674/.

13. Tian, X., Liu, K., Hou, Y., Cheng, J., & Zhang, J. (2018, January). The evolution of proton beam therapy: Current and future status. Retrieved from https://www.ncbi.nlm.nih.gov/pmc/articles/PMC5772792/

14. Shields, R. K., & Dudley-Javoroski, S. (2003, March). Musculoskeletal deterioration and hemicorporectomy after spinal cord injury. Retrieved from https://www.ncbi.nlm.nih.gov/pmc/articles/PMC4042312/.

15. Janis, J. E., Ahmad, J., Lemmon, J. A., Barnett, C. C., Morrill, K. C., & McClelland, R. N. (2009, October). A 25-year experience with hemicorporectomy for terminal pelvic osteomyelitis. Retrieved from https://www.ncbi.nlm.nih.gov/pubmed/19935300.

16. Janis, J. E., Ahmad, J., Lemmon, J. A., Barnett, C. C., Morrill, K. C., & McClelland, R. N. (2009, October). A 25-year experience with hemicorporectomy for terminal pelvic osteomyelitis. Retrieved from https://www.ncbi.nlm.nih.gov/pubmed/19935300.

17. Marks, L. B. (2019). Mastectomy May Be an Inferior Oncologic Approach Compared to Breast Preservation. International Journal of Radiation Oncology • Biology • Physics, Volume 103(1):78-80.

18. Holy Bible Modern English Version. (2014). Luke 6:31. Lake Mary, FL: Charisma House.

19. Holy Bible Modern English Version. (2014). Matthew 22:39. Lake Mary, FL: Charisma House.

20. COGBILL, C. L. (1965). Commando Procedures For Mouth Cancer. Arch Surg. 1965;90(1):153–156. doi:https://doi.org/ 10.1001/archsurg.1965.01320070155032

21. Kowalski, L. P., Hashimoto, I., & Magrin, J. (1993, October). End results of 114 extended "commando" operations for retromolar trigone carcinoma. Retrieved from https://www.ncbi.nlm.nih.gov/ pubmed/8214296.

22. DeVita, V. T., & Chu, E. (2008, November 1). A History of Cancer Chemotherapy. Retrieved from https:// cancerres.aacrjournals.org/content/68/21/864.

23. Morgan, G., Ward, R., & Barton, M. (2004, December). The contribution of cytotoxic chemotherapy to 5-year survival in adult malignancies. Retrieved from https:// www.ncbi.nlm.nih.gov/pubmed/15630849.

24. Rizzieri, D. A., Johnson, J. L., Byrd, J. C., Lozanski, G., Blum, K. A., Powell, B. L., ... Alliance for Clinical Trials In Oncology (ACTION). (2014, April). Improved efficacy using rituximab and brief duration, high intensity chemotherapy with filgrastim support for Burkitt or aggressive lymphomas: cancer and Leukemia Group B study 10 002. Retrieved from https:// www.ncbi.nlm.nih.gov/pmc/articles/PMC3996561/.

25. Ferioli, M., Zauli, G., Martelli, A. M., Vitale, M., McCubrey, J. A., Ultimo, S., ... Neri, L. M. (2018, February 8). Impact of physical exercise in cancer survivors during and after antineoplastic treatments. Retrieved from https://www.ncbi.nlm.nih.gov/pmc/ articles/PMC5862633/.

26. Munzone, E., & Colleoni, M. (2015, November). Clinical overview of metronomic chemotherapy in breast cancer. Retrieved from https://www.ncbi.nlm.nih.gov/pubmed/26241939.

27. Hanahan, D., Bergers, G., & Bergsland, E. (2000, April 15). Less is more, regularly: metronomic dosing of cytotoxic drugs can target tumor

angiogenesis in mice. Retrieved from https://www.jci.org/articles/view/9872.

28. Wu, K.-M. (2009, October 14). A New Classification of Prodrugs: Regulatory Perspectives. Retrieved from https://www.ncbi.nlm.nih.gov/pmc/articles/PMC3978533/.

29. Hennessy, Gauthier, Michaud, B., L., Hortobagyi, & Valero. (2005, May 12). Lower dose capecitabine has a more favorable therapeutic index in metastatic breast cancer: retrospective analysis of patients treated at M. D. Anderson Cancer Center and a review of capecitabine toxicity in the literature. Retrieved from https://academic.oup.com/annonc/article/16/8/1289/137346.

CAPÍTULO 11

1. Langley, N., Ryerson, F., & Woolf, E. A. (1939). The Wizard of Oz. Retrieved from https://sfy.ru/script/wizard_of_oz_1939.

2. Holy Bible Modern English Version. (2014). Psalm 23:4. Lake Mary, FL: Charisma House.

3. Tzu, S. (2012). The Art of War. Minneapolis, MN: Filiquarian Publishing.

4. Thompson, A. E. (2015, April 28). The Immune System. Retrieved from https://jamanetwork.com/journals/jama/fullarticle/2279715

5. Balloux, F., & van Dorp, L. (2017, October 19). Q&A: What are pathogens, and what have they done to and for us? Retrieved from https://www.ncbi.nlm.nih.gov/pmc/articles/PMC5648414/

6. NCI Dictionary of Cancer Terms. (n.d.). Retrieved from https://www.cancer.gov/publications/dictionaries/cancer terms/search?contains=false&q=lymphocyte

7. NCI Dictionary of Cancer Terms. (n.d.). Retrieved from https://www.cancer.gov/publications/dictionaries/cancer-terms/def/nk-cell

8. NCI Dictionary of Cancer Terms. (n.d.). Retrieved from https://www.cancer.gov/publications/dictionaries/cancer-terms/def/t-reg

9. Wegiel, Barbara, Vuerich, Marta, Saeed, Seth, & Pankaj. (2018, July 9). Metabolic Switch in the Tumor Microenvironment Determines Immune Responses to Anticancer Therapy. Retrieved from https://www.frontiersin.org/articles/10.3389/fonc.2018.00284/full

10. Khan, F., Datta, S. D., Quddus, A., Vertefeuille, J. F., Burns, C. C., Jorba, J., & Wassilak, S. G. F. (2018, May 11). Progress Toward Polio Eradication - Worldwide, January 2016-March 2018. Retrieved from https://www.ncbi.nlm.nih.gov/pmc/articles/PMC5944975/

11. Vaccine. (n.d.). Retrieved from https://www.dictionary.com/browse/vaccine

12. Basu, P., Banerjee, D., Singh, P., Bhattacharya, C., & Biswas, J. (2013, October). Efficacy and safety of human papillomavirus vaccine for primary prevention of cervical cancer: A review of evidence from phase III trials and national programs. Retrieved from https://www.ncbi.nlm.nih.gov/pmc/articles/PMC3889021/

13. Tagliamonte, M., Petrizzo, A., Mauriello, A., Tornesello, M. L., Buonaguro, F. M., & Buonaguro, L. (2018, July 23). Potentiating cancer vaccine efficacy in liver cancer. Retrieved from https://www.ncbi.nlm.nih.gov/pmc/articles/PMC6169594/

14. NCI Dictionary of Cancer Terms. (n.d.). Retrieved from https://www.cancer.gov/publications/dictionaries/cancer-terms/search?contains=false&q=vaccine

15. Koski G, Cohen P, Roses R, Shuwen X, Czerniecki B. Reengineering dendritic cell-based anticancer vaccines. Immunological Reviews [serial online]. April 2008;222(1):256-276.

16. Hovden A, Appel S. The first dendritic cell-based therapeutic cancer vaccine is approved by the FDA. Scandinavian Journal of Immunology [serial online]. December 2010;72(6):554.

17. Definition of Dendritic Cell Vaccine - NCI Dictionary of Cancer Terms. National Cancer Institute. N.p., n.d. Web. 03 Nov. 2015.

18. Benencia F, Sprague L, McGinty J, Pate M, Muccioli M. Dendritic Cells the Tumor Microenvironment and the Challenges for an Effective Antitumor Vaccination. Journal of Biomedicine & Biotechnology [serial online]. January 2012;2012:1-15 15p.

19. Definition of Antigen-presenting Cell Vaccine - NCI Dictionary of Cancer Terms. National Cancer Institute. N.p., n.d. Web. 03 Nov. 2015.

20. Definition of Antigen - NCI Dictionary of Cancer Terms." National Cancer Institute. N.p., n.d. Web. 03 Nov. 2015.

21. Fleisher M. Criteria for tumor marker evaluation and utilization. (Cover story). MLO: Medical Laboratory Observer [serial online]. April 2003;35(4):16.

22. Mantia-Smaldone G, Chu C. A Review of Dendritic Cell Therapy for Cancer: Progress and Challenges. Biodrugs [serial online]. October 2013;27(5):453-468. Available from: Academic Search Complete, Ipswich, MA.

23. Koido S, Homma S, Tajiri H, et al. Immunologic monitoring of cellular responses by dendritic/tumor cell fusion vaccines. Journal Of Biomedicine & Biotechnology [serial online]. January 2011;:910836-910836 1p.

24. Karachaliou N, Gonzalez Cao M, Rosell R, et al. Understanding the function and dysfunction of the immune system in lung cancer: the role of immune checkpoints. Cancer Biology & Medicine [serial online]. June 2015;12(2):79-86.

25. Frank M, Kaufman J, Parveen S, Blachère N, Orange D, Darnell R. Dendritic cell vaccines containing lymphocytes produce improved immunogenicity in patients with cancer. Journal Of Translational Medicine [serial online]. December 15, 2014;12(1):199-219.

26. Anguille S, Van Acker H, Lion E, et al. Interleukin-15 Dendritic Cells Harness NK Cell Cytotoxic Effector Function in a Contact- and IL-15-Dependent Manner. Plos ONE [serial online]. May 2015;10(5):1-18.

27. Pampena M, Levy E, Zwirner N, Ferlazzo G. Natural killer cells as helper cells in dendritic cell cancer vaccines. Frontiers In Immunology [serial online]. January 2015;5:1-8.

28. Butterfield L. Dendritic cells in cancer immunotherapy clinical trials: are we making progress?. Frontiers In Immunology [serial online]. November 2013;4:1-22.

29. Human Tumor Antigens and Cancer Immunotherapy. Biomed Research International [serial online]. June 16, 2015;2015:1-17 17p.

30. Morel, P. A., & Turner, M. S. (2010). Designing the optimal vaccine: the importance of cytokines and dendritic cells. Retrieved from https://www.ncbi.nlm.nih.gov/pmc/articles/PMC3149857/

31. Fewkes, N. M., & Mackall, C. L. (2020). Novel gamma-chain cytokines as candidate immune modulators in immune therapies for cancer. Retrieved from https://www.ncbi.nlm.nih.gov/pmc/articles/ PMC6959548/

32. Chijioke, O., & Münz, C. (2013, November 11). Dendritic cell derived cytokines in human natural killer cell differentiation and

activation. Retrieved from https://www.ncbi.nlm.nih.gov/pmc/articles/PMC3822368/

33. Yang, Y.-ting T., Whiteman, M., & Gieseg, S. P. (2011, October 10). HOCl causes necrotic cell death in human monocyte derived macrophages through calcium dependent calpain activation. Retrieved from https://www.sciencedirect.com/science/article/pii/S0167488911002783

34. Baek S, Kim C S, Kim S B, Kim Y M, Kwon S W, Kim Y, Kim H, Lee H. Combination therapy of renal cell carcinoma or breast cancer patients with dendritic cell vaccine and IL-2: results from a phase I/II trial. Journal Of Translational Medicine [serial online]. January 2011;9(1):178-187.

35. Ying J, Yand X, Hao F, Xin X, Wu X, Pang Y. Dendritic cell vaccine treatment of advanced de novo colorectal cancer in renal transplant patients. Indian Journal Of Cancer [serial online]. July 2014;51(3):338-341.

36. Zhu H, Yang X, Pang Y, et al. Immune response, safety, and survival and quality of life outcomes for advanced colorectal cancer patients treated with dendritic cell vaccine and cytokine-induced killer cell therapy. Biomed Research International [serial online]. January 2014;:603871-603871 1p.

37. Shuo W, Yonghua W, Xinsheng W, et al. Silencing B7-H1 enhances the anti-tumor effect of bladder cancer antigen-loaded dendritic cell vaccine in vitro. Oncotargets & Therapy [serial online]. August 2014;7:1389-1395.

38. Katz T, Avivi I, Benyamini N, Rosenblatt J, Avigan D. Dendritic Cell Cancer Vaccines: From the Bench to the Bedside. Rambam Maimonides Medical Journal [serial online]. October 2014;5(4):1-11.

39. "Cancer Facts & Figures 2015." (2015): n. pag. American Cancer Society. Web.

40. Kobayashi M, Shimodaira S, Yonemitsu Y, et al. Prognostic factors related to add-on dendritic cell vaccines on patients with inoperable pancreatic cancer receiving chemotherapy: a multicenter analysis. Cancer Immunology, Immunotherapy [serial online]. August 2014;63(8):797-806.

41. Winter H, van den Engel N, Rüttinger D, et al. Active-specific immunotherapy for non-small cell lung cancer.

Journal Of Thoracic Disease [serial online]. June 2011;3(2):105-114 10p.

42. Steele J, Rao A, Steven N, et al. Phase I/II trial of a dendritic cell vaccine transfected with DNA encoding melan
A and gp100 for patients with metastatic melanoma. Gene Therapy [serial online]. June 2011;18(6):584-593.

43. Dobrovolskienė N, Strioga M, Gudlevičienė Ž, et al. Expression of tolerogenic potential-representing markers
on clinical-grade therapeutic dendritic cell-based cancer vaccines. Acta Medica Lituanica [serial online].
October 2013;20(4):161-173.

44. Le, D. T., & Jaffee, E. M. (2012, July 15). Regulatory T-cell modulation using cyclophosphamide in vaccine approaches: a current perspective. Retrieved from https://www.ncbi.nlm.nih.gov/pmc/articles/PMC3399042/

45. Kalinski, P., Muthuswamy, R., & Urban, J. (2013, March). Dendritic cells in cancer immunotherapy: vaccines and combination immunotherapies. Retrieved from https://www.ncbi.nlm.nih.gov/pmc/articles/PMC6542562/

46. Saxena, M., & Bhardwaj, N. (2018, February). Re-Emergence of Dendritic Cell Vaccines for Cancer Treatment. Retrieved from https://www.ncbi.nlm.nih.gov/pmc/articles/PMC5823288/

47. Mastelic-Gavillet, B., Balint, K., Boudousquie, C., Gannon, P. O., & Kandalaft, L. E. (2019, April 11). Personalized Dendritic Cell Vaccines-Recent Breakthroughs and Encouraging Clinical Results. Retrieved from https://www.ncbi.nlm.nih.gov/pmc/articles/PMC6470191/

48. Lin T, Liang W, Yang N, et al. Rapamycin Promotes Mouse 4T1 Tumor Metastasis that Can Be Reversed by a Dendritic Cell-Based Vaccine. Plos ONE [serial online]. October 2015;10(10):1-21.

49. Gottschalk S, Yu F, Ji M, Kakarla S, Song X. A Vaccine That Co-Targets Tumor Cells and Cancer Associated Fibroblasts Results in Enhanced Antitumor Activity by Inducing Antigen Spreading. Plos ONE [serial online].

50. Wen C, Chen, H, Yang N, et al. Specific microtubule-depolymerizing agents augment efficacy of dendritic cell- based cancer vaccines. Journal Of Biomedical Science [serial online]. January 2011;18(1):44-58.

51. Chen H, Wang P, Yang N, et al. Shikonin induces immunogenic cell death in tumor cells and enhances dendritic cell-based cancer vaccine. Cancer Immunology, Immunotherapy: CII [serial online]. November 2012;61(11):1989-2002.

CAPÍTULO 12

1. Carter, I. (n.d.). The German 'Lightning War' Strategy Of The Second World War. Retrieved from https://www.iwm.org.uk/history/the-german-lightning-war-strategy-of-the-second-world-war

2. World War: After Dunkirk. (1940, June 17). Retrieved from http://content.time.com/time/subscriber/article/0,33009,789869,00.html

3. Rothman, L. (2017, May 25). World War II Dunkirk Evacuation: Read TIME's 1940 Report. Retrieved from https://time.com/4789230/dunkirk-france-world-war-ii-time-report/

4. Operation Dynamo at Dunkirk ends. (2010). Retrieved from https://www.history.com/this-day-in-history/dunkirk-evacuation-ends

5. Tzu, S. (2012). The Art of War. Chapter 11: The Nine Situations. Minneapolis, MN: Filiquarian Publishing.

6. Cannan, E. (1892). The Origin of the Law of Diminishing Returns, 1813-15. The Economic Journal. Volume 2 (5) pp. 53-69.

7. Mold, J. W., Hamm, R. M., & McCarthy, L. H. (2010). The law of diminishing returns in clinical medicine: how much risk reduction is enough? Retrieved from https://www.ncbi.nlm.nih.gov/pubmed/20453183

8. Berg JM, Tymoczko JL, Stryer L. (2002) Biochemistry. 5th edition. New York: W H Freeman.

9. Zheng, H.-C. (2017, July 6). The molecular mechanisms of chemoresistance in cancers. Retrieved from https://www.ncbi.nlm.nih.gov/pmc/articles/PMC5601792/

10. Yu, D. (1998, September). The role of oncogenes in drug resistance. Retrieved from https://www.ncbi.nlm.nih.gov/pmc/articles/PMC3449565/

11. Jasisinki-Bergner, S. Kielstein, H. (n.d.). Adipokines Regulate the Expression of Tumor-Relevant MicroRNAs. Retrieved from https://www.karger.com/Article/Fulltext/496625

12. Magee, P., Shi, L., & Garofalo, M. (2015, December). Role of microRNAs in chemoresistance. Retrieved from https://www.ncbi.nlm.nih.gov/pmc/articles/PMC4690999/

13. Chen, J., Zeng, F., Forrester, S. J., Eguchi, S., Zhang, M., Harris, R. C. (2016). Expression and Function of the Epidermal Growth Factor Receptor in Physiology and Disease. Physiological Reviews. 96:3, 1025-1069

14. Zandi, R., Larsen, A. B., Andersen, P., Stockhausen, M.-T., & Poulsen, H. S. (2007, October). Mechanisms for oncogenic activation of the epidermal growth factor receptor. Retrieved from https://www.ncbi.nlm.nih.gov/pubmed/17681753

15. Minder, P., Zajac, E., Quigley, J. P., & Deryugina, E. I. (2015, August). EGFR regulates the development and microarchitecture of intratumoral angiogenic vasculature capable of sustaining cancer cell intravasation. Retrieved from https://www.ncbi.nlm.nih.gov/pmc/articles/PMC4674488/

16. Mabe, N. W., Fox, D. B., Lupo, R., Decker, A. E., Phelps, S. N., Thompson, J. W., & Alvarez, J. V. (2018, October 1). Epigenetic silencing of tumor suppressor Par-4 promotes chemoresistance in recurrent breast cancer. Retrieved from https://www.jci.org/articles/view/99481

17. Rocha, C. R. R., Silva, M. M., Quinet, A., Cabral-Neto, J. B., & Menck, C. F. M. (2018, September 6). DNA repair pathways and cisplatin resistance: an intimate relationship. Retrieved from https://www.ncbi.nlm.nih.gov/pmc/articles/PMC6113849/

18. Li, X., Zhou, Y., Li, Y., Yang, L., Ma, Y., Peng, X., ... Li, H. (2019, September 9). Autophagy: A novel mechanism of chemoresistance in cancers. Retrieved from https://www.sciencedirect.com/science/article/pii/S075333221932373X

19. Moharil, R. B., Dive, A., Khandekar, S., & Bodhade, A. (2017). Cancer stem cells: An insight. Retrieved from https://www.ncbi.nlm.nih.gov/pmc/articles/PMC5763886/

20. Steinbichler, T. B., Dudás, J., Skvortsov, S., Ganswindt, U., Riechelmann, H., & Skvortsova, I.-I. (2019, March 30). Therapy resistance mediated by exosomes. Retrieved from https://www.ncbi.nlm.nih.gov/pmc/articles/PMC6441190/

21. Zhang, H.-G., & Grizzle, W. E. (2011, March 1). Exosomes and cancer: a newly described pathway of immune suppression. Retrieved from https://www.ncbi.nlm.nih.gov/pmc/articles/PMC3155407/

22. Kim, Ji, S., Kim, Soo, H., Seo, & Rok, Y. (2019, December 20). Understanding of ROS-Inducing Strategy in Anticancer Therapy. Retrieved from https://www.hindawi.com/journals/omcl/2019/5381692/

23. Kurutas, E.B. (2015). The importance of antioxidants which play the role in cellular response against oxidative/nitrosative stress: current state. Nutritrion Journal.d 15 (71). https://doi.org/10.1186/s12937-016-0186-5

24. Saini, Nipun, Yang, & Xiaohe. (2017, October 7). Metformin as an anticancer agent: actions and mechanisms targeting cancer stem cells. Retrieved from https://academic.oup.com/abbs/article/50/2/133/4371596

25. West, J., & Newton, P. K. (2017, December 1). Chemotherapeutic Dose Scheduling Based on Tumor Growth Rates Provides a Case for Low-Dose Metronomic High-Entropy Therapies. Retrieved from https://www.ncbi.nlm.nih.gov/pmc/articles/PMC5712269/

26. Grosso, G. (2018, August 14). Effects of Polyphenol-Rich Foods on Human Health. Retrieved from https://www.ncbi.nlm.nih.gov/pmc/articles/PMC6115785/

27. Mileo, Maria, A., & Stefania. (2015, November 16). Polyphenols as Modulator of Oxidative Stress in Cancer Disease: New Therapeutic Strategies. Retrieved from https://www.hindawi.com/journals/omcl/2016/6475624/

28. Royston, K. J., & Tollefsbol, T. O. (2015, February 1). The Epigenetic Impact of Cruciferous Vegetables on Cancer Prevention. Retrieved from https://www.ncbi.nlm.nih.gov/pmc/articles/PMC4354933/

29. Snyder, V., Reed-Newman, T. C., Arnold, L., Thomas, S. M., & Anant, S. (2018, June 5). Cancer Stem Cell Metabolism and Potential Therapeutic Targets. Retrieved from https://www.ncbi.nlm.nih.gov/pmc/articles/PMC5996058/

30. Jampilek, J., Kos, J., & Kralova, K. (2019, February 19). Potential of Nanomaterial Applications in Dietary Supplements and Foods for Special Medical Purposes. Retrieved from https://www.ncbi.nlm.nih.gov/pmc/articles/PMC6409737/

31. Panda, A. K., Chakraborty, D., Sarkar, I., Khan, T., & Sa, G. (2017, March 31). New insights into therapeutic activity and anticancer properties of curcumin. Retrieved from https://www.ncbi.nlm.nih.gov/pmc/articles/PMC5386596/

32. Kaur, M., & Agarwal, R. (2007, November 1). Silymarin and epithelial cancer chemoprevention: how close we are to bedside? Retrieved from https://www.ncbi.nlm.nih.gov/pmc/articles/PMC2692696/

33. Singhal, K., Raj, N., Gupta, K., & Singh, S. (2017). Probable benefits of green tea with genetic implications. Retrieved from https://www.ncbi.nlm.nih.gov/pmc/articles/PMC5406788/

34. Katiyar, S. K., & Athar, M. (2013, July). Grape seeds: ripe for cancer chemoprevention. Retrieved from https://www.ncbi.nlm.nih.gov/pmc/articles/PMC3710656/

35. Weiskirchen, Sabine, Weiskirchen, & Ralf. (2016, July 11). Resveratrol: How Much Wine Do You Have to Drink to Stay Healthy? Retrieved from https://academic.oup.com/advances/article/7/4/706/4568690

36. Li, W., Liu, J., Fu, W. et al. (2018). 3-O-acetyl-11-keto-β-boswellic acid exerts anti-tumor effects in glioblastoma by arresting cell cycle at G2/M phase. Journal of Experimental Clinical Cancer Research. 37, 132. https://doi.org/10.1186/s13046-018-0805-4

37. Lü, J., Zhang, J., Jiang, C., Deng, Y., Özten, N., & Bosland, M. C. (2016). Cancer chemoprevention research with selenium in the post-

SELECT era: Promises and challenges. Retrieved from https://www.ncbi.nlm.nih.gov/pmc/articles/PMC4822195/

38. Yildiz, A., Kaya, Y., & Tanriverdi, O. (2019, September). Effect of the Interaction Between Selenium and Zinc on DNA Repair in Association With Cancer Prevention. Retrieved from https://www.ncbi.nlm.nih.gov/pmc/articles/PMC6786808/

39. Dhawan, D. K., & Chadha, V. D. (2010, December). Zinc: a promising agent in dietary chemoprevention of cancer. Retrieved from https://www.ncbi.nlm.nih.gov/pmc/articles/PMC3102454/

40. Vučetić, M., Cormerais, Y., Parks, S. K., & Pouysségur, J. (2017, December 21). The Central Role of Amino Acids in Cancer Redox Homeostasis: Vulnerability Points of the Cancer Redox Code. Retrieved from https://www.ncbi.nlm.nih.gov/pmc/articles/PMC5742588/

41. Lee, J. Y., Sim, T.-B., Lee, J.-E., & Na, H.-K. (2017, July). Chemopreventive and Chemotherapeutic Effects of Fish Oil derived Omega-3 Polyunsaturated Fatty Acids on Colon Carcinogenesis. Retrieved from https://www.ncbi.nlm.nih.gov/pmc/articles/PMC5539209/

42. Shimizu, Y. et al. (2019). Amelioration of Radiation Enteropathy by Dietary Supplementation With Reduced Coenzyme Q10. Advances in Radiation Oncology, Volume 4 (2) pp. 237 – 245.

43. Giammanco, M. (n.d.). Vitamin D in cancer chemoprevention. Retrieved from https://www.tandfonline.com/doi/full/10.3109/13880209.2014.988274

44. The Role of Cyclooxgenase-2 (COX-2) in Breast Cancer, and Implications of COX-2 Inhibition. (2002). European Journal of Surgical Oncology (EJSO), 28(1), 96. doi: 10.1053/ejso.2001.1227

45. Cechin, S. R., & Buchwald, P. (2014, July). Effects of representative glucocorticoids on TNFα- and CD40L-induced NF-κB activation in sensor cells. Retrieved from https://www.ncbi.nlm.nih.gov/pmc/articles/PMC4049353/

46. McCarty, M. F., & Block, K. I. (2006, September). Preadministration of high-dose salicylates, suppressors of NF-kappaB activation, may increase the chemosensitivity of many cancers: an example of proapoptotic signal modulation therapy. Retrieved from https://www.ncbi.nlm.nih.gov/pubmed/16880431

47. McCarty, M. F., Barroso-Aranda, J., & Contreras, F. (2010, May). Practical strategies for suppressing hypoxia-inducible factor activity in cancer therapy. Retrieved from https://www.ncbi.nlm.nih.gov/pubmed/20089365

48. Raina, K., Agarwal, C., & Agarwal, R. (2013, March). Effect of silibinin in human colorectal cancer cells: targeting the activation of NF-κB signaling. Retrieved from https://www.ncbi.nlm.nih.gov/pmc/articles/PMC3563833/

CAPÍTULO 13

1. Lohnes, K., & Sommerville, D. (2019, July 5). Battle of Thermopylae. Retrieved from https://www.britannica.com/event/Battle-of-Thermopylae-Greek-history-480-BC.

2. Nunnari, G., (Producer), Canton, M. (Producer) & Snyder, Z. (Director). (2007). 300 [Motion Picture]. USA: Legendary Pictures.

3. Tzu, S. (2012). The Art of War. Minneapolis, MN: Filiquarian Publishing.

4. Jemal, A., Ward, E. M., Johnson, C. J., Cronin, K. A., Ma, J., Ryerson, B., & Weir, H. K. (2017). Annual Report to the Nation on the Status of Cancer, 1975-2014, Featuring Survival. Retrieved from https://www.ncbi.nlm.nih.gov/pmc/articles/PMC5409140/.

5. Hiom, S. C. (2015). Diagnosing cancer earlier: reviewing the evidence for improving cancer survival. Retrieved from https://www.ncbi.nlm.nih.gov/pmc/articles/PMC4385969/.

6. Miglioretti, D. L., Lange, J., van den Broek, J. J., Lee, C. I., van Ravesteyn, N. T., Ritley, D., & Hubbard, R. A. (2016). Radiation-Induced Breast Cancer Incidence and Mortality From Digital Mammography Screening: A Modeling Study. Retrieved from https://www.ncbi.nlm.nih.gov/pmc/articles/PMC4878445/.

7. Pilevarzadeh, M. (2016, September). Women's Perspective of Breast Self-examination. Retrieved from https://www.ncbi.nlm.nih.gov/pmc/articles/PMC5080410/.

8. Hackshaw, A. K., & Paul, E. A. (2003, April 1). Breast self-examination and death from breast cancer: a meta-analysis. Retrieved from https://www.nature.com/articles/6600847.

9. Sood, R., Rositch, A. F., Shakoor, D., Ambinder, E., Pool, K. L., & Pollack, E. (2019, August 27). Ultrasound for Breast Cancer Detection Globally: A Systematic Review and Meta-Analysis. Retrieved from https://ascopubs.org/doi/full/10.1200/JGO.19.00127.

10. Rebolj, M., Assi, V., Brentnall, A., Parmar, D., & Duffy, S. W. (2018, May 8). Addition of ultrasound to mammography in the case of dense breast tissue: systematic review and meta-analysis. Retrieved from https://www.nature.com/articles/s41416-018-0080-3.

11. Lee, S. Y., Park, H. J., Kim, M. S., Rho, M. H., & Han, C. H. (2018, November 21). An initial experience with the use of whole body MRI for cancer screening and regular health checks. Retrieved from https://www.ncbi.nlm.nih.gov/pmc/articles/PMC6248944/.

12. Jones, D., Friend, C., Dreher, A., Allgar, V., & Macleod, U. (2018, June 2). The diagnostic test accuracy of rectal examination for prostate cancer diagnosis in symptomatic patients: a systematic review. Retrieved from https://www.ncbi.nlm.nih.gov/pmc/articles/PMC5985061/.

13. Li, D. (2018). Recent advances in colorectal cancer screening. Retrieved from https://www.ncbi.nlm.nih.gov/pmc/articles/PMC6160607/.

14. Bénard, F., Barkun, A. N., Martel, M., & von Renteln, D. (2018). Systematic review of colorectal cancer screening guidelines for average-risk adults: Summarizing the current global recommendations. Retrieved from https://www.ncbi.nlm.nih.gov/pmc/articles/PMC5757117/.

15. Kim, S. Y., Kim, H.-S., & Park, H. J. (2019, January 14). Adverse events related to colonoscopy: Global trends and future challenges. Retrieved from https://www.ncbi.nlm.nih.gov/pmc/articles/PMC6337013/.

16. Neal, R. D., Barham, A., Bongard, E., Edwards, R. T., Fitzgibbon, J., Griffiths, G., ... Hurt, C. N. (2017, January). Immediate chest X-ray for patients at risk of lung cancer presenting in primary care: randomised controlled feasibility trial. Retrieved from https://www.ncbi.nlm.nih.gov/pmc/articles/PMC5294478/.

17. Powell, A. C., Mirhadi, A. J., Loy, B. A., Happe, L. E., Long, J. W., Kren, E. M., & Gupta, A. K. (n.d.). Presentation at computed tomography (CT) scan of the thorax and first year diagnostic and treatment utilization among patients diagnosed with lung cancer. Retrieved from https://journals.plos.org/plosone/article?id=10.1371/journal.pone.0181319.

18. Pauwels, E. K. J., Coumou, A. W., Kostkiewicz, M., & Kairemo, K. (2013). [^{18}F]fluoro-2-deoxy-d-glucose positron emission tomography/computed tomography imaging in oncology: initial staging and evaluation of cancer therapy. Retrieved from https://www.ncbi.nlm.nih.gov/pmc/articles/PMC5586772/.

19. Griffeth, L. K. (2005, October). Use of PET/CT scanning in cancer patients: technical and practical considerations. Retrieved from https://www.ncbi.nlm.nih.gov/pmc/articles/PMC1255942/.

20. Hu, C., Liu, C.-P., Cheng, J.-S., Chiu, Y.-L., Chan, H.-P., & Peng, N.-J. (2016, November). Application of whole-body FDG-PET for cancer screening in a cohort of hospital employees. Retrieved from https://www.ncbi.nlm.nih.gov/pmc/articles/PMC5591093/.

21. Chien, J., & Poole, E. M. (2017). Ovarian Cancer Prevention, Screening, and Early Detection: Report From the 11th Biennial Ovarian Cancer Research Symposium. Retrieved from https://www.ncbi.nlm.nih.gov/pmc/articles/PMC6154781/.

22. Nagpal, M., Singh, S., Singh, P., Chauhan, P., & Zaidi, M. A. (2016). Tumor markers: A diagnostic tool. Retrieved from https://www.ncbi.nlm.nih.gov/pmc/articles/PMC5242068/.

23. Etzioni, Ruth, Penson, F., D., Legler, M., J., ... J., E. (2002, July 3). Overdiagnosis Due to Prostate-Specific Antigen Screening: Lessons From U.S. Prostate Cancer Incidence Trends. Retrieved from https://academic.oup.com/jnci/article/94/13/981/2519795.

24. Shyamala, K., Girish, H. C., & Murgod, S. (2014, January). Risk of tumor cell seeding through biopsy and aspiration cytology. Retrieved from https://www.ncbi.nlm.nih.gov/pmc/articles/PMC4015162/.

25. How Cancer Is Diagnosed. (n.d.). Retrieved from https://www.cancer.gov/about-cancer/diagnosis-staging/diagnosis.

26. Gaya, A., Giakoustidis, A., Winslet, M., & Mudan, S. (2015, December 21). Tumor Biology: Is It Time to Redefine Unresectability? An Extraordinary Case of Gastroesophageal Junctional Adenocarcinoma. Retrieved from https://www.ncbi.nlm.nih.gov/pmc/articles/PMC4725854/.

27. Survival Rates for Kidney Cancer. (n.d.). Retrieved from https://www.cancer.org/cancer/kidney-cancer/detection-diagnosis-staging/survival-rates.html.

28. Reyes-Botero, G., Mokhtari, K., Martin-Duverneuil, N., Delattre, J.-Y., & Laigle-Donadey, F. (2012). Adult brainstem gliomas. Retrieved from https://www.ncbi.nlm.nih.gov/pmc/articles/PMC3316925/.

29. Curigliano, G., Criscitiello, C., Esposito, A., Fumagalli, L., Gelao, L., Locatelli, M., ... Goldhirsch, A. (2013, September). Best management of locally advanced inoperable breast cancer. Retrieved from https://www.ncbi.nlm.nih.gov/pmc/articles/PMC4041552/.

30. Catena, F., De Simone, B., Coccolini, F. et al. (2019). Bowel obstruction: a narrative review for all physicians. World J Emerg Surg 14, 20. doi:10.1186/s13017-019-0240-7

31. Schorge, J. O., McCann, C., & Del Carmen, M. G. (2010). Surgical debulking of ovarian cancer: what difference does it make? Retrieved from https://www.ncbi.nlm.nih.gov/pmc/articles/PMC3046749/.

32. Reyal, F., Hamy, A. S., & Piccart, M. J. (2018, May 17). Neoadjuvant treatment: the future of patients with breast cancer. Retrieved from https://www.ncbi.nlm.nih.gov/pmc/articles/PMC5976132/.

33. Lee, Y. S., Lee, J.-C., Yang, S. Y., Kim, J., & Hwang, J.-H. (2019, October 30). Neoadjuvant therapy versus upfront surgery in resectable pancreatic cancer according to intention-to-treat and per-protocol analysis: A systematic review and meta-analysis. Retrieved from https://www.nature.com/articles/s41598-019-52167-9.

34. National Cancer Institute. (Ed.). (n.d.). Cancer Staging. Retrieved from https://www.cancer.gov/about-cancer/diagnosis-staging/staging

35. Saraee, A., Vahedian-Ardakani, J., Saraee, E. et al. (2015). Whipple procedure: a review of a 7-year clinical experience in a referral center for hepatobiliary and pancreas diseases. World Journal of Surgical Oncology. 13 (98). https://doi.org/10.1186/s12957-015-0523-8

36. Brouwer, N. P. M., Bos, A. C. R. K., Lemmens, V. E. P. P., Tanis, P. J., Hugen, N., Nagtegaal, I. D., ... Verhoeven, R. H. A. (2018). An overview of 25 years of incidence, treatment and outcome of colorectal cancer patients. Retrieved from https://www.ncbi.nlm.nih.gov/pmc/articles/PMC6282554/

37. NCI Dictionary of Cancer Terms. (n.d.). Retrieved from https://www.cancer.gov/publications/dictionaries/cancer-terms/search?contains=false&q=advance+staged+cancer

38. NCI Dictionary of Cancer Terms. (n.d.). Retrieved from https://www.cancer.gov/publications/dictionaries/cancer-terms/def/advanced-cancer

39. Cho, H., Mariotto, A. B., Schwartz, L. M., Luo, J., & Woloshin, S. (2014, November). When do changes in cancer survival mean progress? The insight from population incidence and mortality. Retrieved from https://www.ncbi.nlm.nih.gov/pmc/articles/PMC4841163/

40. Browse the SEER Cancer Statistics Review 1975-2016. (n.d.). Retrieved from https://seer.cancer.gov/csr/1975_2016/browse_csr.php

41. Contreras, F., McCarty, M. (n.d.). Patients with Metastatic Cancer Treated with Integrative Regulatory Therapies . Retrieved February 17, 2020, from https://www.townsendletter.com/AugSept2012/metastatic0812.html

CAPÍTULO 14

1. Four Humors - And there's the humor of it: Shakespeare and the four humors. (2013). Retrieved from https://www.nlm.nih.gov/exhibition/shakespeare/fourhumors.html.
2. Lagay, F. (2002, July 1). The Legacy of Humoral Medicine. Retrieved from https://journalofethics.ama-assn.org/article/legacy-humoral-medicine/2002-07.
3. Howart, E. (2002, June 4). Mood differences between the four Galen personality types: choleric, sanguine, phlegmatic, melancholic. Retrieved from https://www.sciencedirect.com/science/article/abs/pii/019188698890044X.
4. Klein, D. N., Kotov, R., & Bufferd, S. J. (2011). Personality and depression: explanatory models and review of the evidence. Retrieved from https://www.ncbi.nlm.nih.gov/pmc/articles/PMC3518491/.
5. Kennedy, Daniel. (Producer & Director). (2020). Healthy Long Life [Documentary Series]. United States: Eagle's Flight Studio.
6. Höckel M, Vaupel P.(2001). Tumor hypoxia: definitions and current clinical, biologic, and molecular aspects. J Natl Cancer Inst. 93(4):266-76.
7. Buffa FM, Harris AL, West CM, Miller CJ. Large meta-analysis of multiple cancers reveals a common, compact and highly prognostic hypoxia metagene. Br J Cancer. 2010 Jan 19;102(2):428-35. Erratum in: Br J Cancer. 2010 Sep 7;103(6):929.
8. Parks S, Mazure N, Counillon L, Pouysségur J. Hypoxia promotes tumor cell survival in acidic conditions by preserving ATP levels. Journal of Cellular Physiology [serial online]. September 2013;228(9):1854-1862.
9. Elvis AM. Ekta JS. (2011) Ozone therapy: A clinical review. Journal of Natural Science Biology & Medicine. 2(1):66-70.
10. Cassileth B. (2009) Oxygen therapies. Oncology (Williston Park). 23(13):1182.
11. Guanche D, Zamora Z, Gonzales R, et al. Effect of Ozone/oxygen mixture on systemic oxidative stress and organic damage. Toxicology Mechanisms and Methods [serial online]. January 2010;20(1):25-30.
12. Clavo, Bernardino, Juan L. Pérez, Laura López, Gerardo Suárez, Marta Lloret, Victor Rodríguez, David Macías, Maite Santana, María A.

Hernández, Roberto Martín-Oliva, and Francisco Robaina. "Ozone Therapy for Tumor Oxygenation: A Pilot Study." Evidence-based Complementary and Alternative Medicine. Oxford University Press, n.d. Web. 12 Oct. 2015.Bocci V., Larini A., Micheli V. (2005). Restoration of normoxia by Ozone therapy may control neoplastic growth: A review and a working hypothesis. Journal of Alternative and Complementary Medicine. 11 (2): pp 257-265.

13. Burke FJ.(2012). Ozone and caries: a review of the literature. Dent Update. 39(4):271-2, 275-8. European Cooperation of Medical Ozone Societies EUROCOOP (Ärztliche Gesellschaft für Ozon-Anwendung in Prävention und Therapie). Information for patients.

14. Sagai M., Bocci V. (2011). Med Gas Res. 2011 Dec 20;1:29. Mechanisms of action involved in Ozone therapy: Is healing induced via a mild oxidative stress? Medical Gas Research. 1 (1). Article Number: 29.

15. Bocci V.A.(2006). Scientific and medical aspects of Ozone therapy. State of the Art. Archives of Medical Research. 37 (4) (pp 425-435).

16. FalK SJ, War R, Bleehen NM. The influence of carbogen breathing on tumor tissue oxygenation in man evaluated by computerized pO2 histography. British Journal of Cancer. 1992;66:919-24.

17. Bucci B., Cannizzaro A., Brunetti E., Martinelli M. Ozone treatment inhibits proliferation in human neuroblastoma SK-N-SH cells. Rivista Italiana di Ossigeno-Ozonoterapia. 5 (2) (pp 85-92), 2006.

18. Sweet F., Kao M., Lee S., Hagar W., Sweet W. Ozone selectively inhibits growth of human cancer cells. Science. 209 (4459) (pp931-993), 1980.

19. Schulz S, Haussler U, Mandic R, Heverhagen JT, Neubauer A, Dunne AA et al. Treatment with Ozone/oxygen-pneumoperitoneum results in complete remission of rabbit squamous cell carcinomas. Int J Cancer 2008; 122(10):2360-2367.

20. Cannizzaro A, Verga Falzacappa C, Martinelli M, Misiti S, Brunetti E, Bucci B. O(2/3) exposure inhibits cell progression affecting cyclin B1/cdk1 activity in SK-N-SH while induces apoptosis in SK-N-DZ neuroblastoma cells. Journal of Cellular Physiology [serial online]. October 2007;213(1):115-125.

21. Menéndez S, Cepero J, Borrego L. Ozone therapy in cancer treatment: state of the art. Ozone: Science & Engineering [serial online]. November 2008;30(6):398-404.

22. Clavo B, Ruiz A, Lloret M, López L, Suárez G, Macías D, Rodríguez V, Hernández MA, Martín-Oliva R, Quintero S, Cuyás JM, Robaina F. Adjuvant Ozone therapy in advanced head and neck tumors: a comparative study. Evid Based Complement Alternat Med. 2004 Dec;1(3):321-325. Epub 2004 Oct 16.

23. Zanker KS, Kroczek R. In vitro synergistic activity of 5-fluorouracil with low-dose Ozone against a chemoresistant tumor cell line and fresh human tumor cells. Chemotherapy 1990; 36(2):147-154.

24. Liu Q, He X. Clinical evaluation of sequential medical Ozone therapy for the primary liver cancer patients after trans-arterial chemoembolization. International Journal of Ozone Therapy [serial online]. April 2012;11(1):53-55.

25. Parkhisenko I, Bil'chenko SV.(2003). [The Ozone therapy in patients with mechanical jaundice of tumorous genesis]. Vestn Khir Im I I Grek 162(5):85-87.

26. Clavo B., Santana-Rodriguez N., Llontop P., et al. "Ozone Therapy in the Management of Persistent Radiation-Induced Rectal Bleeding in Prostate Cancer Patients," Evidence-Based Complementary and Alternative Medicine, vol. 2015, Article ID 480369, 7 pages, 2015.

27. Sonkin, P. L., Chen, L. E., Seaber, A. V., & Hatchell, D. L. (1992, June). Vasodilator action of Pentoxifylline on microcirculation of rat cremaster muscle. Retrieved from https://www.ncbi.nlm.nih.gov/pubmed/1595940.s

28. Hood SC, Moher D, Barber GG. Management of intermittent claudication with Pentoxifylline: meta-analysis of randomized controlled trials. CMAJ 1996 October 15;155(8):1053-9.

29. Salhiyyah K, Senanayake E, Abdel-Hadi M, Booth A, Michaels JA. Pentoxifylline for intermittent claudication. Cochrane Database Syst Rev 2012;1:CD005262.

30. Curjuric I, Imboden M, Adam M et al. Serum bilirubin is associated with lung function in a Swiss general population sample. Eur Respir J 2014 May;43(5):1278-88.

31. Ott E, Lechner H, Fazekas F. Hemorheological effects of Pentoxifylline on disturbed flow behavior of blood in patients with cerebrovascular insufficiency. Eur Neurol 1983;22 Suppl 1:105-7.

32. Strano A, Davi G, Avellone G, Novo S, Pinto A. Double-blind, crossover study of the clinical efficacy and the hemorheological effects of Pentoxifylline in patients with occlusive arterial disease of the lower limbs. Angiology 1984 July;35(7):459-66.

33. Perego MA, Sergio G, Artale F, Giunti P, Danese C. Haemorrheological improvement by Pentoxifylline in patients with peripheral arterial occlusive disease. Curr Med Res Opin 1986;10(2):135-8.

34. Soria J, Giovannangeli ML, Jolchine IE, Chassoux G. Pentoxifylline, fibrinogen and leukocytes. Blood Coagul Fibrinolysis 1990 October;1(4-5):485-7.

35. Fossat C, Fabre D, Alimi Y et al. Leukocyte activation study during occlusive arterial disease of the lower limb: effect of Pentoxifylline infusion. J Cardiovasc Pharmacol 1995;25 Suppl 2:S96-100.

36. Armstrong M, Jr., Needham D, Hatchell DL, Nunn RS. Effect of Pentoxifylline on the flow of polymorphonuclear leukocytes through a model capillary. Angiology 1990 April;41(4):253-62.

37. Munn LL. Aberrant vascular architecture in tumors and its importance in drug-based therapies. Drug Discov Today 2003 May 1;8(9):396-403.

38. Song CW, Hasegawa T, Kwon HC, Lyons JC, Levitt SH. Increase in tumor oxygenation and radiosensitivity caused by Pentoxifylline. Radiat Res 1992 May;130(2):205-10.

39. Lee I, Boucher Y, Demhartner TJ, Jain RK. Changes in tumour blood flow, oxygenation and interstitial fluid pressure induced by Pentoxifylline. Br J Cancer 1994 March;69(3):492-6.

40. Song CW, Makepeace CM, Griffin RJ et al. Increase in tumor blood flow by Pentoxifylline. Int J Radiat Oncol Biol Phys 1994 June 15;29(3):433-7.

41. Honess DJ, Andrews MS, Ward R, Bleehen NM. Pentoxifylline increases RIF-1 tumour pO2 in a manner compatible with its ability to increase relative tumour perfusion. Acta Oncol 1995;34(3):385-9.
42. Kelleher DK, Thews O, Vaupel P. Regional perfusion and oxygenation of tumors upon methylxanthine derivative administration. Int J Radiat Oncol Biol Phys 1998 November 1;42(4):861-4.
43. Collingridge DR, Rockwell S. Pentoxifylline improves the oxygenation and radiation response of BA1112 rat rhabdomyosarcomas and EMT6 mouse mammary carcinomas. Int J Cancer 2000 October 20;90(5):256-64.
44. Lee I, Biaglow JE, Lee J, Cho MJ. Physiological mechanisms of radiation sensitization by Pentoxifylline. Anticancer Res 2000 November;20(6B):4605-9.
45. Bennewith KL, Durand RE. Drug-induced alterations in tumour perfusion yield increases in tumour cell radiosensitivity. Br J Cancer 2001 November 16;85(10):1577-84.
46. Sibtain A, Hill S, Goodchild K, Shah N, Saunders M, Hoskin PJ. The modification of human tumour blood flow using Pentoxifylline, nicotinamide and carbogen. Radiother Oncol 2002 January;62(1):69-76.
47. Zywietz F, Bohm L, Sagowski C, Kehrl W. Pentoxifylline enhances tumor oxygenation and radiosensitivity in rat rhabdomyosarcomas during continuous hyperfractionated irradiation. Strahlenther Onkol 2004 May;180(5):306-14.
48. Tanaka, Y., Saihara, Y., Izumotani, K., & Nakamura, H. (2019, January 9). Daily ingestion of alkaline electrolyzed water containing hydrogen influences human health, including gastrointestinal symptoms. Retrieved from https://www.ncbi.nlm.nih.gov/pmc/articles/PMC6352572/.
49. Zhang, H. (2017, March). Will cancer cells be defeated by sodium bicarbonate? Retrieved from https://www.ncbi.nlm.nih.gov/pmc/articles/PMC5954837/.
50. Robey, I. F., & Nesbit, L. A. (2013). Investigating mechanisms of alkalinization for reducing primary breast tumor invasion. Retrieved from https://www.ncbi.nlm.nih.gov/pmc/articles/PMC3722989/.

51. Griffiths, J. R. (1991, September). Are cancer cells acidic? Retrieved from https://www.ncbi.nlm.nih.gov/pmc/articles/PMC1977628/?page=2.

52. Yan, D., Cui, H., Zhu, W., Talbot, A., Zhang, L. G., Sherman, J. H., & Keidar, M. (2017, September 7). The Strong Cell-based Hydrogen Peroxide Generation Triggered by Cold Atmospheric Plasma. Retrieved from https://www.nature.com/articles/s41598-017-11480-x

53. Aykin-Burns, N., Ahmad, I. M., Zhu, Y., Oberley, L. W., & Spitz, D. R. (2009, February 15). Increased levels of superoxide and H2O2 mediate the differential susceptibility of cancer cells versus normal cells to glucose deprivation. Retrieved from https://www.ncbi.nlm.nih.gov/pmc/articles/PMC2678564/

54. Ríos-Arrabal, S., Artacho-Cordón, F., León, J., Román-Marinetto, E., Del Mar Salinas-Asensio, M., Calvente, I., & Núñez, M. I. (2013, August 27). Involvement of free radicals in breast cancer. Retrieved from https://www.ncbi.nlm.nih.gov/pmc/articles/PMC3765596/

55. Puppo, A., & Halliwell, B. (1988, January 1). Formation of hydroxyl radicals from hydrogen peroxide in the presence of iron. Is haemoglobin a biological Fenton reagent? Retrieved from https://www.ncbi.nlm.nih.gov/pmc/articles/PMC1148683/

56. Ahmed K, Zaidi S. Treating cancer with heat: hyperthermia as promising strategy to enhance apoptosis. JPMA. The Journal Of The Pakistan Medical Association [serial online]. April 2013;63(4):504-508.

57. Qin S, Xu C, Ren H, et al. Hyperthermia induces apoptosis by targeting Survivin in esophageal cancer. Oncology Reports [serial online]. November 2015;34(5):2656-2664.

58. Mantso, T., Vasileiadis, S., Anestopoulos, I., Voulgaridou, G. P., Lampri, E., Botaitis, S., ... Panayiotidis, M. I. (2018, July 16). Hyperthermia induces therapeutic effectiveness and potentiates adjuvant therapy with non-targeted and targeted drugs in an in vitro model of human malignant melanoma. Retrieved from https://www.ncbi.nlm.nih.gov/pmc/articles/PMC6048057/

59. McCarty, M. F., & Contreras, F. (2014, September 16). Increasing Superoxide Production and the Labile Iron Pool in Tumor Cells may Sensitize Them to Extracellular Ascorbate. Retrieved from https://www.ncbi.nlm.nih.gov/pmc/articles/PMC4165285/

CAPÍTULO 15

1. Dylan, B. (1967). All Along The Watchtower. John Wesley Harding. Columbia Studio A. Nashville, TN.
2. Hendrix, J. (1968). All Along The Watchtower. Electric Ladyland. Olympic Stadium, London, UK. Record Plant & Mayfair, New York, NY. Rolling Stone. (2019, July 29).
3. Rolling Stone. (2019, July 29). 500 Greatest Songs of All Time. Retrieved from https://www.rollingstone.com/music/music-lists/500-greatest-songs-of-all-time-151127/.
4. Holy Bible Modern English Version. (2014). Isaiah 21:5-9. Lake Mary, FL: Charisma House.
5. Understanding Laboratory Tests Fact Sheet. (n.d.). Retrieved from https://www.cancer.gov/about-cancer/diagnosis-staging/understanding-lab-tests-fact-sheet.
6. Brady, A. P. (2017, February). Error and discrepancy in radiology: inevitable or avoidable? Retrieved from https://www.ncbi.nlm.nih.gov/pmc/articles/PMC5265198/.
7. Reiner, R. (Producer & Director). (2007). The Bucket List [Motion Picture]. USA: Castle Rock Entertainment.
8. Kessler, D., & Kübler-Ross, E. (n.d.). Retrieved from https://grief.com/the-five-stages-of-grief/.
9. Frankl, V. E., & Lasch, H. (1962). Mans search for meaning: an introduction to logotheraphy. London: Hodder and Stoughton.
10. Ross, M., Stoll, S. (2016). Change: Transforming Yourself and Your Body into the Person You Want to Be. Square One Publishers.
11. Contreras, F., Kennedy, D. (2013). 50 Critical Cancer Answers. Sydney:Authentic Media.
12. Sherpa. (n.d.). Retrieved from https://www.merriam-webster.com/dictionary/Sherpa.
13. Shanmugam, M. K., Kannaiyan, R., Sethi, G. Targeting Cell Signaling and Apoptotic Pathways by Dietary Agents: Role in the Prevention and Treatment of Cancer. Nutrition & Cancer, S1(63.2):1616-173.

14. Malaguti-Boyle, M. (2014). Can Spices Modify the Cancer Cell Signaling Pathway? Journal of the Australian Traditional-Medicine Society, 20(1), 32–37.

15. Meyts, P. D. (2016, April 27). The Insulin Receptor and Its Signal Transduction Network. Retrieved from https://www.ncbi.nlm.nih.gov/books/NBK378978/.

16. Fürstenberger, G., & Senn, H.-J. (2002, May). Insulin-like growth factors and cancer. Retrieved from https://www.ncbi.nlm.nih.gov/pubmed/12067807.

17. Allen, N. E., Appleby, P. N., Davey, G. K., Kaaks, R., Rinaldi, S., & Key, T. J. (2002, November). The associations of diet with serum insulin-like growth factor I and its main binding proteins in 292 women meat-eaters, vegetarians, and vegans. Retrieved from https://www.ncbi.nlm.nih.gov/pubmed/12433724.

18. McCarty MF, Barroso-Aranda J, Contreras F. (2009, Febraury). The low-methionine content of vegan diets may make methionine restriction feasible as a life extension strategy. Med Hypotheses. 72(2):125-8.

19. Richardson, J. L., Shelton, D. R., Krailo, M., Levine, A. M. (1990, February). The effect of compliance with treatment on survival among patients with hematologic malignancies. Journal of Clinical Oncology. 8, (2) pp. 356-364.

20. Hebert-Croteau, N., Brisson J., Latreille, J., Rivard, M., Abdelaziz, N., Martin, G. (2004, September). Compliance With Consensus Recommendations for Systemic Therapy Is Associated With Improved Survival of Women With Node-Negative Breast Cancer. Journal of Clinical Oncology, 22(18) pp. 3685-3693.

21. Moharil, R. B., Dive, A., Khandekar, S., & Bodhade, A. (2017). Cancer stem cells: An insight. Retrieved from https://www.ncbi.nlm.nih.gov/pmc/articles/PMC5763886/.

22. Zhou G, Myers R, Li Y et al. Role of AMP-activated protein kinase in mechanism of Metformin action. J Clin Invest 2001 October;108(8):1167-74.

23. Musi N, Hirshman MF, Nygren J et al. Metformin increases AMP-activated protein kinase activity in skeletal muscle of subjects with type 2 diabetes. Diabetes 2002 July;51(7):2074-81.

24. An H, He L. Current understanding of Metformin effect on the control of hyperglycemia in diabetes. J Endocrinol 2016 March;228(3):R97-R106.

25. Decensi A, Puntoni M, Goodwin P et al. Metformin and cancer risk in diabetic patients: a systematic review and meta-analysis. Cancer Prev Res (Phila) 2010 November;3(11):1451-61.

26. Zhang ZJ, Zheng ZJ, Kan H et al. Reduced risk of colorectal cancer with Metformin therapy in patients with type 2 diabetes: a meta-analysis. Diabetes Care 2011 October;34(10):2323-8.

27. Noto H, Goto A, Tsujimoto T, Noda M. Cancer risk in diabetic patients treated with Metformin: a systematic review and meta-analysis. PLoS ONE 2012;7(3):e33411.

28. Soranna D, Scotti L, Zambon A et al. Cancer risk associated with use of Metformin and sulfonylurea in type 2 diabetes: a meta-analysis. Oncologist 2012;17(6):813-22.

29. Singh S, Singh PP, Singh AG, Murad MH, Sanchez W. Anti-diabetic medications and the risk of hepatocellular cancer: a systematic review and meta-analysis. Am J Gastroenterol 2013 June;108(6):881-91.

30. Franciosi M, Lucisano G, Lapice E, Strippoli GF, Pellegrini F, Nicolucci A. Metformin therapy and risk of cancer in patients with type 2 diabetes: systematic review. PLoS ONE 2013;8(8):e71583.

31. Singh S, Singh H, Singh PP, Murad MH, Limburg PJ. Antidiabetic medications and the risk of colorectal cancer in patients with diabetes mellitus: a systematic review and meta-analysis. Cancer Epidemiol Biomarkers Prev 2013 December;22(12):2258-68.

32. Wang Z, Lai ST, Xie L et al. Metformin is associated with reduced risk of pancreatic cancer in patients with type 2 diabetes mellitus: a systematic review and meta-analysis. Diabetes Res Clin Pract 2014 October;106(1):19-26.

33. Zhang ZJ, Bi Y, Li S et al. Reduced risk of lung cancer with Metformin therapy in diabetic patients: a systematic review and meta-analysis. Am J Epidemiol 2014 July 1;180(1):11-4.

34. Yu H, Yin L, Jiang X et al. Effect of Metformin on cancer risk and treatment outcome of prostate cancer: a meta-analysis of epidemiological observational studies. PLoS ONE 2014;9(12):e116327.

35. Zhu N, Zhang Y, Gong YI, He J, Chen X. Metformin and lung cancer risk of patients with type 2 diabetes mellitus: A meta-analysis. Biomed Rep 2015 March;3(2):235-41.

36. Wu L, Zhu J, Prokop LJ, Murad MH. Pharmacologic Therapy of Diabetes and Overall Cancer Risk and Mortality: A Meta-Analysis of 265 Studies. Sci Rep 2015;5:10147.

37. Yang T, Yang Y, Liu S. Association between Metformin Therapy and Breast Cancer Incidence and Mortality: Evidence from a Meta-Analysis. J Breast Cancer 2015 September;18(3):264-70.

38. Zhang ZJ, Li S. The prognostic value of Metformin for cancer patients with concurrent diabetes: a systematic review and meta-analysis. Diabetes Obes Metab 2014 August;16(8):707-10.

39. Yin M, Zhou J, Gorak EJ, Quddus F. Metformin is associated with survival benefit in cancer patients with concurrent type 2 diabetes: a systematic review and meta-analysis. Oncologist 2013;18(12):1248-55.

40. Mei ZB, Zhang ZJ, Liu CY et al. Survival benefits of Metformin for colorectal cancer patients with diabetes: a systematic review and meta-analysis. PLoS ONE 2014;9(3):e91818.

41. Raval AD, Thakker D, Vyas A, Salkini M, Madhavan S, Sambamoorthi U. Impact of Metformin on clinical outcomes among men with prostate cancer: a systematic review and meta-analysis. Prostate Cancer Prostatic Dis 2015 June;18(2):110-21.

42. Hwang IC, Park SM, Shin D, Ahn HY, Rieken M, Shariat SF. Metformin association with lower prostate cancer recurrence in type 2 diabetes: a systematic review and meta-analysis. Asian Pac J Cancer Prev 2015;16(2):595-600.

43. Zhang JW, Sun Q. Metformin may improve the prognosis of patients with pancreatic cancer. Asian Pac J Cancer Prev 2015;16(9):3937-40.

44. Stopsack KH, Ziehr DR, Rider JR, Giovannucci EL. Metformin and prostate cancer mortality: a meta-analysis. Cancer Causes Control 2016 January;27(1):105-13.

45. McCarty MF. mTORC1 activity as a determinant of cancer risk--rationalizing the cancer-preventive effects of adiponectin, Metformin, rapamycin, and low-protein vegan diets. Med Hypotheses 2011 October;77(4):642-8.

46. Liu B, Fan Z, Edgerton SM et al. Metformin induces unique biological and molecular responses in triple negative breast cancer cells. Cell Cycle 2009 July 1;8(13):2031-40.

47. Hirsch HA, Iliopoulos D, Tsichlis PN, Struhl K. Metformin selectively targets cancer stem cells, and acts together with chemotherapy to block tumor growth and prolong remission. Cancer Res 2009 October 1;69(19):7507-11.

48. Liu J, Li M, Song B et al. Metformin inhibits renal cell carcinoma in vitro and in vivo xenograft. Urol Oncol 2013 February;31(2):264-70.

49. Kato K, Gong J, Iwama H et al. The antidiabetic drug Metformin inhibits gastric cancer cell proliferation in vitro and in vivo. Mol Cancer Ther 2012 March;11(3):549-60.

50. Qu Z, Zhang Y, Liao M, Chen Y, Zhao J, Pan Y. In vitro and in vivo antitumoral action of Metformin on hepatocellular carcinoma. Hepatol Res 2012 September;42(9):922-33.

51. Chaudhary SC, Kurundkar D, Elmets CA, Kopelovich L, Athar M. Metformin, an antidiabetic agent reduces growth of cutaneous squamous cell carcinoma by targeting mTOR signaling pathway. Photochem Photobiol 2012 September;88(5):1149-56.

52. Wu B, Li S, Sheng L et al. Metformin inhibits the development and metastasis of ovarian cancer. Oncol Rep 2012 September;28(3):903-8.

53. Kisfalvi K, Moro A, Sinnett-Smith J, Eibl G, Rozengurt E. Metformin inhibits the growth of human pancreatic cancer xenografts. Pancreas 2013 July;42(5):781-5.

54. Storozhuk Y, Hopmans SN, Sanli T et al. Metformin inhibits growth and enhances radiation response of non-small cell lung cancer (NSCLC) through ATM and AMPK. Br J Cancer 2013 May 28;108(10):2021-32.

55. Cufi S, Corominas-Faja B, Lopez-Bonet E et al. Dietary restriction-resistant human tumors harboring the PIK3CA-activating mutation H1047R are sensitive to Metformin. Oncotarget 2013 September;4(9):1484-95.

56. Zhang T, Guo P, Zhang Y et al. The antidiabetic drug Metformin inhibits the proliferation of bladder cancer cells in vitro and in vivo. Int J Mol Sci 2013;14(12):24603-18.

57. Nangia-Makker P, Yu Y, Vasudevan A et al. Metformin: a potential therapeutic agent for recurrent colon cancer. PLoS ONE 2014;9(1):e84369.

58. Miyoshi H, Kato K, Iwama H et al. Effect of the anti-diabetic drug Metformin in hepatocellular carcinoma in vitro and in vivo. Int J Oncol 2014 July;45(1):322-32.

59. Fujihara S, Kato K, Morishita A et al. Antidiabetic drug Metformin inhibits esophageal adenocarcinoma cell proliferation in vitro and in vivo. Int J Oncol 2015 May;46(5):2172-80.

60. Barbieri F, Thellung S, Ratto A et al. In vitro and in vivo antiproliferative activity of Metformin on stem-like cells isolated from spontaneous canine mammary carcinomas: translational implications for human tumors. BMC Cancer 2015;15:228.

61. Fujimori T, Kato K, Fujihara S et al. Antitumor effect of Metformin on cholangiocarcinoma: In vitro and in vivo studies. Oncol Rep 2015 December;34(6):2987-96.

62. Kato K, Iwama H, Yamashita T et al. The anti-diabetic drug Metformin inhibits pancreatic cancer cell proliferation in vitro and in vivo: Study of the microRNAs associated with the antitumor effect of Metformin. Oncol Rep 2016 March;35(3):1582-92.

63. Iliopoulos D, Hirsch HA, Struhl K. Metformin decreases the dose of chemotherapy for prolonging tumor remission in mouse xenografts involving multiple cancer cell types. Cancer Res 2011 May 1;71(9):3196-201.

64. Rocha GZ, Dias MM, Ropelle ER et al. Metformin amplifies chemotherapy-induced AMPK activation and antitumoral growth. Clin Cancer Res 2011 June 15;17(12):3993-4005.

65. Colquhoun AJ, Venier NA, Vandersluis AD et al. Metformin enhances the antiproliferative and apoptotic effect of bicalutamide in prostate cancer. Prostate Cancer Prostatic Dis 2012 December;15(4):346-52.

66. Lin CC, Yeh HH, Huang WL et al. Metformin enhances cisplatin cytotoxicity by suppressing signal transducer and activator of transcription-3 activity independently of the liver kinase B1-AMP-activated protein kinase pathway. Am J Respir Cell Mol Biol 2013 August;49(2):241-50.

67. Lin YC, Wu MH, Wei TT et al. Metformin sensitizes anticancer effect of dasatinib in head and neck squamous cell carcinoma cells through AMPK-dependent ER stress. Oncotarget 2014 January 15;5(1):298-308.

68. Ma J, Guo Y, Chen S et al. Metformin enhances tamoxifen-mediated tumor growth inhibition in ER-positive breast carcinoma. BMC Cancer 2014;14:172.

69. Honjo S, Ajani JA, Scott AW et al. Metformin sensitizes chemotherapy by targeting cancer stem cells and the mTOR pathway in esophageal cancer. Int J Oncol 2014 August;45(2):567-74.

70. Burke AR, Singh RN, Carroll DL et al. The resistance of breast cancer stem cells to conventional hyperthermia and their sensitivity to nanoparticle-mediated photothermal therapy. Biomaterials 2012 April;33(10):2961-70.

71. Hirsch HA, Iliopoulos D, Tsichlis PN, Struhl K. Metformin selectively targets cancer stem cells, and acts together with chemotherapy to block tumor growth and prolong remission. Cancer Res 2009 October 1;69(19):7507-11.

72. Bao B, Wang Z, Ali S et al. Metformin inhibits cell proliferation, migration and invasion by attenuating CSC function mediated by deregulating miRNAs in pancreatic cancer cells. Cancer Prev Res (Phila) 2012 March;5(3):355-64.

73. Chen G, Xu S, Renko K, Derwahl M. Metformin inhibits growth of thyroid carcinoma cells, suppresses self-renewal of derived cancer stem cells, and potentiates the effect of chemotherapeutic agents. J Clin Endocrinol Metab 2012 April;97(4):E510-E520.

74. Bednar F, Simeone DM. Metformin and cancer stem cells: old drug, new targets. Cancer Prev Res (Phila) 2012 March;5(3):351-4.

75. Song CW, Lee H, Dings RP et al. Metformin kills and radiosensitizes cancer cells and preferentially kills cancer stem cells. Sci Rep 2012;2:362.

76. Rattan R, Ali FR, Munkarah A. Metformin: an emerging new therapeutic option for targeting cancer stem cells and metastasis. J Oncol 2012;2012:928127.

77. Shank JJ, Yang K, Ghannam J et al. Metformin targets ovarian cancer stem cells in vitro and in vivo. Gynecol Oncol 2012 November;127(2):390-7.

78. Sato A, Sunayama J, Okada M et al. Glioma-initiating cell elimination by Metformin activation of FOXO3 via AMPK. Stem Cells Transl Med 2012 November;1(11):811-24.

79. Hirsch HA, Iliopoulos D, Struhl K. Metformin inhibits the inflammatory response associated with cellular transformation

and cancer stem cell growth. Proc Natl Acad Sci U S A 2013 January 15;110(3):972-7.

80. Lonardo E, Cioffi M, Sancho P et al. Metformin targets the metabolic achilles heel of human pancreatic cancer stem cells. PLoS ONE 2013;8(10):e76518.

81. Zhang Y, Guan M, Zheng Z, Zhang Q, Gao F, Xue Y. Effects of Metformin on CD133+ colorectal cancer cells in diabetic patients. PLoS ONE 2013;8(11):e81264.

82. Zhu P, Davis M, Blackwelder AJ et al. Metformin selectively targets tumor-initiating cells in ErbB2-overexpressing breast cancer models. Cancer Prev Res (Phila) 2014 February;7(2):199-210.

83. Mohammed A, Janakiram NB, Brewer M et al. Antidiabetic Drug Metformin Prevents Progression of Pancreatic Cancer by Targeting in Part Cancer Stem Cells and mTOR Signaling. Transl Oncol 2013 December 1;6(6):649-59.

84. Lee H, Park HJ, Park CS et al. Response of breast cancer cells and cancer stem cells to Metformin and hyperthermia alone or combined. PLoS ONE 2014;9(2):e87979.

85. Najbauer J, Kraljik N, Nemeth P. Glioma stem cells: markers, hallmarks and therapeutic targeting by Metformin. Pathol Oncol Res 2014 October;20(4):789-97.

86. Bao B, Azmi AS, Ali S, Zaiem F, Sarkar FH. Metformin may function as anticancer agent via targeting cancer stem cells: the potential biological significance of tumor-associated miRNAs in breast and pancreatic cancers. Ann Transl Med 2014 June;2(6):59.

87. Barbieri F, Thellung S, Ratto A et al. In vitro and in vivo antiproliferative activity of Metformin on stem-like cells isolated from spontaneous canine mammary carcinomas: translational implications for human tumors. BMC Cancer 2015;15:228.

88. Chen X, Hu C, Zhang W et al. Metformin inhibits the proliferation, metastasis, and cancer stem-like sphere formation in osteosarcoma MG63 cells in vitro. Tumour Biol 2015 December;36(12):9873-83.

89. Mayer MJ, Klotz LH, Venkateswaran V. Metformin and prostate cancer stem cells: a novel therapeutic target. Prostate Cancer Prostatic Dis 2015 December;18(4):303-9.

90. Honjo S, Ajani JA, Scott AW et al. Metformin sensitizes chemotherapy by targeting cancer stem cells and the mTOR

pathway in esophageal cancer. Int J Oncol 2014 August;45(2):567-74.

91. Chai X, Chu H, Yang X, Meng Y, Shi P, Gou S. Metformin Increases Sensitivity of Pancreatic Cancer Cells to Gemcitabine by Reducing CD133+ Cell Populations and Suppressing ERK/ P70S6K Signaling. Sci Rep 2015;5:14404.

92. McCarty MF, Contreras F. Increasing Superoxide Production and the Labile Iron Pool in Tumor Cells may Sensitize Them to Extracellular Ascorbate. Front Oncol 2014;4:249.

93. McCarty MF, Barroso-Aranda J, Contreras F. Practical strategies for suppressing hypoxia-inducible factor activity in cancer therapy. Med Hypotheses 2010 May;74(5):789-97.

94. Sinnberg T, Noor S, Venturelli S et al. The ROS-induced cytotoxicity of ascorbate is attenuated by hypoxia and HIF-1alpha in the NCI60 cancer cell lines. J Cell Mol Med 2014 March;18(3):530-41.

95. Hoffer LJ, Levine M, Assouline S et al. Phase I clinical trial of i.v. ascorbic acid in advanced malignancy. Ann Oncol 2008 November;19(11):1969-74.

96. Ma Y, Chapman J, Levine M, Polireddy K, Drisko J, Chen Q. High-dose parenteral ascorbate enhanced chemosensitivity of ovarian cancer and reduced toxicity of chemotherapy. Sci Transl Med 2014 February 5;6(222):222ra18.

97. Martin-Montalvo, A. Mercken, E.M., Mitchell, S.J. et al. (2013). Metformin improves healthspan and lifespan in mice. Nat Commun. 4:2192.

98. McCarty, M.F. (2004) Chronic activation of AMP-activated kinase as a strategy for slowing aging. Med Hypotheses. 63(2):334-9.

99. McCarty, M.F. (2014). AMPK activation--protean potential for boosting healthspan. Age (Dordr). April;36(2):641-63.

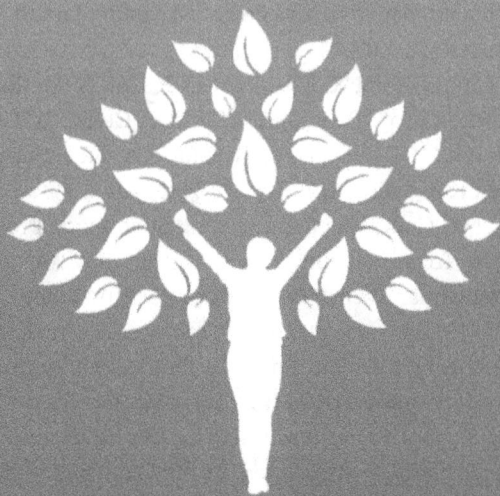

HEALTHY LONG LIFE

Ver ahora en Prime Video

www.HealthyLongLife.com

OASIS of HOPE
HOSPITAL

Para obtener información sobre el Hospital Oasis of Hope, nuestros protocolos médicos o para solicitar un plan de tratamiento gratuito con una explicación de las terapias y los costos, comuníquese a nuestro departamento de admisiones:

- ☎ 1-888-500-HOPE (4673) USA
- ☎ 01-800-02-OASIS (62747) México
- ☎ +1-619-690-8450 Internacional
- ✉ contact@oasisofhope.com
- 🌐 www.oasisofhope.com
- f @oasisofhopehospital
- ⬛ @oasisofhopehospital
- 🐦 @hospitaloasis
- ▷ @oasisofhopehospital1963

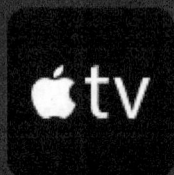

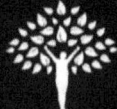

HEALTHY LONG LIFE

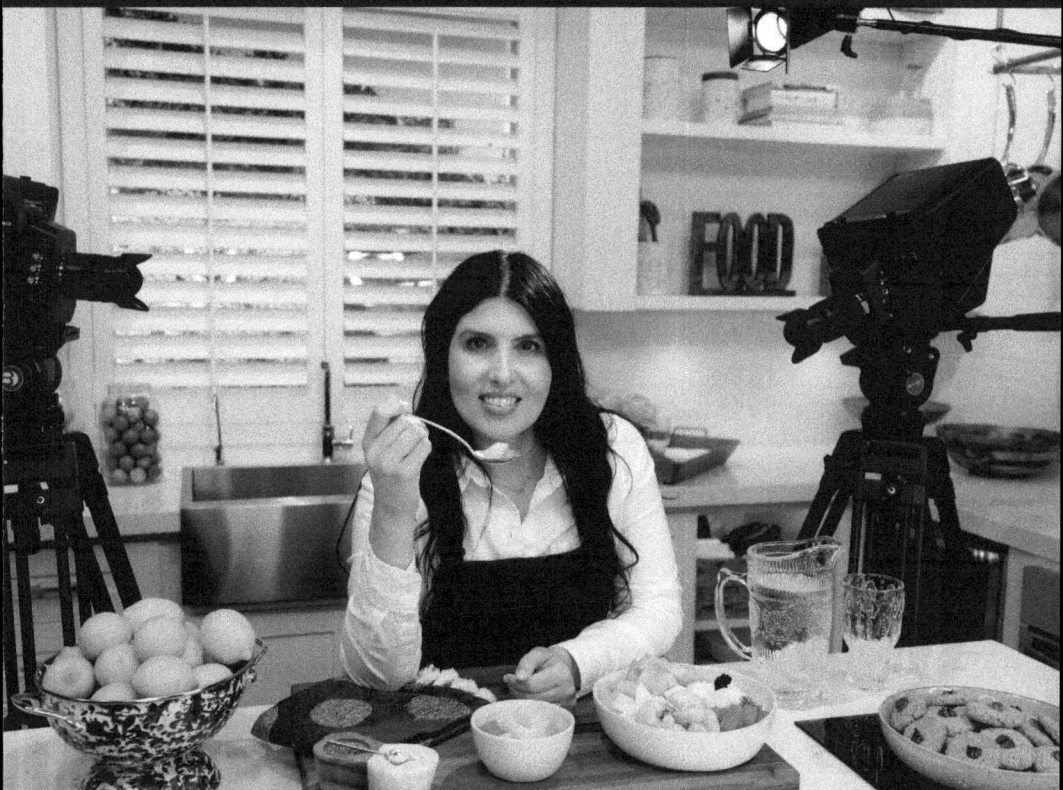

APP GRATIS DE RECETAS Y COCINA

Hacer comida sana y deliciosa nunca ha sido tan fácil.
Aprenda de la nutricionista de Oasis of Hope, Rosa
Contreras-Tessada, y de nuestro chef docente, en nuestra
aplicación de recetas gratuita.

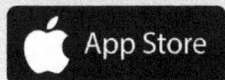

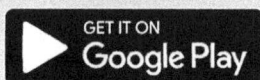

App Store

GET IT ON
Google Play